ここからはじめる

検査値×処方箋の読み方

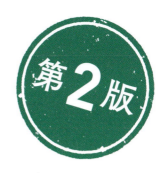

よくあるケースに
自信をもって疑義照会する!

編集

増田智先
前 九州大学病院 教授・薬剤部長
現 国際医療福祉大学 成田病院 薬剤部長
　兼 薬学部薬学科 教授

渡邊裕之
九州大学病院薬剤部
副薬剤部長

金谷朗子
九州大学病院薬剤部
副薬剤部長

じほう

—— 第2版の刊行にあたって ——

　2016年9月に本書初版を発刊して3年が経った。この間，保険薬局で勤務する薬剤師を中心に「気軽に臨床検査値の使い方が読める書籍ですね」「自信を持って臨床検査値に向き合うことができます」といった内容の感想と共に広く声をかけられることが増えた。医療分野は日進月歩である。発刊以後も留まることなく新しい医薬品が登場してきた。中には臨床検査値を始めさまざまな指標を参考に，投与の継続，用量の増減，変更などの判断を要するものも含まれる。したがって，新しく登場した新薬も念頭に本書は定期的な中身の見直しが必要である。

　初版を発刊した後も院外処方箋に臨床検査値を印字する病院が全国的に広がりつつあり，処方監査を行ううえで臨床検査値を参照することは，ますます必要になると強く感じている。このような背景を鑑み，臨床検査値を活用するための知識やポイントをコンパクトにまとめた本書を，さらに現場で有用な一冊となるよう，改訂することを決めた。

　改訂にあたり，執筆者は九州大学病院のスタッフに加え，臨床検査値を活用しながら，薬物治療の有効性と安全性の確保に注力している保険薬局の薬剤師にも参加を募った。処方箋に記載された限られた情報に基づいて患者の状態を推理することが多い保険薬局の薬剤師の目線で読む臨床検査値は，病院薬剤師のそれとは少し異なる特徴を示すと考えられ，このような違いは病院薬剤師の思考の幅を広げるにも参考になるのではないかと期待している。さらに，「患者向け検査値説明シート」を今回の版に新たに盛り込んだ。これは，患者さんやその家族に，各臨床検査項目の意義や，異常値が出た際の注意点など説明することを念頭に置いたものである。このシートはインターネット上からのダウンロードも可能なので，服薬指導ツールの一つとして積極的に役立てていただきたい。

　本書が，医薬品適正使用のさらなる推進のために，臨床や教育の現場にお

いて広く活用され，患者さんへの安心かつ安全な医療の提供に役立つことを願っている。最後に，本書の発刊にあたり，ご協力いただいた執筆者各位，ならびに株式会社じほうの井上　淳氏，興水　浩樹氏に厚くお礼申し上げます。

2019年8月

前 九州大学病院 教授・薬剤部長
現 国際医療福祉大学成田病院 薬剤部長 兼 薬学部薬学科 教授

増田　智先

—— 執筆者一覧 ——

■ 編　集

増田　智先　前 九州大学病院 教授・薬剤部長
　　　　　　現 国際医療福祉大学 成田病院 薬剤部長 兼
　　　　　　　薬学部薬学科 教授

渡邊　裕之　九州大学病院薬剤部 副薬剤部長
金谷　朗子　九州大学病院薬剤部 副薬剤部長

■ 執　筆

九州大学病院 腎・高血圧・脳血管内科
中野　敏昭

九州大学病院薬剤部

石田　茂	小澤　奈々	要　幸典	金谷　朗子
グリム理恵子	齊藤　麻美	佐田　裕子	末次　王卓
園田　祥子	田島壮一郎	田中　瑠美	辻　敏和
中島　貴史	野下　和代	秦　晃二郎	福田　未音
舞　彩華	槙原　洋子	益口　賢	松本慎太郎
南　晴奈	村岡香代子	村上　裕子	森川　花絵
吉澤　裕子	了戒百合子	若杉　陽子	渡部　仁美
渡邊　裕之			

九州大学薬学部臨床薬学教育センター
川尻　雄大

保険薬局

安東　敦子	下川友香理	田中　智枝	中原　千彰
中村　泰朗			

（五十音順）

本書の使い方

- 検査値が印字された処方箋を受け取る薬局薬剤師
- 検査値と薬の関係を勉強したい病院薬剤師
- 後輩や部下の教育を任されている薬剤師

本書はこうした方向けに，検査値の読み方や薬との関連性，疑義照会のポイントをわかりやすく解説しています。最初から読んでいただいても，STEP4のケーススタディから読んでいただいても大丈夫。根拠と自信をもって疑義照会できるようになるための知識が詰まった一冊です。

STEP 1 検査値を使いこなすために

これだけは知っておきたい臨床検査値の基本事項や用語を解説しています。

STEP 2 & 3 押さえておきたい検査値の特徴（成人／小児）

小児と成人では生理機能や基準範囲が異なります。本書ではそれぞれの検査値の読み方について，現場で必要なポイントに絞りコンパクトに解説しています。

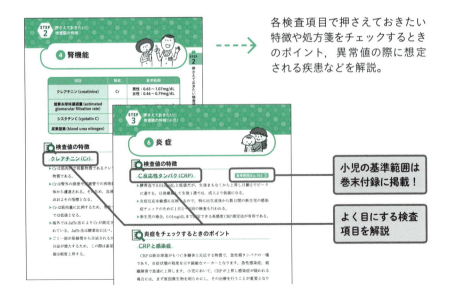

各検査項目で押さえておきたい特徴や処方箋をチェックするときのポイント，異常値の際に想定される疾患などを解説。

小児の基準範囲は巻末付録に掲載！

よく目にする検査項目を解説

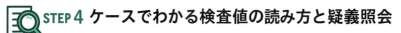

STEP 4 ケースでわかる検査値の読み方と疑義照会

現場でよく出会うさまざまなタイプの「処方箋×検査値」をもとに，検査値の見方や薬との関連性，疑義照会のポイントを解説しています。疑義照会の解説では医師との会話例も示しているので，明日からすぐに使えます。

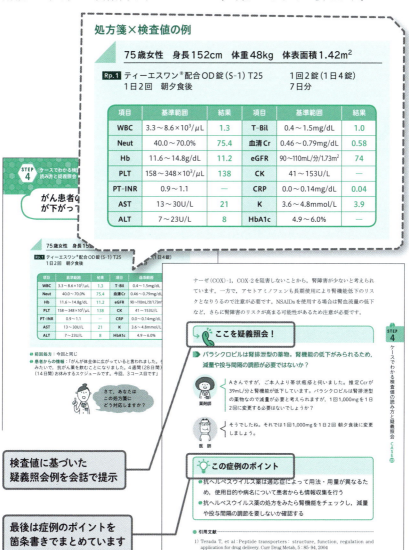

付録① 小児の主な基準範囲一覧

小児における各検査項目の基準範囲をまとめています。各月齢・年齢群ごとに上限値（97.5パーセンタイル），下限値（2.5パーセンタイル）を表形式で掲載しました（一部の表を除く）。

白血球数

年齢	男 下限値	男 上限値	女 下限値	女 上限値
0カ月	4.80	18.45	4.80	18.45
1カ月	4.70	18.60	4.70	18.60
2カ月	4.60	18.80	4.60	18.80
3カ月	4.56	18.90	4.56	18.90
4カ月	4.50	19.00	4.50	19.00

付録② 患者向け検査値説明シート

患者さんに検査項目や検査値について説明する際に使用できるシートです。各項目について，検査目的や作用，異常があったときの症状，基準値から外れていた場合の対処法をわかりやすく解説しています（基準範囲は成人を対象としています）。

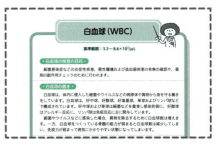

「患者向け検査値説明シート」はダウンロードが可能です

インターネット上の下記サイトからPDFをダウンロードすることができます（本書ご購入者限定。プリントアウト可）。患者さんへの説明時などにお役立てください。

▶ **URL**：https://ser.jiho.co.jp/kensachi/
▶ **パスワード：yomikata2**
（すべて半角・小文字で，「ワイ・オー・エム・アイ・ケー・エー・ティー・エー・2」）

※ご利用はご購入者に限ります。
※必ず専用サイトの注意書きをよく読み，ご理解のうえご利用ください。

目次

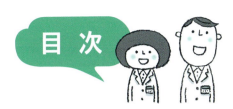

- 本書の使い方 ……………………………………………………………… vi
- 基準範囲一覧 ……………………………………………………………… xiv
- STEP4で解説される主な薬剤 …………………………………………… xvi

STEP 1　検査値を使いこなすために

臨床検査の基礎知識 ………………………………………………………… 2

STEP 2　押さえておきたい検査値の特徴

- ❶ 血算　10
- ❷ 凝固能　16
- ❸ 肝機能　19
- ❹ 腎機能　25
- ❺ 筋障害　30
- ❻ 炎症　33
- ❼ 電解質　36
- ❽ 血糖　43
- ❾ 甲状腺・副甲状腺　49
- ❿ 腫瘍マーカー　53
- ⓫ その他　57

STEP 3　押さえておきたい検査値の特徴（小児）

- ❶ 血算　64
- ❷ 凝固能　66
- ❸ 肝機能　67
- ❹ 腎機能　70
- ❺ 筋障害　73
- ❻ 炎症　74
- ❼ 電解質　75
- ❽ 血糖　79
- ❾ その他　81

ix

STEP 4　ケースでわかる検査値の読み方と疑義照会

血算

- **CASE ①** がん患者の白血球数・好中球数が下がってきた…どうする？ ……… 84
- **CASE ②** 前回治療で発熱したがん患者…今回の処方はどうする？ ……… 90
- **CASE ③** その貧血症状，もしかして薬剤性？ ……… 98
- **CASE ④** 前回からHbが低下したC型肝炎患者…何を考える？ … 104
- **CASE ⑤** 気づかないうちにアザができていた患者…何を考える？ ……… 110
- **CASE ⑥** 休薬期間の長かったがん患者…再開時はどこに注意？ … 116
- **CASE ⑦** テモゾロミドが増量されていない…どこに注意する？ … 122
- **CASE ⑧** SGLT2阻害薬を投与中，HtとRBCが上昇傾向…どこに注意する？ ……… 128
- **CASE ⑨** 抗リウマチ薬を投与中…チェックすべき検査値は？ …… 138

凝固能

- **CASE ⑩** 抜歯予定のワルファリン服用患者…減量・中止の考え方は？ ……… 146
- **CASE ⑪** ワルファリン服用患者のPT-INRが延長…何を考える？ ……… 152
- **CASE ⑫** 他院でワルファリンを処方されているがん患者の注意点は？ ……… 156
- **CASE ⑬** ワルファリンからNOACに変更するときのポイントは？ ……… 162

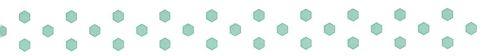

肝機能

- CASE 14 フィブラート系薬剤投与で肝機能悪化？ …………… 168
- CASE 15 高尿酸血症の治療開始後，3カ月検査なし… ………… 174
- CASE 16 フェニトイン増量後にだるさと眠気…
  検査値はどこを見る？ ………………………………… 180
- CASE 17 痛み止めでアセトアミノフェンを服用中…
  異常はどこに？ ………………………………………… 186
- CASE 18 イマチニブ投与中に痒みを訴える患者…
  検査値はどこを見る？ ………………………………… 192
- CASE 19 パゾパニブ投与中…チェックすべき検査値は？ ……… 200

腎機能

- CASE 20 ニューキノロン系抗菌薬の服用患者で
  チェックすべき検査値は？ …………………………… 206
- CASE 21 高齢女性にH₂ブロッカー…
  Crは問題ないから大丈夫？ …………………………… 210
- CASE 22 高尿酸血症治療薬の服用患者の注意点は？
  相互作用は？ …………………………………………… 216
- CASE 23 帯状疱疹患者にバラシクロビル…
  チェックすべき検査値は？ …………………………… 220
- CASE 24 腎機能に応じて減量が必要なDPP-4阻害薬は？ …… 224
- CASE 25 抗アレルギー薬が処方変更…注意点はどこ？ ……… 228
- CASE 26 ステロイドの副作用予防でビスホスホネートが処方…
  どこに注意する？ ……………………………………… 232
- CASE 27 ふらつきを訴える多発性骨髄腫患者…原因は何？ …… 238

xi

CASE 28 カペシタビン投与中…適応症は？
検査値のどこが問題？ ················· 244

CASE 29 アキシチニブの減量…休薬するときのポイントは？ ······ 250

筋障害

CASE 30 スタチン系薬剤を開始後にCKが上昇…何を疑う？ ······ 256

CASE 31 芍薬甘草湯の処方を見たらどの検査値に注意する？ ······ 262

電解質

CASE 32 便秘に緩下剤…よくある処方の注意点は？ ················· 266

CASE 33 利尿薬の減量後もナトリウム値の
低下が続くのはなぜ？ ················· 272

CASE 34 がん骨転移患者の処方…注目すべき薬と検査値は？ ······ 278

CASE 35 効果不十分で高リン血症治療薬が増量に…
どこに注意する？ ················· 286

CASE 36 免疫抑制薬，降圧薬の処方に利尿薬が追加…
何を考える？ ················· 294

CASE 37 アビラテロン投与中にカリウム値が低下…
注意すべき点は？ ················· 300

CASE 38 透析患者でPTH上昇…注意すべきポイントは？ ········ 304

血糖

CASE 39 糖尿病患者に抗精神病薬が処方されたら？ ················· 312

CASE 40 SU薬服用中にDPP-4阻害薬が開始されたら？ ······· 318

CASE 41 糖尿病治療中の患者にシベンゾリン…
注意すべきポイントは？ ················· 324

CASE 42 血糖管理不良の高齢患者に
メトホルミンが追加されたら？ ……………………… 330

尿酸

CASE 43 降圧薬服用中に尿酸値が上昇…何を考えるべき？ ……… 336

血圧

CASE 44 血圧が上昇，尿タンパクも（2＋）…何が考えられる？ … 342

付　録　①小児の主な基準範囲一覧 ……………………………… 351
白血球数／赤血球数／Hb／血小板数／AST／ALT／T-Bil／ALP／
γ-GTP／BUN／CK／K／Na／Ca／リン／総コレステロール／尿
酸／Cr／シスタチンC／CRP／凝固能／血糖

②患者向け検査値説明シート ……………………………… 363
白血球（WBC）／好中球（Neut）／ヘモグロビン（Hb）／血小板（PLT）／
プロトロンビン時間―国際標準比（PT-INR）／アスパラギン酸アミノトラ
ンスフェラーゼ（AST）／アラニンアミノトランスフェラーゼ（ALT）／総
ビリルビン（T-Bil）／アルカリホスファターゼ（ALP）／γ-グルタミルト
ランスペプチダーゼ（γ-GTP）／血清クレアチニン（Cr）／推定糸球体濾
過量（eGFR）／シスタチンC（Cys-C）／尿素窒素（BUN）／クレアチン
キナーゼ（CK）／C反応性タンパク（CRP）／カリウム（K）／ナトリウム
（Na）／カルシウム（Ca）／リン（P）／マグネシウム（Mg）／グリコヘモグ
ロビン（HbA1c）／血糖（GLU）／総コレステロール（TC）／LDL-コ
レステロール（LDL-C）／尿酸（UA）

索　引 ………………………………………………………………… 390

基準範囲一覧

本書で使われる検査項目の基準範囲は，この表に基づいています。

項目名称	項目	単位	性別	基準範囲
白血球数	WBC	$10^3/\mu L$		3.3～8.6
好中球	Neut	%		40.0～70.0
赤血球数	RBC	$10^6/\mu L$	男性	4.35～5.55
			女性	3.86～4.92
ヘモグロビン	Hb	g/dL	男性	13.7～16.8
			女性	11.6～14.8
ヘマトクリット	Ht	%	男性	40.7～50.1
			女性	35.1～44.4
平均赤血球容積	MCV	fL		83.6～98.2
平均赤血球血色素量	MCH	pg		27.5～33.2
平均赤血球血色素濃度	MCHC	g/dL		31.7～35.3
血小板数	PLT	$10^3/\mu L$		158～348
プロトロンビン時間－国際標準比	PT-INR			0.9～1.1
総タンパク	TP	g/dL		6.6～8.1
アルブミン	ALB	g/dL		4.1～5.1
アルブミン・グロブリン比	A/G			1.32～2.23
尿素窒素	BUN	mg/dL		8～20
クレアチニン	Cr	mg/dL	男性	0.65～1.07
			女性	0.46～0.79
推定糸球体濾過量	eGFR	mL/分/1.73m^2		90～110
シスタチンC	Cys-C	mg/L		0.5～0.9
尿酸	UA	mg/dL	男性	3.7～7.8
			女性	2.6～5.5
クロール	Cl	mmol/L		101～108
ナトリウム	Na	mmol/L		138～145
カリウム	K	mmol/L		3.6～4.8
カルシウム	Ca	mg/dL		8.8～10.1
リン	P	mg/dL		2.7～4.6
マグネシウム	Mg	mg/dL		1.8～2.7
血糖値	GLU	mg/dL		73～109

項目名称	項目	単位	性別	基準範囲
中性脂肪	TG	mg/dL	男性	40〜234
			女性	30〜117
総コレステロール	TC	mg/dL		142〜248
HDL-コレステロール	HDL-C	mg/dL	男性	38〜90
			女性	48〜103
LDL-コレステロール	LDL-C	mg/dL		65〜163
総ビリルビン	T-Bil	mg/dL		0.4〜1.5
アスパラギン酸アミノトランスフェラーゼ	AST	U/L		13〜30
アラニンアミノトランスフェラーゼ	ALT	U/L	男性	10〜42
			女性	7〜23
乳酸脱水素酵素	LD	U/L		124〜222
アルカリホスファターゼ	ALP	U/L		106〜322
γ グルタミルトランスペプチダーゼ	γ-GTP	U/L	男性	13〜64
			女性	9〜32
コリンエステラーゼ	ChE	U/L	男性	240〜486
			女性	201〜421
アミラーゼ	AMY	U/L		44〜132
クレアチンキナーゼ	CK	U/L	男性	59〜248
			女性	41〜153
C反応性タンパク	CRP	mg/dL		0.0〜0.14
鉄	Fe	μg/dL		40〜188
免疫グロブリン（IgG）	IgG	mg/dL		861〜1,747
免疫グロブリン（IgA）	IgA	mg/dL		93〜393
免疫グロブリン（IgM）	IgM	mg/dL	男性	33〜183
			女性	50〜269
補体タンパク（C3）	C3	mg/dL		73〜138
補体タンパク（C4）	C4	mg/dL		11〜31
グリコヘモグロビン	HbA1c	%		4.9〜6.0

日本臨床検査標準協議会の共用基準範囲一覧をもとに検査項目を一部追加して作成

注）本書ではナトリウム（Na），カリウム（K）の値を表示する際，SI単位（mmol/L）を用いています。医療機関によってはmEq/Lが用いられますが，Na，Kとも1価のイオンであるため1mmol/L＝1mEq/Lと同じ値になります。

一般名	主な商品名	掲載頁
メトトレキサート	リウマトレックス	p.138
メトホルミン	メトグルコ	p.330
ラベプラゾール	パリエット	p.110
リシノプリル	ゼストリル	p.162
リセドロン酸	アクトネル	p.232
リナグリプチン	トラゼンタ	p.330
リバーロキサバン	イグザレルト	p.266
リバビリン	レベトール	p.104
ルセオグリフロジン	ルセフィ	p.128
レゴラフェニブ	スチバーガ	p.186
レトロゾール	フェマーラ	p.278
レボセチリジン	ザイザル	p.228
レボフロキサシン	クラビット	p.206
ロサルタンカリウム	ニューロタン	p.174
ロスバスタチン	クレストール	p.336
ワルファリン	ワーファリン	p.146

本書のご利用にあたって

　本書の記載内容が最新かつ正確であるよう最善の努力をしておりますが，診断・治療法，医薬品添付文書・インタビューフォーム等は最新の知見に基づき変更されることがあります。そのため，本書を利用される際は十分な注意を払われるようお願い申し上げます。

株式会社じほう

STEP 1
検査値を使いこなすために

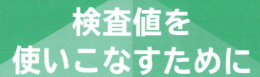

- STEP 1 START!
- STEP 2 押さえておきたい検査値の特徴
- STEP 3 押さえておきたい検査値の特徴（小児）
- STEP 4 ケースでわかる検査値の読み方と疑義照会

STEP 1 検査値を使いこなすために

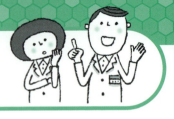

臨床検査の基礎知識

検査の目的は大きく2つ

　臨床検査は病気の診断や治療を目的とした検査の一つで，患者から採取した血液や尿などを調べる検体検査と，心電図や脳波など患者を直接調べる生理機能検査に大別されます。検体検査から得られる検査値は，検診などでのスクリーニング，病気の診断，重症度や進行度の確認，治療方針の決定や治療効果の判定，投薬による副作用の確認などに用いられます。

基準範囲とは

　基準範囲は，一定の基準を満たす健常者から得られた検体を測定した検査値分布の95%信頼区間に基づいて設定されています（図1）。すなわち健康な人でも100人中5人は範囲外となり，食事，運動，採血時間などの影響によっても基準範囲を外れることがあります。そのため，検査値が基準範囲を逸脱

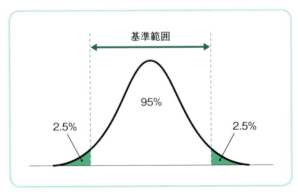

図1　基準範囲の考え方

してもすぐに異常値と解釈するのではなく，基準範囲はあくまで大多数の健常者の検査値が含まれる範囲であり測定値を解釈する際の目安です。

基準範囲はこれまで「正常範囲」とよばれていましたが，上述したように健康な人でも5%は範囲から外れる一方，病気の人も範囲内に入りうることから，現在では「正常」という言葉は使わず基準範囲（基準値）とよぶようになっています。

共用基準範囲

わが国では，これまで医療機関ごとにさまざまな基準範囲が採用されてきました。医療機関の機能分担と連携が進められるなか，それぞれの医療機関間の情報の共有化を図るため，2011年に3種類の大規模な基準個体検査値データをもとにした共用基準範囲設定のための合同基準範囲共用化ワーキンググループが立ち上がり，さらに日本臨床検査標準化協議会内に基準範囲共用化委員会が設立されました。

ワーキンググループで設定された40検査項目の共用基準範囲案について，その利用に関わる各種学術団体と業界団体の意見を反映させた共用基準範囲が，2014年3月に公開され日本全国で使用可能になりました。現在では，多くの医療機関で共用基準範囲が採用されています[1]。本書巻頭の基準範囲一覧は，この共用基準範囲一覧をもとに検査項目を一部追加して作成しています。

基準範囲のほかに用いられる検査値

臨床判断値

臨床判断値は，特定の疾患に対して予防医学的な観点から早期介入の目安として設定された値です。疾患の診断，治療，予防の判定のために用いられるものとして，各専門学会からガイドラインなどの形で公表されています。

健常者の検査値の分布に基づいて設定されている基準範囲と，特定の疾患・病態，治療目標などを考慮して算出された臨床判断値は異なる概念になります。基準範囲は測定された値を解釈する際の目安，臨床判断値は正常と異常を区別したり特定の疾患の有無を判断したりする際に用いるものと理解しましょう。

例：動脈硬化性疾患予防ガイドライン2017年版

高トリグリセリド血症	トリグリセリド≧150mg/dL
高LDL-コレステロール血症	LDL-コレステロール≧140mg/dL
低HDL-コレステロール血症	HDL-コレステロール＜40mg/dL

診断閾値

　診断閾値は臨床判断値の一つです。これは特定の疾患や病態があると診断する検査の限界値で，その疾患に特異性が高い検査や特定の臓器マーカー・病態マーカー検査に対して設定されます。

例：前立腺がんに対するPSA（前立腺特異抗原），肝臓がんに対するAFP（αフェトプロテイン）

パニック値

　パニック値は医学的な介入を必要とする検査の閾値を示し，このうち生命が危ぶまれるほど危険な状態にあることを示唆する異常値のことで，施設ごとに決定されます。パニック値が検出された場合，救命治療する必要があるため，検査部から直ちに医師に電話報告などの手段がとられます。

治療目標値

　治療目標値は，特定の疾患に対する治療において，年齢や合併症，危険因子などに応じて最適な値を示すもので，設定値は特定された疾患に対してのみ有効です。

例1：高尿酸血症・痛風の治療ガイドライン第3版

　　高尿酸血症　　血清尿酸値＞7.0mg/dL

　　治療目標値　　血清尿酸値≦6.0mg/dL

例2：心房細動治療（薬物）ガイドライン2013年改訂版

　　ワルファリンの至適治療域　　　　PT-INR 2.0〜3.0

　　　　　　　　　　　　　　　　＊70歳以上ではPT-INR 1.6〜2.6

処方箋に印字された検査値をどう活かすか

　医薬品のなかには，その代謝・排泄経路によって重篤な腎機能障害や肝機能障害などのある患者に対し禁忌・慎重投与であるものが多数存在します。このため，患者個々にあわせた投与量の適正化や重篤な副作用の回避，あるいは早期発見のために検査値を活かすことが必要です。

　九州大学病院薬剤部では保険薬局薬剤師を対象に検査値を学ぶためのグループワークを行っており，以下のことを検査値活用の目標に置いています。

> ・薬剤に応じて特にどの検査値をチェックすべきかを理解する
> ・検査値に応じた適切な用法・用量を判断する
> ・添付文書に減量基準や中止基準が載っていない場合の情報の調べ方がわかる
> ・以上を踏まえて疑義照会や服薬指導に活用する

九州大学病院の院外処方箋

　九州大学病院の院外処方箋には，過去8カ月以内に測定された直近2回分の検査値を印字しています（図2）。具体的には，感染に対する抵抗力を示す指標として①白血球数（WBC），②好中球数（Neut），貧血の指標として③ヘモグロビン（Hb），血液凝固能の指標として④血小板数（PLT），⑤プロトロン

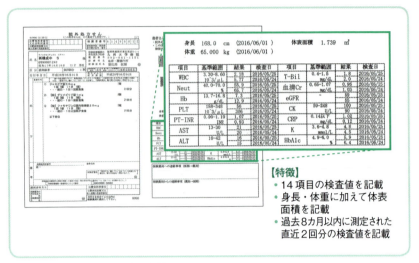

【特徴】
- 14項目の検査値を記載
- 身長・体重に加えて体表面積を記載
- 過去8カ月以内に測定された直近2回分の検査値を記載

図2　九州大学病院の院外処方箋

ビン時間－国際標準比(PT-INR)，肝機能の指標として⑥アスパラギン酸アミノトランスフェラーゼ(AST)，⑦アラニンアミノトランスフェラーゼ(ALT)，⑧総ビリルビン(T-Bil)，腎機能の指標として⑨血清クレアチニン(Cr)，⑩推定糸球体濾過量(eGFR)，炎症反応の指標として⑪クレアチンキナーゼ(CK)，⑫C反応性タンパク(CRP)，電解質の指標の一部として⑬カリウム(K)，糖尿病の指標として⑭グリコヘモグロビン(HbA1c)の14項目です。

　直近2回分の検査値を印字しているのは，検査値の評価は1回だけの値ではなく推移をみることが大切だからです。ある検査値が基準範囲から大きく外れているとしても，毎回同じような値を示していて何の問題もない患者さんと，いつもは範囲内に収まっている患者さんとでは対応が大きく変わってくることがあります。

　保険薬局では毎回同じ患者さんが来るとは限らず，検査値を継時的に把握することは難しいかもしれませんが，検査値の記録を付けることと，特にかかりつけ薬剤師であれば担当している患者さんの検査値の推移をみるようにしましょう。

検査値印字後の効果

　九州大学病院では2015年6月より院外処方箋への検査値印字を開始しました。印字開始後に集積した2年間の検査値関連の疑義照会事例を解析しました。その結果，検査値関連の疑義照会は229件（疑義照会全体の3.4%）であり，そのうち79.5%が腎機能関連検査値でした。腎機能関連検査値のうち，ほとんどの事例で血清クレアチニン値が使用されていました。疑義照会後の処方変更率は，腎機能関連検査値が66.5%であり，腎機能関連検査値以外の25.5%と比べて有意に高いことがわかりました。これらのことから，検査値印字が疑義照会を通じて医薬品の適正使用に活用されていることが確認できました。院外処方箋への検査値印字は薬局薬剤師の処方監査および疑義照会の質的向上に寄与すると考えられます。

● 引用文献

1）日本臨床検査標準化協議会 基準範囲共用化委員会・編：日本における主要な臨床検査項目の共用基準範囲案；解説と利用の手引き（2019/01/25修正版）. 2019
2）佐野　梓, 他：院外処方せんに表示した臨床検査値に関する疑義照会内容の解析. 医療薬学, 44（5）：229-235, 2018

STEP 2
押さえておきたい検査値の特徴

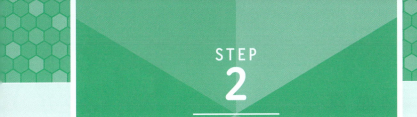

STEP 2 押さえておきたい検査値の特徴

1 血算

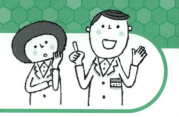

項目	略称	基準範囲
白血球数 (white blood cell count)	WBC	$3.3 \sim 8.6 \times 10^3/\mu L$
好中球数 (neutrophil)	Neut	$40.0 \sim 70.0\%$
赤血球数 (red blood cell count)	RBC	男性：$4.35 \sim 5.55 \times 10^6/\mu L$ 女性：$3.86 \sim 4.92 \times 10^6/\mu L$
ヘモグロビン (hemoglobin)	Hb	男性：$13.7 \sim 16.8$ g/dL 女性：$11.6 \sim 14.8$ g/dL
血小板数 (platelet count)	PLT	$158 \sim 348 \times 10^3/\mu L$

検査値の特徴

白血球数（WBC）

- 白血球は細菌やウイルスなどから身体を守る働きをしている細胞である。
- 白血球は好中球（Neut），リンパ球（LYMP），単球（MONO），好酸球（EOS），好塩基球（BASO）などで構成される（表1）。機能別には①細菌などを貪食する好中球，単球，②免疫をつかさどるリンパ球，単球，③主にアレルギー反応に関与する好塩基球，好酸球に分けることができる。
- 白血球数は細菌感染症をはじめとする炎症性疾患や，血液系悪性腫瘍で増加する。
- 白血球減少を起こす可能性がある薬剤投与時には，白血球数の変動に注意が必要である。

表1 白血球の構成比

種類	構成比率(%)
好中球(Neut)	40.0〜75.0
リンパ球(LYMP)	18.0〜49.0
単球(MONO)	2.0〜10.0
好酸球(EOS)	0.0〜8.0
好塩基球(BASO)	0.0〜2.0

好中球数(Neut)

▶好中球は白血球の構成要素の一つである。好中球はさらに桿状核球と分葉核球に分けられる。

▶好中球は白血球に好中球の割合を乗じることで算出する。

▶感染症では一般的に好中球の増加を認める。また，好中球が減少すると感染症への抵抗力が低下し，感染しやすい状態(易感染性)となる。

▶抗がん薬を投与されている患者では副作用として発熱性好中球減少症(febrile neutropenia；FN)を生じることがある。FNの原因の多くは感染症であり，時には致死的な結果となることもある。好中球が減少しているがん患者では発熱の有無や抗菌薬の処方を確認するとともに，FNが疑われる場合には速やかに主治医に連絡する(FNについてはp.95を参照)。

赤血球数(RBC)

▶赤血球は，その中に酸素と結合するヘモグロビンが含まれており，酸素を全身に運ぶ働きをしている。

▶赤血球の生理的変動因子として性差や年齢などがある。

▶赤血球の寿命は120日と長く，その後，肝臓や脾臓で壊される。

▶赤血球が多い場合は多血症(真性多血症，ストレス多血症など)，少ない場合は貧血が疑われる。

❶ 血 算

ヘモグロビン（Hb）

▶ Hbは酸素と結合する赤い色素タンパクで，赤血球に含まれており，貧血や赤血球増多症の検査に用いられる。

▶ Hbは性差，年齢差および日内変動があり，午前のほうが午後より高値を示す。

▶ Hbは水分量に左右される。すなわち，発汗で血液が濃縮すれば高値となり，また水分摂取による希釈が起これば低値となる。また，妊娠中後期では循環血漿量の増加により希釈され低値を示す。

▶ 喫煙により一酸化炭素Hbが増加するため，代償的にHbが増加する。

▶ 赤血球の寿命は120日と長いが，減少により労作時の息切れ，頭痛，疲労感を感じる。

血小板数（PLT）

▶ 止血機構の中心を担う血球成分である。

▶ 血小板が$30 \times 10^3/\mu$L以下になると出血の危険性が高くなる。特に，血小板$20 \times 10^3/\mu$L以下になると脳内出血や消化管出血などの致死的な出血性疾患を来す危険性があり，厳重な監視と迅速な対応が求められる。

▶ 血小板の寿命は約10日程度と，他の血液細胞に比較して寿命が短いため，骨髄の造血を比較的よく反映する。

🔍 副作用と検査値

血算関連の副作用は検査値のみで確定診断することはできませんが，可能性を考慮するための指標となりうるため，十分に把握しておく必要があります。

汎血球減少症（再生不良性貧血）

再生不良性貧血は，末梢血での汎血球（白血球，赤血球，血小板すべて）の減少を特徴としており，骨髄での造血幹細胞の産生が何らかの理由で障害されていることが原因とされています。汎血球減少症を引き起こす可能性のあ

る薬剤を表2に示します。

無顆粒球症（顆粒球減少症，好中球減少症）

　無顆粒球症とは，ほかに原因がなく，疑わしい医薬品が最近投与され，その医薬品の中止により顆粒球（好中球）数の回復がみられるものを指します。顆粒球数がほぼ0または$0.5 \times 10^3/\mu L$以下で，基本的に赤血球数と血小板数は減少していないのが特徴です。無顆粒球症を引き起こす可能性のある薬剤を表3に示します。

表2　汎血球減少症を起こす可能性のある主な薬剤

薬効分類	薬剤名
抗菌薬	クロラムフェニコール，スルファメトキサゾール，ボリコナゾール
抗てんかん薬	カルバマゼピン，フェニトイン
抗リウマチ薬	メトトレキサート，サラゾスルファピリジン
H_2ブロッカー	ファモチジン，ラニチジン，シメチジン
NSAIDs	ジクロフェナク，イブプロフェン，セレコキシブ
その他	アロプリノール，チクロピジン，クロピドグレル，フロセミド，トリクロルメチアジド

表3　無顆粒球症を起こす可能性のある主な薬剤

薬効分類	薬剤名
抗血小板薬	チクロピジン
抗甲状腺薬	チアマゾール
抗菌薬	サラゾスルファピリジン，アシクロビル，レボフロキサシン，スルファメトキサゾール
H_2ブロッカー	ファモチジン，ラニチジン，シメチジン
NSAIDs	ジクロフェナク，イブプロフェン，セレコキシブ
その他	エナラプリル，カプトプリル，ニフェジピン

① 血 算

表4　薬剤性貧血を起こす可能性のある主な薬剤

貧血の分類	可能性のある主な薬剤
巨赤芽球性貧血	アザルフィジン，サラゾスルファピリジン，アザチオプリン
メトヘモグロビン血症	サラゾスルファピリジン，スルファメトキサゾール
溶血性貧血	スルファメトキサゾール，スルバクタム／アンピシリン，タゾバクタム／ピペラシリン

表5　血小板減少症を起こす可能性のある主な薬剤

薬効分類	薬剤名
抗リウマチ薬	金チオリンゴ酸，ペニシラミン
抗てんかん薬	バルプロ酸，フェニトイン，カルバマゼピン
抗菌薬	アジスロマイシン，スルファメトキサゾール，クラリスロマイシン
その他	キニジン，アテノロール，アロプリノール

薬剤性貧血

　医薬品による赤血球系の障害は，骨髄に対する障害（巨赤芽球性貧血など）と，末梢血中の赤血球に対する障害（メトヘモグロビン血症，溶血性貧血など）に大別されます。薬剤性貧血を引き起こす可能性のある薬剤を表4に示します。

血小板減少症

　医薬品による血小板減少症は，血小板産生抑制による場合と血小板の消費・破壊亢進による場合に大別されます。血小板減少症を引き起こす可能性のある薬剤を表5に示します。

血算をチェックするときのポイント

重症度分類

　血算の重症度分類には有害事象共通用語規準（CTCAE）が広く用いられます（表6）。抗がん薬の適正使用ガイドには投与開始基準値や休薬・減量を考

表6 血算の重症度（CTCAE Ver5.0）

	Grade 1 軽症	Grade 2 中等症	Grade 3 重症	Grade 4 生命を脅かす
白血球数（×10^3/μL）	3.0	2.0〜3.0	1.0〜2.0	1.0＞
好中球数（×10^3/μL）	1.5	1.0〜1.5	0.5〜1.0	0.5＞
Hb（g/dL）	男性：10〜14 女性：10〜12	8〜10	6.5〜8	緊急処置要
血小板数（×10^3/μL）	75	50〜75	25〜50	25＞

表7 S-1単独療法における血算の目安値

	投与開始	休薬・ 減量考慮	再開
白血球数（×10^3/μL）	3.5以上	2.0未満	3.0以上
好中球数（×10^3/μL）	2.0以上	1.0未満	1.5以上
Hb（g/dL）	9.0以上	—	—
血小板数（×10^3/μL）	100以上	75未満	100以上

〔大鵬薬品工業：ティーエスワン，適正使用ガイドより〕

表8 S-1単独療法の再開方法

副作用 発現時期	再開方法の目安
投与開始後 2週間以内	1段階減量を優先して再開を検討する。ただし，初回投与が40mg/回の場合はクール内投与期間の短縮で対応する。なお，2週間以上の連日投与により悪化が予想される場合は，1段階減量に加えて投与期間の短縮もあわせて行うことを考慮する
投与開始後 2週間以上	クール内投与期間の短縮（2週投与1〜2週休薬など）を優先して再開を検討する

〔大鵬薬品工業：ティーエスワン，適正使用ガイドより〕

慮する基準値および再開の目安値などが提示されている場合もあるので，十分な確認が必要です。S-1単独療法の例を表7〜8に示します。

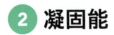

2 凝固能

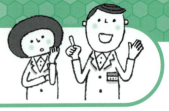

項目	略称	基準範囲
プロトロンビン時間-国際標準比 (international normalized ratio of prothrombin time)	PT-INR	0.9～1.1
フィブリノゲン/フィブリン分解産物 (fibrinogen and fibrin degradation products)	FDP	<5.0 μg/mL
D-ダイマー (D-dimer)	DD	<1.0 μg/mL

検査値の特徴

プロトロンビン時間-国際標準比 (PT-INR)

▶ プロトロンビン時間 (PT) は，外因系凝固因子である第V，VII，X因子，プロトロンビン，フィブリノゲンの活性が総合的に反映される。PTは被検血漿に組織トロンボプラスチンとCaイオンを添加した時点からフィブリンが析出するまでの時間を測定している。

▶ プロトロンビンは組織トロンボプラスチンの種類で差が生じやすいため，以下のように補正した国際標準比 (INR) の形でも報告される。

$$\text{PT-INR} = \left(\frac{\text{患者血漿のPT（秒）}}{\text{正常血漿のPT（秒）}} \right)^{\text{ISI}}$$

▶ ワルファリンによる抗凝固療法を施行する際はPT-INRを用いて凝固能を測定する。PT-INRが高いほど凝固時間が延長していることを意味する。

▶ 米国胸部疾患学会「静脈血栓塞栓症予防ガイドライン」では，通常PT-INRが2.0～3.0になるよう投与量が調節されるが，心臓の機械弁置換後では

表1 米国胸部疾患学会（ACCP）静脈血栓塞栓症予防ガイドラインによる目標PT-INR

適応	目標PT-INR
静脈血栓塞栓症	2.0〜3.0
肺塞栓症	
心房細動	
機械弁置換例	2.0〜2.5 2.5〜3.5

2.5〜3.5まで高めることがある（表1）。

▶一方，日本循環器学会「肺血栓塞栓症および深部静脈血栓症の診断，治療，予防に関するガイドライン2017年改訂版」では，出血への危惧からPT-INR 1.5〜2.5を推奨している。

フィブリノゲン／フィブリン分解産物（FDP），D-ダイマー

▶凝固因子のフィブリノゲンは，止血段階でフィブリンに変化し血栓を形成する。その後，線溶系をつかさどるプラスミンが血栓を溶解する段階で生じるのがFDPである。

▶線溶にはフィブリノゲン分解（一次線溶）とフィブリン分解（二次線溶）があり，FDPは一次線溶＋二次線溶を反映する。これに対して，二次線溶を反映しているのがD-ダイマーである。

▶FDPとD-ダイマーの増加は，血管内で凝固が亢進して血栓を多数形成し，さらに線溶系の亢進により血栓の溶解が起こっていることを意味する。FDP，D-ダイマーが増加する疾患として，播種性血管内凝固症候群（DIC），敗血症，血栓性疾患などがある。

▶特にD-ダイマーは血栓形成の存在を反映することから，深部静脈血栓症や肺血栓塞栓症の診断に用いられる。

❷ 凝固能

凝固能をチェックするときのポイント

出血傾向でみられる症状

　ワルファリン開始・増量後1日〜数日後に，点状出血斑，紫斑，皮下出血，鼻出血，歯肉出血，月経過多などの症状がみられます。これらは進行するとショック，貧血，心不全，意識障害などの症状に至ります。まれではありますが，最初から臓器出血（頭蓋内出血，消化器系出血，泌尿器系出血）が出現する場合もあります。胃腸粘膜に障害がある患者では，解熱消炎鎮痛薬の投与により消化管出血のリスクが高くなるため注意が必要です。

Column　TTRとは

　PT-INRが治療域内にある期間の割合をTTR（time in therapeutic range）とよびます。ワルファリンの安全性と有効性を確保するためには，TTRを60％以上に保つことが必要とされます。なお，ワルファリンはビタミンK依存性凝固因子（凝固因子Ⅱ，Ⅶ，Ⅸ，Ⅹ，プロテインC，プロテインS）の生合成を阻害するため，作用発現までに2〜3日を要するといわれています。

STEP 2 押さえておきたい検査値の特徴

③ 肝機能

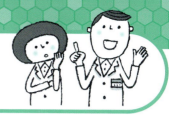

項目	略称	基準範囲
アスパラギン酸アミノトランスフェラーゼ (aspartate aminotransferase)	AST	13〜30U/L
アラニンアミノトランスフェラーゼ (alanine aminotransferase)	ALT	男性：10〜42U/L 女性：7〜23U/L
総ビリルビン (total bilirubin)	T-Bil	0.4〜1.5mg/dL
アルカリフォスファターゼ (alkaline phosphatase)	ALP	106〜322U/L
γグルタミルトランスペプチダーゼ (γ-glutamyltranspeptidase)	γ-GTP	男性：13〜64U/L 女性：9〜32U/L
乳酸脱水素酵素 (lactate dehydrogenase)	LDH またはLD	124〜222U/L

検査値の特徴

アスパラギン酸アミノトランスフェラーゼ（AST）

- 肝細胞での障害の有無をみる逸脱酵素の一つ（逸脱酵素は臓器が障害を受けた際，細胞内の酵素が組織液，血液中に移行する）。GOTともよばれる。
- 肝臓に多く含まれるため肝疾患の診断に用いられている。肝機能障害を起こす確率が高い薬剤投与時にはAST，ALTの変動に注意する。
- 肝臓に多く含まれる一方，骨格筋や心筋にも含まれているため，心筋疾患や溶血性疾患でも上昇する。筋肉運動を行うと骨格筋からの逸脱により高値になることもある。

③ 肝機能

表1　AST・ALTの特徴

	肝臓内の酵素量	臓器分布	血中濃度半減期
AST	AST ＞ ALT	肝臓，心臓，骨格筋，血球	約半日（11〜15時間）
ALT		肝臓	約2日（40〜45時間）

表2　AST/ALT比から推測される疾患

	AST ＞ ALT	ALT ＞ AST
肝臓	急性肝炎の初期，アルコール性肝障害，肝硬変，肝がん	極期を過ぎた急性肝炎，慢性肝炎，脂肪肝
その他	溶血性貧血，急性心筋梗塞，骨格筋障害	

▶ ASTとALTは臓器分布や血中濃度半減期に違いがあり（表1），AST/ALT比を知ることで原因疾患がある程度推測できる（表2）。

アラニンアミノトランスフェラーゼ（ALT）

▶ 肝細胞での障害の有無をみる逸脱酵素の一つ。GPTともよばれる。

▶ ASTと比べて肝臓以外の臓器への分布量は少なく，肝臓にほぼ特異的である。肝炎の経過観察によく用いられ，インターフェロンによる治療効果の指標になる。

▶ 肝機能障害を起こす確率が高い薬剤投与時にはAST，ALTの変動に注意する。

総ビリルビン（T-Bil）

▶ 赤血球を分解し，体外に排出する過程で産生される。肝機能障害，胆道閉塞，赤血球が多量に壊れている場合などに高値となる。
　肝機能に障害がある場合：T-Bil高値＋AST/ALT高値
　胆道が閉塞している場合：T-Bil高値＋AST/ALT正常

▶ 黄疸の鑑別に使われている（表3）。

表3　T-Bil値から鑑別される黄疸の程度

黄疸	T-Bil
潜在性黄疸	1〜2mg/dL
軽度黄疸	2〜10mg/dL
中等度黄疸	10〜20mg/dL
高度黄疸	20mg/dL以上

アルカリフォスファターゼ（ALP）

▶生体の細胞膜に幅広く存在し，肝障害，胆汁うっ滞や骨疾患，妊娠などにより上昇する酵素である。

▶血液型がB型やO型の人では小腸由来のALPにより，特に高脂肪食後に上昇する。

▶妊婦ではエストロゲンの分泌亢進により胎盤由来のALPが産生されて上昇する。

γグルタミルトランスペプチダーゼ（γ-GTP）

▶肝ミクロゾームでの薬物代謝に関与する酵素。肝細胞に多量に含まれており，幅広い肝・胆道系疾患で高値を示す。肝内胆汁うっ滞や閉塞性黄疸などの胆汁うっ滞性疾患で上昇する。

▶アルコール性肝障害，薬物性肝障害で上昇することが多い（ただし，その値が障害の程度と正確に相関しているとは限らない）。

▶個人差の大きな酵素であり，年齢や性別，飲酒歴などが大きく影響するため検査値の解釈は慎重になる必要がある。

乳酸脱水素酵素（LDH）

▶AST，ALTと同じ逸脱酵素の一つ。心筋，肝臓，骨格筋のみならず，全身の多くの細胞に含まれる。臓器によってLDHとASTの量に差があるため，LDH/AST比をみることで障害された組織・臓器を推測する目安になる（表4）。

❸ 肝機能

表4 LDHとASTの比から推定される疾患・病態

LDH/AST＞10	溶血，無効造血，白血病，悪性リンパ腫，悪性腫瘍
LDH/AST＝10	心筋梗塞，肺血栓塞栓症
LDH/AST＜10	肝障害

▶運動の影響を受けて上昇しやすい。

▶肝細胞障害を引き起こす薬剤ではAST，ALTとともに上昇することが多い。

肝機能をチェックするときのポイント

肝機能障害でみられる症状

全身倦怠感，食欲不振，皮膚や眼の黄疸（特にT-Bil高値），掻痒感

重症度分類

肝機能障害時の薬剤の投与法や用量調節については，腎機能障害の場合と比べてエビデンスが少なく十分な情報がありません。例えば，添付文書の禁忌欄に「重度の肝障害」，「高度の肝機能障害」などと書かれていても，必ずしも「高度」や「重度」の明確な基準が示されているわけではありません。そこで参考に使われることがあるのが有害事象共通用語規準（CTCAE）とChild-Pugh分類です（表5，6）。Child-Pugh分類については，添付文書の禁忌欄に「重度の肝機能障害患者（Child-Pugh分類C）」と記載されている薬剤もあります。肝性脳症と腹水について薬局で把握することは難しいですが，一つの参考にしてください。

健康食品，サプリメント，OTC薬をチェックしよう

漢方薬や健康食品などにより肝障害が起こりうることは一般の人々にあまり知られていません。そのため医療従事者から聞かれない限り，患者はそれらを摂取していると言わないことが多いのですが，ASTやALTなどが高い患

表5 肝機能障害の重症度（CTCAE Ver5.0）

	Grade 1軽症	Grade 2中等症	Grade 3重症	Grade 4生命を脅かす
AST	33〜99	99〜165	165〜660	＞660
ALT	42〜126	126〜210	210〜840	＞840
T-Bil	1.2〜1.8	1.8〜3.6	3.6〜12	＞12
ALP	359〜897.5	897.5〜1,795	1,795〜7,180	＞7,180

表6 肝機能障害の重症度（Child-Pugh分類）

		スコア（ポイント）		
		1	2	3
肝性脳症		なし	軽度（1〜2度）	重度（3〜4度）
腹水		なし	軽度	中等量以上
血清T-Bil（mg/dL）		＜2.0	2.0〜3.0	＞3.0
血清Alb（g/dL）		＞3.5	2.8〜3.5	＜2.8
プロトロンビン時間（いずれかの指標）	延長時間（秒）	＜4	4〜6	＞6
	活性値（%）	＞70	40〜70	＜40
	PT-INR	＜1.7	1.7〜2.3	＞2.3

A（軽度）：5〜6ポイント，B（中等度）：7〜9ポイント，C（重度）：10〜15ポイント

表7 肝機能障害を起こす可能性のある主な薬剤

高値	AST・ALT	抗結核薬（イソニアジド，リファンピシンなど）
	AST・ALT	アニリン系解熱鎮痛薬（アセトアミノフェン）
	AST・ALT	免疫抑制薬（メトトレキサートなど）
	AST・ALT	マクロライド系抗菌薬（エリスロマイシン）
	T-Bil	抗痙攣薬（フェノバルビタール）
	γ-GTP	抗精神病薬（クロルプロマジン）
低値	AST・ALT	抗リウマチ薬（ペニシラミン）

❸ 肝機能

者では薬剤師から尋ねてみることが大切です。

　漢方薬では，特に黄芩を含む漢方薬を服用している場合は定期的な肝機能検査が必要です。また，健康食品・サプリメントではウコン，アガリクス，プロポリス，クロレラによる報告が多いため，これらを服用していないか確認しましょう。肝機能障害を起こす可能性のある主な薬剤を表7に示します。

Column

薬物性肝障害の分類

　薬物性肝障害は，用量に依存して起こる「中毒性」と用量に関係なく起こる「特異体質性」があり，薬物性肝障害の多くは特異体質性です（特異体質性は，さらにアレルギー性特異体質と代謝性特異体質に分類されます）。特異体質性肝障害は用量非依存性のため発生を予測できません。

　一方，肝障害のタイプでみると，「胆汁うっ滞型」と「肝細胞障害型」に分けられます（両者の混合型もあります）。胆汁うっ滞型と混合型では眼球の黄疸や皮膚の掻痒感が目立つのに対して，肝細胞障害型の場合は特徴的な症状はないとされています。

STEP 2 押さえておきたい検査値の特徴

④ 腎機能

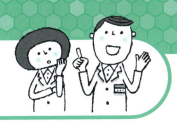

項目	略称	基準範囲
クレアチニン (creatinine)	Cr	男性：0.65〜1.07mg/dL 女性：0.46〜0.79mg/dL
推算糸球体濾過量 (estimated glomerular filtration rate)	eGFR	90〜110mL/分/1.73m^2
シスタチンC (cystatin C)	Cys-C	0.5〜0.9mg/L
尿素窒素 (blood urea nitrogen)	BUN	8〜20mg/dL

検査値の特徴

クレアチニン（Cr）

▶ Crは筋肉内で前駆物質であるクレアチンから一定のスピードで産生される物質である。

▶ Crは腎外の排泄や尿細管での再吸収や分泌がほとんどなく，大部分が糸球体から濾過される。そのため，血清Crは糸球体濾過量に依存し，腎機能のおおよその指標となる。

▶ Crは筋肉量に比例するため，男性では女性より高値となり，小児や高齢者では低値となる。

▶ 海外ではJaffe法によりCrが測定されているが，日本では酵素法で測定されている。Jaffe法は酵素法に比べ，血清Cr値が約0.2mg/dL高い。

▶ ごく一部が尿細管から分泌されるが，高度腎機能障害の際に尿細管からの分泌が増大するため，この際は蓄尿によるクレアチニンクリアランス（CCr）値は軽度上昇する。

④ 腎機能

▶ シメチジン，ファモチジン，ベンズブロマロン，スピロノラクトン，ST合剤などを服用していると，これらの薬剤分子の近位尿細管における排泄がCrと競合するため，Crの尿細管分泌が抑制され，血清Cr値は高値を示す。

糸球体濾過量（GFR）

▶ 腎機能が低下した患者では，腎排泄性の薬剤は腎機能に応じて減量や投与間隔の延長を行う必要がある。薬物投与設定にはGFR（糸球体濾過量）を測定することが望ましい。薬物治療の際のGFRの評価は血清Cr値を用いた推算糸球体濾過量（eGFR）またはCCrを用いる。eGFRは血清Cr値，年齢，性別から以下の式で計算され，慢性腎臓病（chronic kidney disease；CKD）のステージ分類に使用される（表）。

表　慢性腎臓病（CKD）のステージ分類

原疾患	尿タンパク区分		A1	A2	A3
糖尿病	尿アルブミン定量（mg/日）尿アルブミン/Cr比（mg/gCr）		正常	微量アルブミン尿	顕性アルブミン尿
			30未満	30〜299	300以上
高血圧腎炎多発性嚢胞腎移植腎不明その他	尿タンパク定量（g/日）尿タンパク/Cr比（g/gCr）		正常	軽度タンパク尿	高度タンパク尿
			0.15未満	0.15〜0.49	0.50以上
GFR区分（mL/分/1.73m^2）	G1	正常または高値	≧90		
	G2	正常または軽度低下	60〜89		
	G3a	軽度〜中等度低下	45〜59		
	G3b	中等度〜高度低下	30〜44		
	G4	高度低下	15〜29		
	G5	末期腎不全（ESRD）	<15		

重症度は原疾患・GFR区分・タンパク尿区分をあわせたステージにより評価する。CKDの重症度は死亡，末期腎不全，心血管死亡発症のリスクを■のステージを基準に，■，■，■の順にステージが上昇するほどリスクは上昇する。

〔日本腎臓学会・編：CKD診療ガイド 2012. 東京医学社, p3, 2012 より〕

血清Cr値を用いた日本人のGFR推算式（18歳以上に適応）

eGFR（mL/分/1.73m²）＝194×年齢$^{-0.287}$×血清Cr$^{-1.094}$（女性は×0.739）

体表面積を補正しないeGFR（mL/分）＝

eGFR（mL/分/1.73m²）×｛体表面積（m²）/1.73｝

▶ eGFRは標準的な体表面積におけるGFRを予測するため，薬物の投与設計では体表面積の補正をしないeGFRmL/分で腎機能を評価する。抗菌薬・抗がん薬などで投与量がmg/kgやmg/m²となっている場合は標準的なeGFRを使用する方が正確である。

▶ 添付文書の腎機能表記がCCrの場合，海外での治験では測定法はJaffe法によるCCrと考えられる。この場合の腎機能の指標として酵素法でクレアチニンを測定している日本では，24時間蓄尿を利用したCCrを用いるよりも，体表面積を補正しないeGFRmL/分を用いるか，血清Cr値に0.2を加えて治験時のデータに戻しCockcroft-Gaultの式に代入する方が正確と考えられる。

Cockcroft-Gaultの式（CG式）

推算CCr（mL/分）＝

｛（140－年齢）×体重（kg）｝/72×血清Cr（mg/dL）（女性は×0.85）

▶ CG式の問題点は，体重が2倍になればCCrは2倍に計算されるが，肥満度が考慮されていないため，筋肉質の患者に比べ，肥満の患者では過大評価されてしまうことである（図）。

シスタチンC（Cys-C）

▶ Cys-Cは全身の細胞から一定の割合で産生される血清タンパク質である。

▶ 血中のCys-Cは腎糸球体で濾過され，尿細管で分泌，再吸収されないため腎GFRを反映する。

▶ Cys-CはCrと比較して腎機能障害の早期から鋭敏に反映する。

▶ Cys-Cをに基づくGFR推算式でも，体表面積補正は行わずにmL/分で評価して薬物の投与設計をする。

④ 腎機能

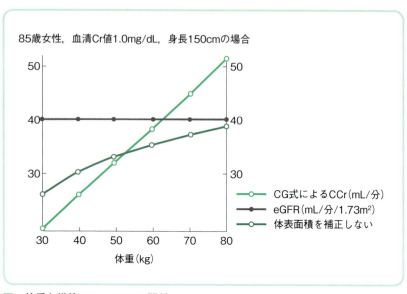

図　体重と推算CCr, eGFRの関係
〔平田純生, 他：透析患者への投薬ガイドブック慢性腎臓病(CKD)の薬物治療改訂3版. じほう, p145, 2017より引用〕

シスタチンCを用いた日本人のGFR推算式（18歳以上に適応）

eGFRcys (mL/分/1.73m^2) =

$\{104 \times Cys\text{-}C^{-1.019} \times 0.996^{年齢} (女性は \times 0.929)\} - 8$

体表面積を補正しないeGFRcys (mL/分) =

eGFRcys (mL/分/1.73m^2) × {体表面積(m^2)/1.73}

▶ 血清シスタチンC値は筋肉量や食事，運動の影響を受けにくいため，血清Cr値によるeGFR値では評価が困難か場合に有用と考えられる。

　・筋肉量が少ない症例（四肢切断，長期臥床，るいそうなど）

　・筋肉量が多い症例（アスリートなど）

▶ 血清Cys-C値は，妊娠，HIV感染，甲状腺機能障害などに影響されるため注意する。

▶ Cys-Cは腎外での代謝・排泄が推測され，末期腎不全でも血清シスタチンC値の増加が5〜6 mg/Lで頭打ちとなるため，高度腎機能障害時の腎機能

の評価には不向きである。

尿素窒素（BUN）

▶タンパク質が分解されるとアンモニアが発生し，肝臓で代謝され窒素が産生される。BUNとは，血液中における尿素の窒素成分である。

▶BUNは腎機能の指標として用いられ，糸球体濾過量の低下する腎機能不全ではBUNが上昇するが，腎機能以外の多くの要因でも変化する。

▶腎機能障害以外のBUN高値の主な要因は，蛋白摂取量増加，異化亢進，脱水，消化管出血である。

▶副腎皮質ステロイド，利尿薬などで上昇することがある。

STEP 2 押さえておきたい検査値の特徴

⑤ 筋障害

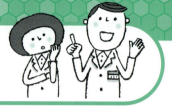

項目	略称	基準範囲
クレアチンキナーゼ（creatine kinase）	CK	男性：59〜248U/L 女性：41〜153U/L

検査値の特徴

クレアチンキナーゼ（CK）

▶ クレアチンフォスキナーゼ（CPK）ともいわれ，クレアチンリン酸とアデノシン二リン酸からクレアチンとアデノシン三リン酸を生成する酵素である．

▶ 骨格筋，心筋，平滑筋，脳などに多く含まれ，それらの部位が損傷を受けると血中に逸脱する．

▶ ヒトのCKはすべて二量体で臓器特異性があり，筋型または骨格筋型（MM），脳型（BB），ハイブリッド型もしくは心筋型（MB）の3つのアイソザイムで構成される．

▶ 血中では骨格筋に由来するCK-MMが95％，心筋に由来するCK-MBが5％，CK-BBが1％くらいの割合で存在している．

▶ 筋疾患における筋細胞の障害により，細胞内のCKが血液中に流出し，血中濃度が上昇する．

▶ 筋疾患，甲状腺機能低下症ではCK-MMが上昇する（表1）．筋肉の圧迫，打撲などでも容易に上昇する．

▶ 急性心筋梗塞では，CK-MMとCK-MBが上昇する．

▶ CK-BBは神経組織に分布するが，神経疾患でCKが上昇することはほとんどない．

表1 CK値に影響を与える疾患・病態

高値	低値
・筋疾患(筋ジストロフィー,多発性筋炎,皮膚筋炎,横紋筋融解症,尿毒症ミオパチー) ・脳血管障害・頭部外傷の急性期 ・てんかん大発作時 ・アルコール中毒 ・心筋疾患(心筋梗塞,狭心症,心筋炎) ・甲状腺機能低下症,副甲状腺機能低下症 ・糖尿病 ・熱中症 ・悪性高熱症の保因者 ・悪性腫瘍 ・降圧薬(ACE阻害薬)投与時　　など	・甲状腺機能亢進症 ・高ビリルビン血症 ・全身性エリテマトーデス ・シェーグレン症候群 ・関節リウマチ　　など

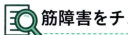
筋障害をチェックするときのポイント

横紋筋融解症でみられる症状

筋肉痛,手足の痺れ,全身倦怠感,赤褐色尿

横紋筋融解症とは

横紋筋融解症は,骨格筋が融解または壊死し,その細胞成分が血液中に流出する病態です。特徴としては四肢の脱力感や痺れ,筋肉痛,CK上昇,血中・尿中ミオグロビンの上昇などがあげられます。腎機能低下患者は出現頻度が高いので特に注意が必要です。筋障害が強いと骨格筋より流出したミオグロビンによる腎障害が生じるおそれがあり,永続的な血液透析が必要となるだけでなく,播種性血管内凝固症候群(DIC)や多臓器不全の合併から生命

表2　横紋筋融解症を起こす可能性のある主な薬剤

・脂質異常症治療薬(スタチン系・フィブラート系薬剤)
・抗がん薬(白金製剤:シスプラチン)
・抗菌薬(マクロライド系薬)
・痛風発作治療薬(コルヒチン)　　　　　　　　など

⑤ 筋障害

に関わる重篤な事態に至ることもあります。早期発見であるほど予後が良いといわれていますので，横紋筋融解症を起こす可能性のある薬剤（表2）を投与している場合には定期的な確認を行うようにしましょう。

Column
急性心筋梗塞によるバイオマーカーの変化

　急性心筋梗塞で異常値を示すバイオマーカーは多数存在しますが，それぞれピーク値を示す時期が異なります。CKは心筋梗塞発症後4〜24時間後の測定結果が診断に有用であるとされています。ミオグロビンはCKに先行して上昇し，ASTやLDHはCK上昇よりも遅れて上昇することが知られています。

STEP 2 押さえておきたい検査値の特徴

6 炎症

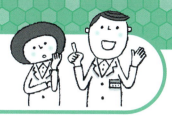

項目	略称	基準範囲
C反応性タンパク （C-reactive protein）	CRP	0.0～0.14mg/dL以下

検査値の特徴

C反応性タンパク（CRP）

- ▶ CRPは肺炎球菌のC多糖体と沈降反応を起こす血清タンパクである。
- ▶ 急性炎症や組織崩壊性病変があると数時間で増加し（表1），炎症の消失後は速やかに減少する代表的な炎症マーカーである。
- ▶ 感染症，膠原病など炎症性疾患の活動性や治療効果，予後推定の指標や診断補助として用いられる。その上昇の仕方や高値を示す時間は，障害の程度をよく反映する。一方で上昇しないこともあるので，基準範囲内だからといって問題がないとすることはできない。
- ▶「高感度CRP」として低値域を鋭敏に測定する方法が開発され，動脈硬化の評価に用いられることがある。

表1　CRP高値のときに考えられる疾患・病態

CRP	考えられる疾患
高値	細菌・ウイルス感染症，リウマチ熱，関節リウマチ，悪性腫瘍，悪性リンパ腫，熱傷，外傷，急性心筋梗塞，急性膵炎，外科手術後，抗凝固薬投与時　など

6 炎症

炎症をチェックするときのポイント

CRPに影響を与える可能性のある薬剤

免疫抑制薬（カルシニューリン阻害薬：シクロスポリンなど）を使用していることで低値を示す可能性があります。

急性膵炎の重症度判定基準

治療目的で投与された薬剤が原因で生じた膵炎は薬剤性膵炎とよばれます。薬剤性膵炎は急性膵炎の臨床像を呈し，多くの場合は軽症で予後良好ですが，重症化して死亡する例もあるため注意が必要になります。急性膵炎の重症度判定基準にはCRPも含まれています（表2）。

表2 急性膵炎の重症度判定基準（予後因子）

予後因子（予後因子は各1点とする）
1. Base Excess≦－3mEq/L，またはショック（収縮期血圧≦80mmHg）
2. PaO_2≦60mmHg（room air），または呼吸不全（人工呼吸管理が必要）
3. BUN≧40mg/dL（またはCr≧2.0mg/dL），または乏尿（輸液後も1日尿量が400mL以下）
4. LDH≧基準値上限の2倍
5. 血小板数≦10万/μL
6. 総Ca≦7.5mg/dL
7. CRP≧15mg/dL
8. SIRS診断基準*における陽性項目数≧3
9. 年齢≧70歳

予後因子が3点以上，または造影CT Grade2以上を重症とする

＊：SIRS診断基準項目：(1) 体温＞38℃あるいは＜36℃，(2) 脈拍＞90回/分，(3) 呼吸数＞20回/分あるいは$PaCO_2$＜32Torr，(4) 白血球数＞12,000/μLか＜4,000/μLまたは10％幼若球出現

〔急性膵炎診療ガイドライン2010改訂出版委員会・編：急性膵炎診療ガイドライン2010 第3版．金原出版，p77，2009より〕

Column

プロカルシトニンとは

　プロカルシトニンはカルシトニンの前駆物質であり，血液中には通常存在しません。しかし，細菌感染症では全身の細胞がプロカルシトニンを産生するため，細菌性敗血症のマーカーとして活用されています。ウイルスや真菌，抗酸菌感染では上昇しにくいという特徴を有しており，CRPと比較すると，より早期に上昇し滞留時間も長いため細菌性敗血症が疑われる場合は血液培養と同時に実施することが望ましいと考えられています。細菌性敗血症であるかを鑑別するためのカットオフ値（0.5ng/mL），重症細菌性敗血症であるかを鑑別するためのカットオフ値（2.0ng/mL）の2つを使い分ける必要があります。

STEP 2 押さえておきたい検査値の特徴

⑦ 電解質

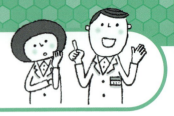

項目	略称	基準範囲
カリウム（potassium）	K	3.6〜4.8mmol/L
ナトリウム（sodium）	Na	138〜145mmol/L
カルシウム（calcium）	Ca	8.8〜10.1mg/dL
リン（phosphorus）	P	2.7〜4.6mg/dL
マグネシウム（magnesium）	Mg	1.8〜2.7mg/dL

検査値の特徴

カリウム（K）

- ▶ Kは細胞内の浸透圧維持，細胞の活性維持などを担っている。食塩の過剰摂取や老化によりKが失われ，細胞の活性が低下することが知られている。
- ▶ 必要以上に摂取したKは，通常迅速に排泄されるが，腎機能低下によりK排泄能力が低下すると摂取の制限が必要になる。
- ▶ 体内総K濃度の2%（約3.6〜4.8mmol/L）が細胞外に，98%（約100〜150mmol/L）が細胞内に存在する。

① 高K血症

- ▶ 高K血症の緊急度は心電図により判断される。場合により，問題となる薬剤の中止やKの摂取制限，サイアザイド系・ループ利尿薬などが必要である。
- ▶ K値の増大要因として，腎からのK排泄障害，細胞内から細胞外へのKの移行の増大，K負荷の過剰，偽性高K血症などがある（表1）。有害事象共

表1　K値の増大要因

	要因
K排泄障害	腎不全，アルドステロン欠乏，薬剤性（K保持性利尿薬，非ステロイド性抗炎症薬，ACE阻害薬など）
細胞内から細胞外へのKの移行の増大	代謝性アシドーシス，インスリン欠乏，高浸透圧血症（高Na血症，高血糖，マンニトール投与など）
K負荷の過剰	K摂取増大，輸血
偽性高K血症	検査時の溶血や赤血球の膜異常による血球成分からのK放出

表2　高K血症のGrade分類（CTCAE Ver5.0）

Grade	K値 (mmol/L)	備考
1	4.8〜5.5	
2	5.5〜6.0	
3	6.0〜7.0	入院を要する
4	7.0〜	生命を脅かす危険性がある
5		死亡

通用語規準（CTCAE）による重症度分類を表2に示す。

② 低K血症

▶低K血症では神経筋細胞の興奮低下，心収縮力低下，ジギタリス作用増強などが起こる。場合により，原因の除去やカリウム製剤の補給が必要である。

▶K値の低下要因として，K摂取不足，K喪失（腎・消化管・汗），細胞外から細胞内へのKの移行の増大などがある（表3）。CTCAEによる重症度分類を表4に示す。

③ 偽アルドステロン症

▶体内に塩分と水を溜め込み，Kの排泄を促して血圧を上昇させるアルドステロン様作用により，高血圧，むくみ，K喪失などを起こす。

❼ 電解質

表3　K値の低下要因

	要因
K摂取不足	食事摂取不足
K喪失（腎・消化管・汗）	食塩大量摂取，薬剤性（ループ利尿薬など），嘔吐，下痢，多量の発汗
細胞外から細胞内へのKの移行の増大	アルカローシス，インスリン投与，カテコラミン投与

表4　低K血症のGrade分類（CTCAE Ver 5.0）

Grade	K値（mmol/L）	備考
1	3.0〜3.6	
2	3.0〜3.6	症状がある，治療を要する
3	2.5〜3.0	入院を要する
4	〜2.5	生命を脅かす危険性がある
5		死亡

▶症状としては筋肉痛，倦怠感，頭痛，浮腫，口渇，食欲不振，悪心などがある。症状が進むと，まれに褐色尿，多尿，乏尿，糖尿病の悪化などが起こる。

▶主な原因薬剤としては甘草含有漢方製剤，グリチロンなどがあげられる。

ナトリウム（Na）

▶Naは細胞外液の浸透圧維持，糖の吸収，神経や筋肉細胞の活動などに関与するとともに，骨の構成要素として骨格の維持に貢献している。

▶一般にNa欠乏により疲労感，低血圧などが起こることがあり，またNa過剰により浮腫，高血圧などが起こることが知られている。

▶腎機能低下により摂取の制限が必要となる場合がある。

▶血清Na濃度は血清Na量と水分量の比率を示すもので，低Na血症が即，体内Na絶対量の減少を意味するものではない。

1 高Na血症

▶高Na血症は水の摂取不足，過剰な水の喪失，高Na濃度の栄養補給などが原因となる。

▶高Na血症時は血症浸透圧が高くなり，渇中枢が刺激され口渇感が起こり水を飲むため高Na血症が起こる頻度は少ない。

2 低Na血症

▶低Na血症には真性低Na血症と偽性低Na血症がある。

▶真性低Na血症の原因としては，細胞外液減少を伴うものとして腎性のNa喪失性腎炎，アジソン病，利尿薬の過剰投与，腎外性の嘔吐，下痢，熱傷などがある。また，細胞外液増加を伴うものとして甲状腺機能低下，抗利尿ホルモン分泌異常を引き起こす薬剤（抗がん薬，非ステロイド性抗炎症薬，ゲンタマイシンなど）の投与，ネフローゼ症候群，慢性腎不全などがある。

▶偽性低Na血症は骨髄腫，マクログロブリン血症，脂質異常症などで血清中のタンパクや脂質が著明に増加したときの測定でみられる。

カルシウム（Ca）

▶Caは骨の主要構成要素の一つであり，ほとんどが骨歯牙組織に存在している。細胞内には微量しか存在しないが，細胞の多くの働きや活性化に必須の成分である。また，血液の凝固に関与しており，血漿における濃度は一定に保たれている。

▶成長期にCaが不足すると成長が抑制され，成長後不足すると骨がもろくなる。

▶生体の細胞機能の維持に必須なのは遊離のCaイオンである。血中Caの約50%がCaイオンで，残りはほとんどアルブミン（Alb）と結合しているため，血清Alb濃度が4g/dL未満の場合は以下の式に基づきAlbによる補正が必要である。

補正Ca（mg/dL）＝血清Ca値（mg/dL）＋4－血清Alb濃度（g/dL）

❼ 電解質

表5　血清Ca値異常を起こす可能性のある主な薬剤

高Ca血症を起こす薬剤	ビタミンA，ビタミンD，カルシウム製剤，甲状腺末，タンパク同化ホルモン，性ホルモン
低Ca血症を起こす薬剤	アセタゾラミド，フロセミド，カルシトニン，コルチコステロイド，EDTA，フェノバルビタール，フェニトイン，カルバマゼピン，シスプラチン，ビスホスホネート製剤，インスリン

1 高Ca血症

▶高Ca血症時には多尿状態になり，脱水傾向がみられることが多い。

▶高Ca血症の要因として副甲状腺機能亢進症，甲状腺機能亢進症，悪性腫瘍，薬剤性 (表5) などがある。

2 低Ca血症

▶低Ca血症の要因として慢性腎不全，副甲状腺機能低下症，Mg不足，アルカローシス，糖尿病性ケトアシドーシス，薬剤性 (表5) などがある。

▶高齢者ではビタミンD不足による低Ca血症がよくみられる。

リン（P）

▶PはCaとともに骨の主要構成要素であり，リン脂質の構成成分としても重要である。高エネルギーリン酸化合物として生体のエネルギー代謝にも深く関わっている。

▶腎機能低下により摂取の制限が必要となる場合がある。

▶血清P濃度は食事の影響や日内変動も大きく，昼食前に最低値，午後に高値，夜半に最高値となる。また，血清P値は血清Caとの相関で変動する (表6)。

マグネシウム（Mg）

▶Mgは骨の弾性維持，細胞のK濃度調節，細胞核の形態維持に関与するとともに，細胞がエネルギーを蓄積・消費するときに必須の成分である。

表6　Ca値とP値の相関

	高P	低P
高Ca	がんの骨転移 ビタミンD中毒	副甲状腺機能亢進
低Ca	慢性腎不全 副甲状腺機能低下	吸収不良症候群 ビタミンD欠乏症 大量の制酸薬 尿細管アシドーシス

1 高Mg血症

▶血清Mg値が4.8mg/dL以上になると徐脈などの心血管症状や筋障害が起こるといわれている。

▶生体内のMg値の調節には種々の因子が関与しているが，腎が重要な調節系となっているため，腎機能が低下すると高Mg血症となる場合がある。制酸薬や下剤として投与するマグネシウム製剤やスピロノラクトンなども高Mg血症の原因薬剤となる。

2 低Mg血症

▶高度のMg減少は痙攣や不整脈を起こす。

▶多くの生活習慣病やアルコール中毒の際に細胞内Mgの低下がみられ，低Mg血症は食事からのMg摂取量減少，吸収不全，内分泌疾患などに起因する。薬剤性低Mg血症は，利尿薬，グルココルチコイドやミネラルコルチコイドの慢然投与，ゲンタマイシン，アムホテリシンB，シスプラチンなどの投与によりMgの尿中排泄が増加することで起こる。また，糖尿病性ケトアシドーシスのインスリン治療によっても起こる。

電解質をチェックするときのポイント

電解質異常でみられる症状

全身倦怠感，食欲不振など

❼ 電解質

表7　Kを多く含む食品

	食品名	量	K含有量(mg)
野菜類	ほうれん草 枝豆（ゆで）	100g 100g	690 490
芋類	じゃがいも（蒸し） さつまいも（焼き芋）	1個（100g） 1個（250g）	330 1,350
豆類	納豆	1パック（50g）	330
魚介類	かつお（生） まぐろ（赤身・生）	100g 100g	430 400
肉類	豚ヒレ肉	100g	410
果物類	バナナ アボガド メロン	1本（80g） 1個（100g） 1/4個（120g）	288 720 408

〔文部科学省：五訂増補日本食品標準成分表. 2005より〕

表8　低Naによる精神神経症状

血清Na（mmol/L）	症状
120〜130	軽度の虚脱
110〜120	精神錯乱，頭痛，吐き気・嘔吐，食欲不振
110以下	痙攣，半昏睡・昏睡

食事，健康食品，サプリメントをチェックしよう

　電解質は薬剤や疾患によるものだけでなく，食事による影響も変動の大きな要因となりえます。そのため薬剤だけではなく，食事の確認も大切です。表7にKを多く含む食品の一例を示します。

電解質異常による意識障害・精神神経症状

　電解質異常により意識障害や精神神経症状が起こることがあります（表8）。特に高齢者では，加齢や疾病による障害か電解質異常による障害かを判断することが必要となります。意識障害を起こしやすい電解質異常としては低Na血症，高Na血症，高Ca血症があげられます。

STEP 2 押さえておきたい検査値の特徴

❽ 血 糖

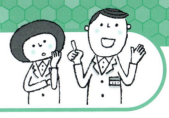

項目	略称	基準範囲
グリコヘモグロビン（glycohemoglobin）	HbA1c	4.9〜6.0%
血糖値（glucose）	GLU	73〜109mg/dL

検査値の特徴

グリコヘモグロビン（HbA1c）

- ▶高血糖の状態で増加する糖化ヘモグロビンの割合を示す。
- ▶血糖値35〜40mg/dLの上昇がHbA1c約1%に相当し，過去1〜3カ月の平均的な血糖レベルを反映する。
- ▶急激な糖尿病の発症・増悪，急激な血糖値改善では，HbA1cはすぐに変化しないため，この場合にはグリコアルブミン，1.5AG（1.5アンヒドログルシトール）などの血糖コントロール指標で判断する（後述）。
- ▶貧血など赤血球の寿命が短くなる病気を併発している場合には，HbA1cは異常に低くなる。

血糖値（GLU）

- ▶医療機関で採血して検査室で測定する血糖値（plasma glucose；PG）と，簡易型血糖測定器を用いて測定する血糖値（blood glucose；BG）がある。
- ▶血糖コントロールの把握や糖尿病の診断には，空腹時血糖値，随時血糖値，食後血糖値，食前血糖値，経口ブドウ糖負荷試験（OGTT）の2時間値が使用される（表1）。

❽ 血 糖

表1 糖尿病の診断に使用される血糖値

空腹時血糖値	通常，早朝で検査当日の朝食を抜いた空腹の状態（10時間以上絶食）で測定した血糖値
随時血糖値	食後からの時間を決めずに採血した時点での血糖値。測定した時間を確認する
食後血糖値	食事を食べ始めてから2時間後の血糖値
食前血糖値	食事の直前の血糖値。食前にインスリンを投与する患者ではインスリン投与直前の血糖値
OGTT 2時間値	14〜19時間絶食後の経口ブドウ糖75g負荷試験2時間後の血糖値

〔井上　岳：ファルマシア, 52：141-146, 2016 より〕

表2 血糖値の判定区分と判定基準

①早朝空腹時血糖値126mg/dL以上
②75g OGTTで2時間値200mg/dL以上
③随時血糖値200mg/dL以上
④HbA1cが6.5%以上

①〜④のいずれかが確認された場合は「糖尿病型」と判定する。糖尿病の診断は図1参照

⑤早朝空腹時血糖値110mg/dL未満
⑥75g OGTTで2時間値140mg/dL未満

⑤および⑥の血糖値が確認された場合には「正常型」と判定する。

• 上記の糖尿病型，正常型いずれにも属さない場合は「境界型」と判定する。

〔日本糖尿病学会・編：糖尿病治療ガイド 2016-2017. 文光堂, p19, 2016 より〕

🔍 診断方法および診断基準

　糖代謝異常の判定区分・判定基準を表2に，糖尿病の臨床診断のフローチャートを図1に示します。

🔍 血糖をチェックするときのポイント

血糖値異常でみられる症状

高血糖：自覚症状がない場合が多い

低血糖：発汗，空腹感，異常知覚，手指のふるえ，動悸，不安感などの自律
　　　　症状

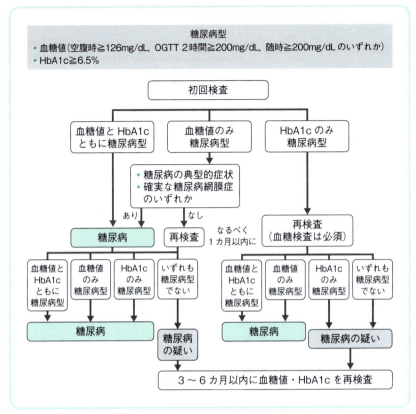

図1　糖尿病の臨床診断のフローチャート
〔日本糖尿病学会糖尿病基準に関する調査検討委員会：糖尿病の分類と診断基準に関する委員会報告（国際標準化対応版）．糖尿病，55：494，2012より〕

血糖コントロール目標

　糖尿病治療の目的は，糖尿病の合併症や動脈硬化性疾患の発症・進展を防止することで，健常人と変わらないQOLを維持し，寿命を確保することです。網膜症，腎症，神経障害といった糖尿病による細小血管合併症の発症予防や進展抑制にはHbA1c 7.0％未満を目指すことが示されています（表3）。具体的な治療目標は，年齢，罹病期間，臓器障害，低血糖の危険性，サポート体制，合併症を考慮して個別に設定します。

❽ 血 糖

表3 血糖コントロール目標

目標	血糖正常化を目指す際の目標	合併症予防のための目標	治療強化が困難な際の目標
HbA1c (%)	6.0未満	7.0未満	8.0未満

〔日本糖尿病学会・編：糖尿病治療ガイド 2016-2017. 文光堂, p27, 2016 より〕

その他の血糖コントロール評価指標

　HbA1cや血糖値とともに，糖尿病コントロール評価に用いられるたの検査を紹介します。

① グリコアルブミン（基準範囲：12.4〜16.3％）

　測定前2週間の平均血糖値，血糖コントロール状態を表現する指標です。ネフローゼ症候群などアルブミンが異常に失われる疾患では低値となります。

② 1.5AG（1.5アンヒドログルシトール）
　（基準範囲：男性14.7〜44.7μg/mL，女性12.4〜28.8μg/mL）

　短期間の血糖変動をとらえる血糖コントロール指標です。血糖値は瞬間的なものですが，1.5AGはほぼ1日単位で変動します。血清1.5AGの減少は，尿糖排泄に伴う腎での1.5AG再吸収阻害に起因します。

低血糖（60mg/dL未満）にも注意しましょう

　糖尿病の治療においては低血糖の出現にも注意が必要です。血糖が低下すると，通常自覚症状がありますが，自覚症状のないまま脳症状が出現する場合があります。そのため，血糖自己測定の適切な指導や低血糖時の対応などの指導をすることが大切です。

① 食後低血糖

　肥満者や軽症糖尿病患者では，インスリン抵抗性を代償するためにインス

リンが過剰に分泌されるうえ，インスリン反応が遅延するため食後3～5時間くらいで低血糖を起こすことがあります。また，胃切除後や甲状腺機能亢進症では，食物の小腸への流入が早すぎるために食後に急激なインスリン分泌が起こり，食後2時間ほどで低血糖を起こすことがあります。

② 空腹時低血糖

空腹時低血糖はインスリノーマ（インスリン分泌内分泌腫瘍），下垂体機能低下症，副腎不全やインスリン自己免疫症候群で起こります。SH基をもつ薬剤（ペニシラミン，グルタチオン，チアマゾール，チオプロニンなど）によっても空腹時低血糖が誘発されることがあるため，薬剤にも注意が必要です。

③ 誘発性低血糖

インスリンやSU薬による治療を行っている患者では，食事量の不足，運動量の過剰，飲酒により低血糖が誘発されることがあります。

他の疾患や併用薬剤をチェックしよう

糖尿病以外にも耐糖能が低下する疾患は多くあります。インスリン受容体異常，成長ホルモン単独欠損症や筋ジストロフィーなどの遺伝性疾患，クッ

表4 **血糖上昇・血糖降下作用減弱の可能性がある主な薬剤**

血糖上昇の可能性のある主な薬剤	降圧利尿薬	サイアザイド系
	精神神経用薬	アリピプラゾール，オランザピン，クエチアピン
	ホルモン薬	黄体ホルモン，グルカゴン，甲状腺ホルモン，副腎皮質ホルモン，リュープロレリン
	抗がん薬	L-アスパラギナーゼ
	その他	アトルバスタチン，インターフェロン製剤，アドレナリン，シクロスポリン，タクロリムス，テオフィリン，β刺激薬
血糖降下作用を減弱させる薬剤		アドレナリン，ピラジナミド，フェノチアジン系抗精神病薬，フェニトイン，副腎皮質ホルモン，卵胞ホルモン，利尿薬，リファンピシン

〔池田千恵子：薬剤師のための臨床検査の知識 改訂5版. じほう，p133, 2013 より〕

⑧ 血 糖

シング症候群，褐色細胞腫や甲状腺機能亢進症などの内分泌疾患，その他膵疾患，肝疾患や脂質異常症などによっても耐糖能低下がみられます。

また，薬剤にも血糖を上昇させるものがあるため (表4)，併用薬剤も確認しましょう。

STEP 2 押さえておきたい検査値の特徴

⑨ 甲状腺・副甲状腺

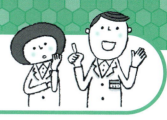

項目	略称	基準範囲
甲状腺刺激ホルモン (thyroid stimulating hormone)	TSH	0.4〜4.0μU/mL
遊離トリヨードサイロニン (free triiodothyronine)	FT_3	2.1〜4.1pg/mL
遊離サイロキシン (free thyroxine)	FT_4	1.0〜1.7ng/dL
副甲状腺ホルモン (parathyroid hormone)	PTH	10〜65pg/mL

検査値の特徴

甲状腺刺激ホルモン(TSH)

▶ 甲状腺刺激ホルモン放出ホルモン(TRH)の刺激を受けて下垂体前葉から分泌される。分泌されたTSHは甲状腺細胞表面のTSH受容体に結合して、甲状腺ホルモン(T_3・T_4)の合成・分泌を刺激する。

▶ TRH,TSHは甲状腺ホルモン濃度による制御を受け,T_3・T_4が過剰になるとTRH,TSHは抑制される(ネガティブフィードバック,図1)。甲状腺機能亢進症(バセドウ病など)ではT_3とT_4の過剰分泌によりTSHは低値になるが,TSH受容体に対する自己抗体(TRAb/TSAb)がTSHに代わり甲状腺を刺激するためT_3・T_4が分泌され続ける(FT_3・FT_4↑,TSH↓,TRAb↑)。

▶ 甲状腺機能低下症(橋本病など)では甲状腺からのT_3・T_4分泌が低下するため,ネガティブフィードバックによりTSHは高値を示す(FT_3・FT_4↓,TSH↑)。

49

9 甲状腺・副甲状腺

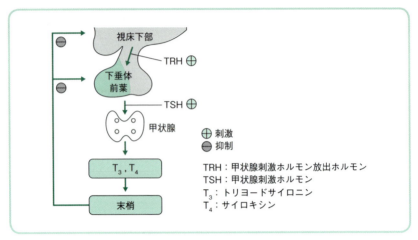

図1　甲状腺ホルモンの調節系：ネガティブフィードバック

遊離トリヨードサイロニン（FT₃），遊離サイロキシン（FT₄）

▶ 甲状腺ホルモンはヨードを主成分とし，ほとんどの組織に作用して酸素消費の増大，基礎代謝の上昇，消化管からの糖吸収などをもたらす。
▶ T₃とT₄のほとんどは血液中でタンパク質に結合している。ホルモンとしての作用を発揮するのは遊離型（FT₃，FT₄）である。
▶ T₄はすべて甲状腺から産生されるのに対して，T₃は80％が末梢組織でT₄から変換・合成される（残り20％は甲状腺で産生）。生体で生理活性をもつのは主にT₃である。

副甲状腺ホルモン（PTH）

▶ 副甲状腺から分泌されるホルモンで，主に骨と腎臓に作用して血液中のカルシウム（Ca），リン（P）濃度を調節している。
▶ 骨では骨吸収（骨から血液中にCa，Pを溶出する）と骨形成（血液中のCa，Pを骨に定着させる）の代謝が行われており，PTHは骨吸収を促進する。
▶ 腎臓ではPTHはPの排泄を促進する。

▶ 副甲状腺細胞に存在するカルシウム感知受容体（calcium-sensing receptor；CaSR）により，血中Ca濃度が高い状態ではPTH分泌は抑制される一方，血中Ca濃度が低くなるとPTHの分泌が増加することで血中Ca濃度は一定に保たれる。シナカルセトなどのCaSR作動薬は，CaSRに作用してPTH分泌を抑制する。

二次性副甲状腺機能亢進症とCKD-MBD

慢性腎臓病（CKD）患者では，腎機能の低下につれて二次性副甲状腺機能亢進症を発症し，その後，CKDに伴う骨・ミネラル代謝異常（CKD-mineral and bone disorder；CKD-MBD）を引き起こすことが知られている。

二次性副甲状腺機能亢進症の原因の一つは，腸管からのCa吸収を促進する活性型ビタミンDが，腎機能の低下で産生されなくなることである。その結果，Caの吸収が減少して血中Ca濃度が低下する。また，腎機能低下でPの排泄が減少することで血中P濃度が上昇し，これがCaと結合することでさらに血中Ca濃度が低下する。

この血中Ca濃度の低下をCaSRが感知してPTHが分泌されるが，分泌が続

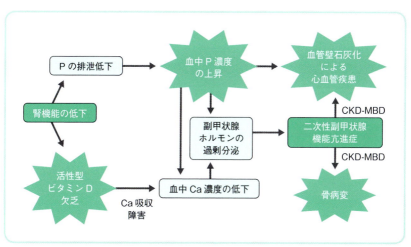

図2　二次性副甲状腺機能亢進症が起こるメカニズム

❾ 甲状腺・副甲状腺

くとCaSRが減少していき，Ca濃度が高くても感知できなくなる。また，副甲状腺自体も細胞増殖で大きくなるため，PTHの分泌はより活発になる。これが二次性副甲状腺機能亢進症である (図2)。

　二次性副甲状腺機能亢進症では，骨から大量のCa，Pが溶出することにより骨がもろくなったり高Ca血症，高P血症が起こったりするだけでなく，CaとPが血管内に沈着することで石灰化が起こる。これがCKD-MBDの病態で，心血管合併症や死亡リスクの上昇に関与することから，食事療法や薬物療法により早期に是正する必要がある。

STEP 2 押さえておきたい検査値の特徴

⑩ 腫瘍マーカー

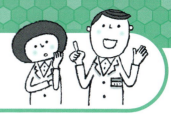

項目	略称	基準範囲
がん胎児性抗原 (Carcinoembryonic antigen)	CEA	5.0ng/mL 以下
α-fetoprotein	AFP	10ng/ml 以下
CA19-9	CA19-9	37U/mL 以下
前立腺特異抗原 (Prostate Specific Antigen)	PSA	4.0ng/mL 以下
Carbohydrate antigen125	CA125	35.0U/mL 以下

検査値の特徴

CEA

- ▶ 大腸，肺などのがんで陽性となることから，これらのスクリーニング検査に用いられる。
- ▶ がんの補助診断以外に，治療効果判定や再発モニタリング，予後の推定に有用である。
- ▶ 気管支や消化管などの正常上皮でも発現しており，潰瘍性大腸炎，糖尿病，腎不全などの良性疾患でも高値となることがある (表1)。

AFP

- ▶ 肝細胞がんの早期診断に用いられ，肝細胞がんの経過観察や治療効果の判定および予後判定に有用である。

53

⑩ 腫瘍マーカー

表1　CEAが異常値を示す疾患

悪性疾患	良性疾患
陽性率50〜70% 大腸がん，膵がん，胆管がん，肺がん 陽性率30〜50% 食道がん，胃がん，乳がん，子宮がん，卵巣がん，泌尿器がん	肝炎，肝硬変症，閉塞性黄疸，膵炎，潰瘍性大腸炎，胃潰瘍，糖尿病，膠原病，慢性肺疾患，甲状腺機能低下症，腎不全，加齢，喫煙

CEA値 (ng/mL)		頻度の高い病態
0.1〜5.0	正常値	
5.0〜10.0	軽度上昇	高齢者，喫煙，良性疾患（悪性腫瘍も否定できない）
10.0〜20.0	中等度上昇	悪性腫瘍を疑う（良性疾患はまれ）
20.0以上	高度上昇	悪性腫瘍を強く疑う リンパ節，他臓器への転移を疑う

表2　AFPが異常値を示す疾患

AFP値		悪性腫瘍
10ng/mL以上	高値	肝細胞がん，肝硬変，慢性肝炎，胎児性腫瘍，胃がんや膵がんなどにみられるAFP産生腫瘍
1,000ng/mL以上	異常高値	肝細胞がん，卵黄嚢腫瘍，肝芽腫など

▶肝細胞がんだけでなく，転移性肝がん，肝芽腫，卵黄嚢腫瘍でも高値を示す（表2）。

CA19-9

▶膵がんや胆道がんなどの消化器がん，肺がん，子宮がん，卵巣がんなどで陽性となる。

▶正常な胆管，膵管上皮や子宮内膜などにも存在し，胆管炎，膵炎，子宮内膜症，卵黄嚢腫瘍，肝炎などで高値を示す（表3）。

表3 CA19-9が異常となる疾患

CA19-9値（U/mL）		健常者/良性疾患	悪性腫瘍
（1以下） 37以下	基準値	ルイス陰性血液型	（ルイス陰性血液型でがん） CA19-9非産生がん
37～50	軽度上昇	若年婦人 膵炎，膵嚢胞，胆石症，胆管炎，糖尿病，肝炎，肝硬変 子宮内膜症，子宮筋腫，卵黄嚢腫瘍	
50～100	中等度 上昇	膵炎，膵嚢胞，胆石症，胆管炎 肝炎，肝硬変 子宮内膜症，子宮筋腫，卵黄嚢腫瘍 気管支拡張症，気管支嚢胞，肺結核	膵がん，胆道がん，胃がん，大腸がん，肝がん 卵巣がん，子宮体がん，乳がん 肺がん
100以上	高度上昇	胆石症，胆管炎 卵黄嚢腫瘍 気管支拡張症，気管支嚢胞 溶連菌感染症	膵がん，胆道がん，胃がん，大腸がん 卵巣がん 進行肺がん

表4 PSA値と前立腺がんが見つかる確率

PSA値	確率
4～10ng/mL未満	25～30%
10ng/mL以上	50～80%
100ng/mL以上	がんと転移が強く疑われる

PSA

▶前立腺がんにおいて検診での早期発見，治療効果判定や再発モニタリングに広く用いられている（表4）。

▶加齢や前立腺肥大症において軽度上昇，急性前立腺炎では異常高値になることがある。

▶酢酸クロルマジノン，アリルエストレノール，デュタステリドやフィナステリドなどの薬剤がPSA値を低下させる。

⑩ 腫瘍マーカー

表5 **CA125が高値となる疾患**

CA125値 (U/mL)		健常者	良性疾患	悪性腫瘍
20以下	正常値	閉経後		
20〜35		若年婦人 妊娠	子宮筋腫，卵黄嚢腫瘍 子宮内膜症，骨盤腹膜炎 膵胆肝疾患	
35〜100	低度上昇	不妊薬剤投与 妊娠 月経	婦人科良性疾患 子宮内膜症，子宮筋腫 腹膜炎	肝胆膵，消化器がん がん腹膜転移 肺がん，乳がん，脳腫瘍 卵巣がん，子宮体がん
100以上	高度上昇	まれに妊娠	炎症合併子宮筋腫 卵巣良性腫瘍	卵巣がん 消化器がん

CA125

▶婦人科領域で多用されている腫瘍マーカーで，卵巣がんで高い陽性率を示す。

▶良性卵巣嚢腫や子宮内膜症，子宮筋腫，膵炎，胆嚢炎などの良性疾患や炎症性疾患でも高値となることがある (表5)。

▶エストロゲンで産生亢進するため，性，加齢，性周期および妊娠などに影響を受ける。

▶子宮内膜症では，補助診断や薬物療法の治療効果判定に応用されている。

Column

腫瘍マーカーの読み方

　腫瘍マーカーは，がん細胞がつくる物質，または，がん細胞に反応して正常細胞がつくる物質のことで，血液や体液などの中に含まれています。腫瘍マーカーが，高値であればがんが存在する可能性を示唆しますが，非腫瘍性疾患でも上昇します。そのため，がんの質的診断の補助，治療効果のモニタリング，再発診断の補助の一つとして使用されます。

STEP 2 押さえておきたい検査値の特徴

11 その他

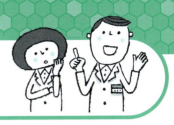

項目	略称	基準範囲
総コレステロール (total cholesterol)	TC	142〜248mg/dL
LDL-コレステロール (low-density lipoprotein cholesterol)	LDL-C	65〜163mg/dL
HDL-コレステロール (high-density lipoprotein cholesterol)	HDL-C	男性：38〜90 mg/dL 女性：48〜103mg/dL
尿酸 (uric acid)	UA	男性：3.7〜7.8mg/dL 女性：2.6〜5.5mg/dL
総タンパク (total protein)	TP	6.6〜8.1g/dL
尿タンパク（定性検査）		陰性（−）
尿タンパク（定量検査）		10〜100mg/日

検査値の特徴

コレステロール

▶ コレステロールは細胞膜の構成成分や胆汁酸や各種ホルモンの前駆物質として重要である。

▶ 血液中ではリポタンパク質として全身を移動し，合成されたコレステロールを末端組織に運搬する低比重リポタンパク質（LDL），余分なコレステロールを肝臓に運搬する高比重リポタンパク質（HDL）などがある。

▶ 血中コレステロール濃度が高いと脂質異常症や動脈硬化，胆石などが起こ

⓫ その他

りやすくなるが，一方で濃度が低いと貧血や脳出血などが起こりやすくなるので注意が必要である。

▶コレステロールは主に肝臓で合成され，体内で合成されたコレステロールを内因性コレステロールという（体内のコレステロール全体の70〜80％）。一方，食事として摂取したコレステロールは小腸で吸収され，外因性コレステロールとよばれる（全体の20〜30％）。

1 総コレステロール（TC）

▶TCは，カイロミクロン，超低比重リポタンパク質（VLDL），中間低比重リポタンパク質（IDL），低比重リポタンパク質（LDL），高比重リポタンパク質（HDL）に含まれるコレステロールの総和である。

▶動脈硬化性疾患の診断基準や管理基準にはTCは含まれていないが，リスク区分別脂質管理目標の二次目標として定められている。

▶TC高値の原因は糖尿病などの脂質代謝異常，甲状腺機能低下症などの内分泌疾患，閉塞性黄疸や脂肪肝などの肝・胆道疾患，ネフローゼ症候群などの腎疾患などがある。

▶薬剤性としては胆汁うっ滞を起こす薬剤によるものがある。これまでにマニジピン，アシクロビル，フェロジピン，ミコナゾールでもTC上昇の報告がある。

▶TC低値の原因としては，低βリポタンパク血症，肝実質障害，内分泌疾患，栄養障害などがある。脂質異常症治療薬，ホルモン薬，抗菌薬などの肝実質障害を起こす薬剤でもみられる。

2 LDL−コレステロール（LDL−C）

▶コレステロールを末梢組織に運搬する役割を担っている。

▶動脈硬化性疾患の危険因子であり，俗に「悪玉コレステロール」とよばれる。「動脈硬化性疾患予防ガイドライン2017」の診断基準では，140mg/dL以上を高LDL-C血症，120〜139mg/dLを境界域高LDL-C血症としている。

表1　高尿酸血症を起こす可能性のある主な薬剤

> サイアザイド系・ループ利尿薬，βブロッカー，アゼルニジピン，エタンブトール，ピモベンダン，テオフィリン，オメプラゾール，ランソプラゾール，カルシトリオール，ナテグリニド，シロスタゾール，ワルファリン，ミゾリビン，シクロスポリン，腎毒性薬剤，抗がん薬

STEP 2

押さえておきたい検査値の特徴 ⓫

③ HDL-コレステロール（HDL-C）

▶ 末梢組織における余分なコレステロールを肝臓に運搬する役割を担っている。

▶ HDL-Cの低値は冠動脈疾患や脳梗塞の発症リスクであり，逆に高いほどリスクは低下する。そのため俗に「善玉コレステロール」とよばれる。

尿酸（UA）

▶ DNAなどの核酸に含まれるプリン体から産生される成分。

▶ 年齢，性別，食習慣，飲酒などに影響を受ける。

▶ 腎排泄低下，絶食，無酸素運動，大量飲酒により高尿酸血症がみられる。また，薬剤性による高尿酸血症にも注意が必要である（表1）。

▶ アロプリノール投与などにより低尿酸血症となる場合がある。特に慢性腎臓病患者への投与時は，中毒症状や骨髄抑制を起こさないよう副作用モニタリングが必要である。

タンパク

① 総タンパク（TP）

▶ TPの主な成分として，アルブミンが60〜70％，免疫グロブリン（γグロブリン）が10〜20％を占める。

▶ TPの値に異常がみられた場合，タンパク分画（アルブミン，α1，α2，β，γ）を調べることでより詳しい原因を把握する。

▶ 低タンパク血症はほぼ低アルブミン血症である。総タンパクとアルブミンが

59

⓫ その他

低い場合は，摂取不足（低栄養），吸収不良，肝臓でのタンパク合成能低下，尿への漏出（ネフローゼ症候群）などが考えられる。

▶高タンパク血症はγグロブリンの増加を反映していることが多く，感染症，膠原病，さらに多発性骨髄腫などが原因にあげられる。

▶激しい運動や脱水による血清の濃縮で見かけ上，TP値が上昇することがある。

② 尿タンパク

▶尿中のタンパク量を測定する検査で，腎・泌尿器疾患のスクリーニングや治療効果の判断に用いられる。定性検査（試験紙法）と定量検査がある。

▶定性検査では主に尿中アルブミンを検出する。検査メーカーにより異なるが，最低検出感度は15mg/dL程度で，これが（±）で表される。おおむね30mg/dLから（1＋），100mg/dLから（2＋），300～500mg/dLから（3＋），1,000mg/dLから（4＋）と表される。

▶定性検査で陽性だと腎臓系の異常が疑われるが，運動・入浴後などに一時的に現れる生理的タンパク尿の場合もある。定性検査で（－）以外の場合，再検査か定量検査を行う。

▶定量検査は24時間蓄尿による測定が望ましいが，難しい場合は随時尿を用いて，尿タンパク/尿中クレアチニン（尿P/C）比で評価する。尿P/C比は尿中クレアチニン1gあたりのタンパク量に相当するが，健常人の尿中クレアチニン排泄量が約1g/日であるため，結果として「推定1日尿タンパク量」に相当する。慢性腎臓病（CKD）ガイドラインでは0.15未満を正常，0.15～0.49を軽度タンパク尿，0.50以上を高度タンパク尿としている。

尿P/C比＝推定1日尿タンパク量（g/日）

＝尿タンパク定量値（mg/dL）/尿中クレアチニン値（mg/dL）

コレステロール値・尿酸値をチェックするときのポイント

コレステロール値・尿酸値異常でみられる症状

コレステロール値異常では自覚症状がない場合が多いとされています。

尿酸値異常は，短期間の異常では自覚症状のないことが多いですが，高尿酸血症が長期間持続した結果として，関節内に析出した尿酸塩による結晶誘発性関節炎である痛風を引き起こし，関節に激痛を生じる発作を誘発します。

生活習慣をチェックしよう

コレステロールや尿酸値は生活習慣に影響を受けると考えられています。そのため食生活や運動習慣の指導も大切です。以下に指導例を示します。

1 コレステロール値正常化の指導例

- ▶食物繊維の多い食品（玄米，七分づき米，麦飯，雑穀，納豆，野菜，海藻，きのこ，こんにゃく）を増やす。
- ▶n-3系多価不飽和脂肪酸の多い青背の魚や，n-6系多価不飽和脂肪酸の多い大豆を増やす。
- ▶飽和脂肪酸（脂身のついた肉，ひき肉，鶏肉の皮，バター，ラード，やし油，生クリーム，洋菓子）や，工業的に作られたトランス脂肪酸の多い食品（マーガリン，洋菓子，スナック菓子，揚げ菓子）は控える。
- ▶コレステロールの多い食品（動物性のレバー，臓物類，卵類）は控える。
- ▶基本的には日本食を意識する（魚・大豆・野菜・未精製穀類・海藻を十分に，乳・果物・卵を適量に，肉の脂身・バター・砂糖・果糖を控える。ただし減塩で食べる）。

2 尿酸値正常化の指導例

- ▶高プリン食（レバー類，白子，一部の魚介類：エビ・イワシ・カツオ）やア

⑪ その他

ルコール飲料（特にビール，紹興酒）を極力控える。ショ糖，果糖類の摂取は極力避ける。

▶乳製品を積極的に摂取する。

▶過度な運動や無酸素運動は血清尿酸値を上昇させるため避け，適正な体重（BMI＜25kg/m^2）を目標に週3回程度の軽い運動を継続して行う。

STEP 3

押さえておきたい
検査値の特徴
（小児）

検査値を
使いこなすために

STEP 1

ケースでわかる
検査値の読み方と
疑義照会

STEP 4

STEP 3

STEP 2

押さえておきたい
検査値の特徴

START!

STEP 3 押さえておきたい検査値の特徴（小児）

1 血算

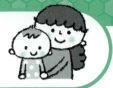

検査値の特徴

白血球数（WBC） 　基準範囲はp.352

▶新生児期の白血球数は $20 \times 10^3/\mu L$ 前後の高値をとるが，生後1週間で $10 \times 10^3/\mu L$ 前後まで低下する。

▶幼児期までは，白血球数が $10 \times 10^3/\mu L$ を超すこともある。

好中球数（Neut）

▶年齢により，好中球とリンパ球の割合や数が大きく変化する。生後1カ月から2歳頃までは，リンパ球が60％程度，好中球は30％程度である。5〜6歳では好中球が優位となる。

赤血球（RBC） 　基準範囲はp.352

▶生後数日は $5 \times 10^6/\mu L$ 前後の値をとるが，生後1〜2カ月をピークに急速に減少し，成人よりやや低値となる。

▶思春期年齢以降では，男子が女子より高値となる。

ヘモグロビン（Hb） 　基準範囲はp.353

▶生後数日で18g/dL前後となるが，その後急速に減少し，成人より低値となる。

▶思春期年齢以降では，男子が女子より高値となる。

血小板数（PLT） 　基準範囲はp.353

▶乳幼児期は成人より高値を示す。

▶1歳未満ではほとんどが $50 \times 10^4/\mu L$ を超し，4〜5歳でも $50 \times 10^4/\mu L$ を超す。

64

血算をチェックするときのポイント

白血球数の異常で想定される疾患

　白血球数増加の機序は，腫瘍性または反応性に大別されます。腫瘍性の代表疾患は白血病，骨髄増殖性疾患です。反応性の白血球数増加は，好中球およびその幼若細胞の増加によるところが大部分であり，骨髄における産生の増加や骨髄内から血中への移動など，体内の分布の変化によるものです。ただし，小児では成人よりも白血球数の基準範囲が高値であることを念頭に置き，白血球の分画やCRPなどを総合的に判定する必要があります。一方，白血球減少の機序は，産生の低下または破壊（消費）の亢進に大別されます。薬剤性の無顆粒球症，再生不良性貧血などは産生の低下による減少であり，重症感染症，脾機能亢進症などは破壊（消費）の亢進による減少です。

Hb値の異常で想定される疾患

　Hbの増加あるいは減少により疑われる病態は，赤血球増加症あるいは貧血です。真に増加/減少したか，相対的に増加/減少したかの鑑別が必要で，貧血の原因の鑑別には，平均赤血球容積，網状赤血球数の評価が有用です。

血小板数の異常で想定される疾患

　血小板数増加の機序は，反応性または骨髄増殖性疾患に大別されます。反応性による血小板増加は軽度であることが多く，慢性炎症性疾患，出血，鉄欠乏性貧血などが原因となります。骨髄増殖性疾患による血小板増加では著しい増加を認めることがあり，慢性骨髄性白血病，真性赤血球増加症，本態性血小板血症などが原因となります。白血球数同様，小児では成人よりも基準範囲が高値であることを念頭に判定する必要があります。一方，血小板数減少の機序は，産生の低下または破壊（消費）の亢進に大別されます。急性白血病，再生不良性貧血などでは産生の低下による減少を生じ，特発性血小板減少性紫斑病では免疫機序による破壊（消費）の亢進により減少を来します。

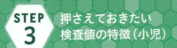

2 凝固能

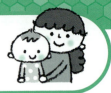

検査値の特徴

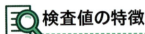

プロトロンビン時間－国際標準比（PT-INR） 基準範囲はp.362

▶ 成人の基準範囲とほぼ同様である。

凝固能をチェックするときのポイント

感受性の違いに注意しましょう

　ワルファリンを服用している患児では，血液凝固能検査が重要となります。ワルファリンの添付文書では，小児における維持投与量の目安は12カ月未満で0.16mg/kg/日，1歳以上15歳未満で0.04〜0.10mg/kg/日と記載されています。しかし，本剤に対する感受性は個人差が大きく，同一個人でも変化する場合があるため，定期的に血液凝固能検査を行い維持投与量を調節する必要があります。また，併用薬との薬物相互作用により，検査値が大きく変動することにも十分注意してモニタリングを行うことが重要です。

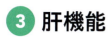

STEP 3 押さえておきたい検査値の特徴（小児）

❸ 肝機能

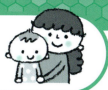

🔍 検査値の特徴

アスパラギン酸アミノトランスフェラーゼ（AST）

基準範囲はp.354 »

▶ 新生児期は成人より高値で，特に生後7カ月頃に最高値となる。以後漸減し，思春期頃に成人値となる。

アラニンアミノトランスフェラーゼ（ALT） 基準範囲はp.354 »

▶ 出生直後は成人より低値だが，生後数カ月頃に最高値となる。以後漸減し，思春期以降は男子が女子よりやや高値を示す。

総ビリルビン（T-Bil） 基準範囲はp.355 »

▶ 新生児期は生理的黄疸が発現する。2週間以上黄疸が続くものを蔓延性黄疸といい，ほとんどは母乳性黄疸である。
▶ 生理的黄疸や母乳性黄疸を呈する時期は成人より高値を示すが，以後は成人とほぼ等しい。
▶ 胆道閉鎖症の診断にはT-Bilの上昇とあわせて，白色便，直接ビリルビンの上昇が有用である。

アルカリフォスファターゼ（ALP） 基準範囲はp.355 »

▶ 成人では肝臓の酵素活性を反映しているが，小児では主に骨の酵素活性を反映している。小児期では骨産生が盛んなため，成人の約2～3倍高くなる。
▶ 1歳未満では1,000U/Lを超えていることが多く，徐々に低下する。
▶ 思春期年齢に上昇し，思春期後半から徐々に低下することから，小児期の

3 肝機能

時期の違いにより男女差がみられる。

γグルタミルトランスペプチダーゼ（γ-GTP）

基準範囲はp.356

▶ 出生後高値を示すが，その後急速に低下し，幼児期に低値になる。その後漸増する。

肝機能をチェックするときのポイント

肝機能の異常で想定される疾患

1 急性肝炎

　急性肝炎は，最初にASTおよびALTの上昇で発見される場合が多くあります。薬剤を使用していても，すぐに薬物性肝障害に結びつけず，一度はウイルス性肝炎，代謝性肝障害を疑うことが大切です。小児期には，全身的な疾患による急性肝障害としての急性肝炎が多くみられます。ウイルスの増殖の場が肝臓だけでなく全身にわたり，特にサイトメガロウイルス，エプスタイン・バーウイルス，ヒトヘルペスウイルス-6，ロタウイルスなどで急性肝炎が引き起こされることが知られています。

2 薬物性肝障害

　薬物性肝障害の小児における診断基準は作成されていません。成人においては，ALTが基準範囲上限の2倍，もしくはALPが基準範囲上限を超える，と定義されています。ただし，この診断基準を小児で参照する際には，上述のように小児と成人では基準範囲そのものが異なることに留意する必要があります。

3 胆道閉鎖症

　肝細胞内・外における胆汁分泌が障害されると，胆汁うっ滞が生じます。

原因は多岐にわたりますが，胆道閉鎖症の鑑別が重要です。一般的に生後60日までに手術を受けたほうが予後が良いとされているため，速やかな外科的治療が必要となります。術後はビリルビンの正常化（減黄）を得ることが重要であり，利胆薬・脂溶性ビタミンの投与などの支持療法と，胆管炎に対する抗菌薬の投与などを行います。

STEP
3

押さえておきたい検査値の特徴（小児）

❸

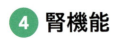
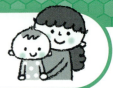

④ 腎機能

検査値の特徴

クレアチニン（Cr） 基準範囲はp.361

- ▶血清Cr値は筋肉量に比例するため小児，特に乳児では低値である。
- ▶値が成人レベルになるのは思春期以降である。
- ▶思春期に男女差がみられ，男子が高い。
- ▶日本人小児（2歳以上12歳未満）の血清Crの大まかな基準値は，次の式で算出できる。

    血清Cr基準値＝0.3×身長（m）

推定糸球体濾過量（eGFR）

- ▶血清Cr値と身長から換算式を用いてGFRを推算するのが簡便である。
- ▶最も一般的に用いられる方法は，以下に示すSchwartzの式である。

    eGFR（mL/分/1.73m^2）＝k×身長（cm）/血清Cr値（Jaffe法）*

    ＊Jaffe法のCr値＝酵素法のCr値＋0.2

- ▶上の式の係数kは表1に示した年齢，性別に相応する値を適用する。ただし，この式に使用される血清Cr値はJaffe法による測定値が用いられていることに注意する。現在，血清Cr値は酵素法で測定されているため，Jaffe法のCr値に換算する必要がある。

シスタチンC（Cys-C） 基準範囲はp.361

- ▶血清Cys-Cは，血清Crのように年齢により基準範囲が異なるということがなく，1歳以上であれば基準範囲は一定である。

表1 eGFR換算式の係数k値（Schwartz法による）

年齢	k値
1週	早期産児0.33（男女共通），正期産児0.45（男女共通）
2週〜2歳未満	0.45（男女共通）
2〜12歳	0.55（男女共通）
13〜21歳	男子0.70，女子0.55

▶ Cys-CはGFRと逆相関するが，日本人小児におけるCys-CによるGFR推算式がないため，高値をとった場合の腎障害の程度の把握が難しいという問題点がある。

尿素窒素（BUN） 基準範囲はp.356 ≫

▶ 1歳前後までは低値で，それ以降は成人とほぼ等しい。
▶ 小児の軽度の腎障害を見逃さないためには，Cr，尿酸値にも注意するとよい。

腎機能をチェックするときのポイント

Cr値の異常高値を見逃さない

急性腎障害の診断で最も頻用されているCr値は，急性腎障害が発症し数日後から上昇するため，変動をモニタリングすることが有用です。その際，小児では成人よりも基準範囲が低値であることを念頭に置き，異常高値を見逃さないことが重要です。

腎機能の異常で想定される疾患

[1] 急性腎障害

小児の場合，発育期によって急性腎障害を来す主な原因が異なることが特徴的です。新生児期には仮死や呼吸窮迫症候群による腎虚血が多く，新生児期〜乳児期にかけては敗血症や脱水症が主な原因になります。さらに，幼児

期では溶血性尿毒症症候群，学童期以降になると腎炎による急性腎障害も重要となります。近年は医療の進歩により，先天的心疾患の開心術や骨髄移植・臓器移植，悪性腫瘍に対する化学療法が多くの施設で行われており，これらに伴う急性腎障害の頻度も増加しています。

② 慢性腎不全

　小児での発現頻度は成人と比較すると少ないものの，その疫学また病因は成人と大きく異なります。診療や管理に際して成長や発達，栄養や運動を含めた生活管理，学校生活など多くの小児特有の配慮が必要となります。小児慢性腎不全の診断およびステージ分類を行ううえで最も重要なことは，特に乳幼児期の小児の腎機能が成熟段階にあることです。新生児期は成人の約1/3であり，2歳までにほぼ成人と同等の腎機能に達します。したがって，2歳以上の小児慢性腎不全のステージは，成人と同様にeGFRの値により分類が可能です。

STEP 3 押さえておきたい検査値の特徴（小児）

⑤ 筋障害

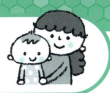

🔍 検査値の特徴

クレアチンキナーゼ（CK） 　　　基準範囲はp.357 ≫

▶乳幼児期は比較的高値を示す。思春期以降は男子のほうが高い。
▶小児期は，主に骨格筋の酵素活性を反映していることが多い。

🔍 筋障害をチェックするときのポイント

CK値の異常で想定される疾患

　小児において，筋ジストロフィー症では常に高値となります。運動負荷（マラソン，サッカー，水泳など）や，筋肉注射をしたときに一時的に上昇する場合もあります。また，甲状腺機能低下症では高値を示し，甲状腺機能亢進症では低値を示します。一方，薬剤性筋障害によりCKが高値を示すこともあります。添付文書上，重大な副作用として悪性症候群や横紋筋融解症，ミオパチーの記載がある薬剤は，脂質異常症治療薬，抗精神病薬，抗てんかん薬，抗パーキンソン病薬，消炎解熱鎮痛薬，抗アレルギー薬，消化器治療薬，抗菌・抗真菌・抗ウイルス薬，循環器治療薬，泌尿器治療薬，筋弛緩薬，麻酔薬，抗がん薬，免疫抑制薬，糖尿病治療薬，インターフェロン，コルヒチン，テオフィリン，ステロイドホルモン，バソプレシン，漢方薬など多岐にわたります。

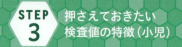

6 炎 症
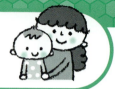

検査値の特徴

C反応性タンパク（CRP） 基準範囲はp.362

- ▶臍帯血で0.01mg/dLと低値だが，生後まもなくから上昇し日齢2でピークに達する。以後漸減して生後1週では，成人より低値になる。
- ▶炎症反応を敏感に反映するので，特に出生直後から数日間の新生児の感染症チェックのために1日2〜3回の検査も行われる。
- ▶新生児の場合，0.01mg/dLまで測定できる高感度CRP測定法が有用である。

炎症をチェックするときのポイント

CRPと感染症

　CRPは肺炎球菌がもつC多糖体と反応する物質で，急性期タンパクの一種であり，炎症状態の程度を示す鋭敏なマーカーとなります。急性感染症，組織障害で急速に上昇します。小児において，CRPが上昇し感染症が疑われる場合には，まず原因微生物を明らかにし，その治療を行うことが重要となります。発熱児に対する病原検査前の抗菌薬投与は感染症診断を困難にするばかりでなく，細菌耐性化の問題を引き起こしているため，慎重に行う必要があります。

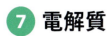

⑦ 電解質

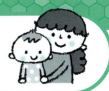

検査値の特徴

カリウム(K)   基準範囲はp.357

- ▶ 2歳までは高値をとることがある。
- ▶ 採血の困難な乳幼児では溶血により高値となる場合があるので，注意が必要である。

ナトリウム(Na)   基準範囲はp.358

- ▶ 基準範囲は成人と大きな違いはない。

カルシウム(Ca)   基準範囲はp.358

- ▶ 新生児で成人の約1.1倍だが，その他の年齢では成人と大きな違いはない。

リン(P)   基準範囲はp.359

- ▶ 新生児・乳児期に最も高値を示し，その後漸減し17歳頃に成人値になる。

マグネシウム(Mg)

- ▶ 低出生体重児を除き，年齢差はない。

電解質をチェックするときのポイント

K値の異常で想定される疾患

① 高K血症
- ▶ K負荷：外因性（輸血，カリウム製剤の大量輸液または経口投与），内因性

❼ 電解質

（横紋筋融解症，筋挫滅，血管内溶血，外傷，熱傷，消化管出血）

▶K排泄の低下：腎不全，アルドステロン欠乏状態（副腎皮質過形成，アジソン病），薬剤性（NSAIDs，ACE阻害薬，ARB，スピロノラクトン，シクロスポリン，ヘパリン，ガベキサートメシル酸塩など），偽性低アルドステロン症（原発性および閉塞性腎炎，腎移植後，ループス腎炎，急性尿細管壊死の回復期などに伴う続発性），2型Bartter症候群（新生児期のみ）

▶細胞内からのKの移動：アシドーシス，インスリン欠乏，β遮断薬，ジギタリス中毒など

▶偽性高K血症：白血球増多，血小板増多，駆血による溶血，採血後の溶血，家族性偽膜性高K血症

② 低K血症

▶K摂取不足：飢餓，神経性食思不振症

▶腎からの排泄亢進：薬剤性（フロセミド，サイアザイド系利尿薬，ステロイドホルモンによる鉱質コルチコイド作用，グリチルリチン，ゲンタマイシン，シスプラチンなど），先天性尿細管障害（尿細管性アシドーシス，Bartter症候群，Gitelman症候群，Liddle症候群），高アルドステロンに伴う病態（腎血管性高血圧，レニン産生腫瘍，原発性アルドステロン症，クッシング症候群，11βヒドロキシラーゼ欠損症）

▶消化管からの喪失：下痢，吸収不良症候群

▶細胞内へのKの移動：インスリン投与，アルカローシス，β_2刺激薬の投与，低K血症性周期性四肢麻痺など

Na値の異常で想定される疾患

① 高Na血症

▶Na喪失を上回る量の水分喪失：下痢・嘔吐に伴う高張性脱水，不感蒸泄の増加，尿崩症（中枢性，腎性），浸透圧利尿（高血糖，マンニトール），本態性高Na血症（浸透圧受容体障害，口渇中枢障害などによる）など

▶Na再吸収亢進：原発性アルドステロン症，クッシング症候群など

▶Na過剰投与：炭酸水素ナトリウム投与のほか，食塩の過剰摂取，醤油誤飲など

② 低Na血症

▶水分喪失を上回る量のNa喪失：利尿薬の投与，アルドステロン低値（アジソン病，副腎不全），脳性塩類喪失症候群，Na喪失性腎炎，原発性偽性低アルドステロン症，続発性偽性低アルドステロン症（閉塞性腎炎，腎移植後，ループス腎炎，急性尿細管壊死の回復期など），2型Bartter症候群（新生児期のみ），嘔吐，下痢，膵炎，熱傷，イレウスなど

▶水分過剰：抗利尿ホルモン分泌異常症，過剰な低張液輸液，水毒症，甲状腺機能低下症，ネフローゼ症候群，肝硬変，心不全，腎不全など

Ca値の異常で想定される疾患

① 高Ca血症

ホルモンの異常（副甲状腺機能亢進症，甲状腺機能亢進症），薬剤性（ビタミンD，サイアザイド系利尿薬），骨からの遊離（骨折，長期臥位などによる低回転骨，腫瘍の骨転移），悪性腫瘍，サルコイドーシス，Williams症候群などで生じます。

② 低Ca血症

副甲状腺機能低下症，偽性副甲状腺機能低下症（Albright症候群），ビタミンD作用の障害（ビタミンD摂取不足，ビタミンD依存症I型・II型），慢性腎不全，尿細管障害，高P血症，Ca摂取不足，薬剤性（シスプラチン，クエン酸など）などで生じます。新生児では，仮死，母体が糖尿病や副甲状腺機能亢進症の場合などでも起こりえます。

❼ 電解質

P 値の異常で想定される疾患

① 高 P 血症

腎からの排泄障害（慢性腎不全，副甲状腺機能低下症），細胞の崩壊（横紋筋融解症，腫瘍崩壊症候群，挫滅症候群，溶血），薬剤性（ビタミンD）などで生じます。

② 低 P 血症

腎からの排泄亢進（くる病，骨軟化症，家族性低P血症性ビタミンD抵抗性くる病，Fanconi症候群，原発性副甲状腺機能亢進症），細胞内への移動（アルカローシス，糖尿病，高カロリー輸液），腸管でのP吸収の低下（ビタミンD欠乏，吸収不良症候群）などで生じます。

Mg 値の異常で想定される疾患

低Mg血症は，腸管および腎からの喪失で生じます。前者として下痢・嘔吐，炎症性腸疾患，小腸切除後，後者ではサイアザイド系利尿薬の使用，急性尿細管障害，Gitelman症候群やBartter症候群などの遺伝性疾患があります。

STEP 3 押さえておきたい検査値の特徴（小児）

8 血糖

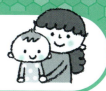

検査値の特徴

グリコヘモグロビン（HbA1c） 基準範囲はp.362

- ▶成人の基準範囲と同じ値を用いて判定する。
- ▶新生児期はHbA1cが低く出るため注意が必要である。

血糖値（GLU） 基準範囲はp.362

- ▶新生児期に低く，特に低出生体重児で低値となる。
- ▶高値に対する判定には，成人の基準範囲と同じ値を用いる。
- ▶低値では，新生児30mg/dL未満，小児40mg/dL未満の場合に低血糖と判定する。

血糖をチェックするときのポイント

小児での糖尿病の診断

　糖尿病の診断は，小児も成人同様，日本糖尿病学会の診断基準に準じます。しかし，小児ではHbA1c値が経口ブドウ糖負荷試験の検査結果や血糖値を反映しない場合があることに留意し，HbA1c値のみで糖尿病の有無を判定してはなりません。

小児での1型・2型糖尿病

　1型糖尿病は乳児期から発症し，思春期に多くみられます。15歳未満の1型糖尿病発症率は，10万人あたり1.5～2人/年です。グルタミン酸デカルボキシラーゼ抗体，IA-2抗体，インスリン抗体など自己抗体が陽性であることが

8 血糖

多いです。一方，近年の小児肥満の増加と生活・食習慣の変化により，全世界的に小児2型糖尿病の患者数が増加しています。治療の基本は食事・運動療法ですが，血糖値の改善が得られない場合は，経口血糖降下薬やインスリンによる薬物療法へ移行します。

STEP 3 押さえておきたい
検査値の特徴(小児)

❾ その他

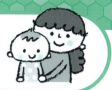

検査値の特徴

総コレステロール(TC) 基準範囲はp.359

▶ 乳児期に低値をとるが，母乳栄養児では高値を認め，断乳後に正常化する場合がまれにある。1歳以上では変化が少ない。

LDL-コレステロール(LDL-C)

▶ LDL-コレステロールの基準範囲は170mg/dL未満であり，成人よりやや低値である。

HDL-コレステロール(HDL-C)

▶ HDL-コレステロールの基準範囲は40mg/dL以上であり，成人値と違いはない。

尿酸(UA) 基準範囲はp.360

▶ 思春期前では男女差はない。その後は漸増し，思春期以降に成人値となる。

コレステロール値・尿酸値をチェックするときのポイント

小児での脂質異常の特徴

　小児期は成長発達の途上にあり，脂質は中枢神経系の発達に必須であるため安易な薬物療法は慎む必要があります。小児期から薬物療法が必要となる代表的疾患としては，家族性高脂血症やβシトステロール血症があげられま

81

9 その他

す。高トリグリセリド血症や低HDL-C血症に対し，小児期から薬物療法が必要となる例は極めて少ないです。

小児での尿酸値の上昇で想定される疾患

　小児において，尿酸値が上昇する原因のほとんどは脱水ですが，腎不全でも上昇する場合があります。さらに，尿酸は核酸の最終分解産物であるため，核酸合成が異常亢進する白血病，悪性リンパ腫などの血液疾患でも上昇します。また，尿酸値を上昇させる薬剤としては，利尿薬，免疫抑制薬，抗結核薬などがあげられます。

STEP 4

ケースでわかる
検査値の読み方と
疑義照会

検査値を
使いこなすために

START!

STEP 4

STEP 1

STEP 2
押さえておきたい
検査値の特徴

STEP 3
押さえておきたい
検査値の特徴（小児）

STEP 4 ケースでわかる検査値の読み方と疑義照会

血算 CASE 1

がん患者の白血球数・好中球数が下がってきた…どうする？

75歳女性　身長152cm　体重48kg　体表面積1.42m²

Rp.1 ティーエスワン®配合OD錠（S-1）T2.5　1回2錠（1日4錠）
1日2回　朝夕食後　7日分

項目	基準範囲	結果	項目	基準範囲	結果
WBC	3.3〜8.6×10³/μL	1.3	T-Bil	0.4〜1.5mg/dL	1.0
Neut	40.0〜70.0%	75.4	血清Cr	0.46〜0.79mg/dL	0.58
Hb	11.6〜14.8g/dL	11.2	eGFR	90〜110mL/分/1.73m²	74
PLT	158〜348×10³/μL	138	CK	41〜153U/L	—
PT-INR	0.9〜1.1	—	CRP	0.0〜0.14mg/dL	0.04
AST	13〜30U/L	21	K	3.6〜4.8mmol/L	3.9
ALT	7〜23U/L	8	HbA1c	4.9〜6.0%	—

- **前回処方**：今回と同じ
- **患者からの情報**：「がんが体全体に広がっていると言われました。手術ができないみたいで，抗がん薬を飲むことになりました。4週間（28日間）飲んで2週間（14日間）お休みするスケジュールです。今回，3コース目です」

さて，あなたはこの処方箋にどう対応しますか？

検査値をどう見るか❓

白血球数 $1.3 \times 10^3/\mu L$, 好中球数 $0.98 \times 10^3/\mu L$ ($1.30 \times 0.754 ≒ 0.98$) と低値を示しています (血算の重症度については p.15 参照)。一般的に白血球数 $2.0 \sim 3.0 \times 10^3/\mu L$ 未満、好中球数 $1.0 \sim 2.0 \times 10^3/\mu L$ 未満では感染リスクが高くなるとされています。この症例では抗がん薬による骨髄抑制が進行し、感染症に対する抵抗力が低下していることが考えられます。Hb 11.2g/dL と血小板数 $138 \times 10^3/\mu L$ は、基準範囲 (Hb $11.6 \sim 14.8$ g/dL、血小板数 $158 \sim 348 \times 10^3/\mu L$) よりやや低くなっています。

処方薬をチェック❗

📋 S-1

S-1はフッ化ピリミジン系の経口抗がん薬で、テガフール・ギメラシル・オテラシルカリウムが配合されています。テガフールは体内でフルオロウラシル (5-FU) に変換され、がん細胞内のDNA、RNAを障害します。ギメラシルは肝臓内の分解酵素を抑えることで5-FUによる抗腫瘍効果を持続させ、オテラシルカリウムは下痢などの消化器系の副作用を軽減する働きがあります。

1 体表面積・腎機能に関連する投与量設定

S-1は患者の体表面積によって初回投与基準量が定められています (表1)。

表1　体表面積に関連したS-1の投与量

体表面積	S-1初回基準量
1.25m² 未満	40mg/回
1.25m² 〜 1.5m² 未満	50mg/回
1.5m² 以上	60mg/回

血算 CASE ❶

表2 腎機能に関連したS-1の投与量

Ccr (mL/分)	≧80	60～80	30～60	<30
減量基準	減量なし	初回基準量 (必要に応じて1段階減量)	1段階以上の減量 (30～40未満は 2段階減量が望ましい)	投与不可

また，S-1の配合成分であるギメラシルは腎排泄型薬物のため，腎機能低下患者では5-FUの血中濃度が上昇し，骨髄抑制などの副作用が強く発現するおそれがあります。そのため腎機能も考慮のうえ，投与量を調節する必要があります（表2）。この症例のCcrは63.5mL/分で腎機能は正常のため（Ccrの計算についてはp.27を参照），S-1の減量は必要ありません。

なお，患者の状態により用量を適宜増減します。増減量の段階は40mg，50mg，60mg，75mg/回の4段階あります。増量は初回基準量から1段階までとし，最大投与量は75mg/回です。また，減量は通常1段階ずつ行い，最低投与量は40mg/回となります。

② 骨髄抑制に関連する休薬・減量・再開の目安

S-1の添付文書には用量規制因子として骨髄抑制があり，重篤な副作用を回避するため，異常が認められた場合には休薬期間の延長，減量，投与中止などの適切な処置を行うことと記載されています。実際の休薬・減量・再開の目安についてはS-1の適正使用ガイド[1]に記載されています（表3）。

この症例ではGrade 3以上の白血球減少，好中球減少を生じており，休薬や減量に関する確認が必要であることがわかります。また，S-1の成分であるテガフールは肝臓で代謝され5-FUに変換されること，ギメラシルは腎排泄型の薬物であることから，S-1内服中は肝・腎機能の変動にも注意する必要があります。血液学的検査以外の肝機能，腎機能についても休薬・減量・再開の目安がS-1の適正使用ガイド[1]に記載されています（表4）。

スキルアップを目指す 薬剤師の臨床総合誌

Rx Info 調剤と情報

監修 日本薬剤師会

8月号 トレーシングレポートの正しい書き方，教えます

9月号 慢性疾患の生活指導に差がつく！食事と運動のエビデンス

連載 続 誰も教えてくれなかった実践薬歴
山本 雄一郎
(阪神調剤ホールディングググループ 有限会社アップル薬局／熊本大学薬学部 臨床教授)

※特集タイトル、内容、および時期については変更となる場合がございます。（2019年7月現在）

毎月1回 1日発行 | **A4変型判** | **1冊 1,700円**（税別・送料別）
年間購読料（12冊） **20,400円**（税別・送料当社負担）

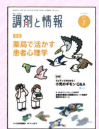

バックナンバーを試しにお読みいただけます！

じほう試読 検索

株式会社じほう http://www.jiho.co.jp/

〒101-8421 東京都千代田区神田猿楽町1-5-15 猿楽町SSビル／TEL 03-3233-6333 FAX 0120-657-769
〒541-0044 大阪市中央区伏見町2-1-1 三井住友銀行高麗橋ビル／TEL 06-6231-7061 FAX 0120-189-015

薬物療法の最新情報！

月刊 薬事

8月号	つまずかないための 抗パーキンソン病薬の考え方，使い方
9月号	徹底比較！ "よく似た2剤"の使い分け
10月号	ピットフォール事例に学ぶ 腎機能に応じた投与設計

※特集タイトル、内容、および時期については変更となる場合がございます。（2019年7月）

 毎月1回 1日発行

 A4変型判

1 冊
2,150 円（税別・送料別）

年間購読料（12冊）
25,800 円（税別・送料当社負担）

バックナンバーを試しにお読みいただけます！

じほう試読 検索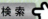

株式会社じほう　http://www.jiho.co.jp/

〒101-8421 東京都千代田区神田猿楽町1-5-15 猿楽町SSビル／ TEL 03-3233-6333　FAX 0120-657-769
〒541-0044 大阪市中央区伏見町2-1-1 三井住友銀行高麗橋ビル／ TEL 06-6231-7061　FAX 0120-189-015

表3 骨髄抑制によるS-1の休薬・減量・再開の目安

項目		休薬・減量を考慮する値・症状など		再開の目安
血液学的	白血球減少	≧ Grade 3	$2.0 \times 10^3/\mu L$ 未満	$3.0 \times 10^3/\mu L$ 以上
	好中球減少	≧ Grade 3	$1.0 \times 10^3/\mu L$ 未満	$1.5 \times 10^3/\mu L$ 以上
	血小板減少	≧ Grade 2	$75 \times 10^3/\mu L$ 未満	$100 \times 10^3/\mu L$ 以上

〔大鵬薬品工業株式会社:ティーエスワン®,適正使用ガイドより〕

表4 肝・腎機能によるS-1の休薬・減量・再開基準

項目		休薬・減量を考慮する値・症状など	再開の目安
肝機能	T-Bil	≧ Grade 2	ULN*×1.5倍以上 (2mg/dL以上)	ULN×1.5倍未満 (2mg/dL未満)
	AST,ALT	≧ Grade 2	ULN×2.5倍以上	ULN×2.5倍未満
腎機能	血清Cr	≧ Grade 1	ULN以上	ULN未満
	Ccr		60mL/分未満(減量を考慮), 30mL/分未満(休薬)	30mL/分未満は 原則再投与不可

＊ULN (upper limit of normal):施設基準値上限

〔大鵬薬品工業株式会社:ティーエスワン®,適正使用ガイドより〕

3 副作用の特徴

　白血球数や好中球数が減少している状態では,抵抗力が弱まっており,感染症にかかりやすくなります。発熱や咽頭痛などの感冒様症状があれば,早期に受診する必要があることを伝えることが重要です。

ここを疑義照会!

▶ 白血球数が$1.3 \times 10^3/\mu L$,好中球数が$0.98 \times 10^3/\mu L$と低下している。感染リスクが高いとされる値となっており,S-1を休薬すべきではないか?

薬剤師

検査値を確認すると白血球や好中球がかなり低下されているようです。本日からティーエスワン®の内服を開始する予定かと思いますが,このまま服用していただいてもよいでしょうか?

血算 CASE ❶

医師

> そうでしたか。では3コース目の開始を延期します。1週間後の血液検査で開始するか決めますので、今回処方したティーエスワン®は中止とします。患者さんには、発熱がみられた場合にはすぐに病院を受診するようお伝えください。

この症例のポイント

- S-1が処方されていたら、体表面積や腎機能をチェックし、投与量が適切であるか確認する
- S-1投与中は骨髄機能、肝機能、腎機能に注意し、S-1の休薬や減量基準に該当しないか確認する

症例の転帰

　この症例は切除不能進行膵がんの治療中でS-1単独療法(28日間内服,14日間休薬)を施行されています。骨髄抑制のため3コース目が1週間延期となりましたが、休薬後に骨髄抑制から回復し、S-1を再開することができました。再開後はS-1を14日間内服、7日間休薬のスケジュールに変更し、白血球や好中球数は大幅に低下することなく治療を継続できています。

　S-1は胃がん、結腸・直腸がん、頭頸部がん、非小細胞肺がん、手術不能または再発乳がん、膵がん、胆道がんなどさまざまながん腫に適応のある薬剤で、注射の抗がん薬と併用するケースや、副作用の程度によって投与スケジュールを変更するケースがあるため、治療スケジュールの把握が重要です。

● 引用文献
1) 大鵬薬品工業株式会社：ティーエスワン®,適正使用ガイド

Memo

STEP 4 ケースでわかる検査値の読み方と疑義照会 CASE ❶

STEP 4 ケースでわかる検査値の読み方と疑義照会

血算 CASE 2

前回治療で発熱したがん患者…今回の処方はどうする？

62歳男性　身長167cm　体重50kg　体表面積1.55m²

- **Rp.1** ゼローダ®錠（カペシタビン）300mg　1回5錠（1日10錠）
  1日2回　朝夕食後　14日分
- **Rp.2** ヒルドイド®ローション（ヘパリン類似物質）0.3%　5本
  1日3回程度，手足に塗布
- **Rp.3** イメンド®カプセル（アプレピタント）125mg　1回1カプセル（1日1カプセル）
  1日1回　注射抗がん薬投与1〜1.5時間前　1日分
- **Rp.4** イメンド®カプセル（アプレピタント）80mg　1回1カプセル（1日1カプセル）
  1日1回　朝食後　2日分

項目	基準範囲	結果	項目	基準範囲	結果
WBC	3.3〜8.6×10³/μL	3.21	T-Bil	0.4〜1.5mg/dL	0.9
Neut	40.0〜70.0%	37.7	血清Cr	0.65〜1.07mg/dL	0.87
Hb	13.7〜16.8g/dL	12.9	eGFR	90〜110mL/分/1.73m²	69.1
PLT	158〜348×10³/μL	193	CK	59〜248U/L	—
PT-INR	0.9〜1.1	—	CRP	0.0〜0.14mg/dL	0.62
AST	13〜30U/L	16	K	3.6〜4.8mmol/L	4.1
ALT	10〜42U/L	18	HbA1c	4.9〜6.0%	—

- **患者背景**：胃がんの手術後で，注射抗がん薬（オキサリプラチン）を投与されている
- **前回処方（21日前）**：ゼローダ®錠300mg　1回5錠（1日10錠）　1日2回　朝夕食後
- **患者からの情報**：「前回，点滴治療した1週間後に38℃の熱が出たから，先生に連絡して抗菌薬を飲みきりました。いつものようにイメンド®カプセルを飲んでから点滴治療をしました。今日は注射の抗がん薬を減らすって先生から言われました。手先の痺れは少し気になりますが，特に痛みはありません」

さて，あなたはこの処方箋にどう対応しますか？

検査値をどう見るか？

血清Cr値0.87mg/dLより，Ccrを算出すると62.3mL/分であり腎機能は低下傾向にあります。白血球数$3.21 \times 10^3/\mu L$，好中球数$1.21 \times 10^3/\mu L$（3.21 × 0.377 ≒ 1.21）と基準範囲を少し下回っており，また治療に伴う骨髄抑制も懸念されるため，感染症に注意が必要です。

処方薬をチェック！

カペシタビン

カペシタビンは消化管から吸収され，肝臓に局在するカルボキシエステラーゼによって5'-deoxy-5-fluorocytidineに変換された後，肝臓および腫瘍組織で活性の高いシチジンデアミナーゼにより5'-deoxy-5-fluorouridineに変換されます。さらに，腫瘍組織内のチミジンホスホリラーゼにより活性体であるフルオロウラシルへと変換されることで高い抗腫瘍効果を発揮します。

血算 CASE ❷

① 適応症に応じた用法・用量

　カペシタビンは適応によって異なる用法・用量で使用されるため，原疾患や他剤併用の有無について確認が必要です。また，用量は患者の体表面積を参考に決まります。患者からの聞き取り情報より，この症例は胃がんの手術後で，注射抗がん薬（オキサリプラチン）を併用しているためC法が考えられます（表1）。

　この他，Ccrの低下に伴いカペシタビンの活性代謝物であるフルオロウラシルのAUCが増加するため，副作用に注意が必要です。特にCcr 30mL/分未満では重篤な副作用が引き起こされるため，投与中止が推奨されています。

② XELOX療法の投与スケジュール

　胃がんの術後補助化学療法の一つにカペシタビンとオキサリプラチンの併用療法（XELOX療法）が用いられます（図1）。大腸がんと比べて，胃がんにおいては治療初期に嘔吐の発現頻度が高く，国内第Ⅱ相臨床試験の結果よりアプレピタントの併用が悪心の発現率を低下させることが報告されています。

表1　C法におけるカペシタビンの用量調節

体表面積 (m²)	1回用量 (mg)		
	初回用量	1段階減量	2段階減量
1.36 未満	1,200	900	600
1.36 以上 1.41 未満	1,500		
1.41 以上 1.51 未満	1,500	1,200	
1.51 以上 1.66 未満	1,500	1,200	900
1.66 以上 1.81 未満	1,800	1,200	900
1.81 以上 1.96 未満	1,800	1,500	900
1.96 以上 2.11 未満	2,100	1,500	900
2.11 以上	2,100	1,500	1,200

③ 骨髄抑制に関連する休薬・減量・再開の目安

XELOX療法ではカペシタビン単剤の治療と比べて重篤な骨髄抑制が起こりやすいため，休薬期間の延長，減量，投与中止などの適切な処置を行うことが重要となります。また，カペシタビンの減量基準は副作用の発現回数に応じて定められているため，症状発現の回数を確認し，適切に減量や中止を検討することが必要です（表2〜5）。

この症例では前回コース時に38℃以上の発熱を経験しており，抗菌薬を服用しています。抗がん薬の投与初期であれば薬剤熱も考えられますが，治療により細菌に対して免疫抵抗を行う好中球数が減少しているため，発熱性好中球減少症（febrile neutropenia；FN）を発症した可能性があります（表6）[1]。FNを1回発症した場合，カペシタビンを1段階減量することが推奨されているため（表5），1回5錠から4錠へ減量することについて確認が必要です。

適応：結腸がんにおける術後補助化学療法／治癒切除不能な進行・再発の結腸・直腸がん／胃がんにおける術後補助化学療法／治癒切除不能な進行・再発の胃がん

		day	1	8	14	15	21
			1コース				
オキサリプラチン	130mg/m² 点滴静注 120分		●				
カペシタビン	1,000mg/m²/回 経口 1日2回		day1 夕〜day15朝				

1コース21日×8コース（術後補助化学療法の場合）

図1　XELOX療法の投与スケジュール

表2　カペシタビンの骨髄抑制による休薬・再開の目安（XELOX療法：胃がん）

項目	休薬を考慮する値・症状など		再開の目安
好中球減少	≧ Grade 3	$1.0 \times 10^3/\mu L$	$1.5 \times 10^3/\mu L$
血小板減少	≧ Grade 3	$50 \times 10^3/\mu L$	$75 \times 10^3/\mu L$

貧血（溶血性貧血を除く）は輸血などでコントロールできる場合，減量せずに投与を継続する。

血算 CASE ②

表3　好中球減少によるカペシタビンの用量調節（XELOX療法：胃がん）

発現回数	好中球数（/μL）	
	0.5×10^3 以上 1.0×10^3 未満	0.5×10^2 未満
1回目	カペシタビン：1段階減量 オキサリプラチン：100mg/m^2	カペシタビン：2段階減量 オキサリプラチン：85mg/m^2
2回目	カペシタビン：1段階減量 オキサリプラチン：85mg/m^2	投与中止
3回目	原則，投与中止 （ただし，患者にとって治療継続が有益な場合 カペシタビン：1段階減量 オキサリプラチン：投与中止）	

表4　血小板減少によるカペシタビンの用量調節（XELOX療法：胃がん）

発現回数	血小板数（/μL）	
	25×10^3 以上 50×10^3 未満	25×10^3 未満
1回目	カペシタビン：1段階減量 オキサリプラチン：100mg/m^2	カペシタビン：2段階減量 オキサリプラチン：85mg/m^2
2回目	カペシタビン：1段階減量 オキサリプラチン：85mg/m^2	原則，投与中止 （ただし，患者にとって治療継続が有益な場合 カペシタビン：2段階減量 オキサリプラチン：投与中止）
3回目	カペシタビン：2段階減量 オキサリプラチン：85mg/m^2	投与中止

表5　発熱性好中球減少症によるカペシタビンの用量調節（XELOX療法：胃がん）

発現回数	発熱性好中球減少症	
	好中球数 1.0×10^3/μL 未満かつ 37.5℃以上の発熱	好中球数 1.0×10^3/μL 未満かつ 敗血症を伴う 37.5℃以上の発熱
1回目	カペシタビン：1段階減量 オキサリプラチン：85mg/m^2	原則，投与中止 （ただし，患者にとって治療継続が 有益な場合 カペシタビン：2段階減量 オキサリプラチン：85mg/m^2）
2回目	原則，投与中止 （ただし，患者にとって治療継続が 有益な場合 カペシタビン：2段階減量 オキサリプラチン：85mg/m^2）	

表6 発熱性好中球減少症(FN)の定義

- 好中球数:0.5×10³/μL,または1.0×10³/μL未満で48時間以内に0.5×10³/μL未満への減少が予想される
- 発熱:腋窩体温で37.5℃以上の発熱

4 その他の副作用対策

　カペシタビンの特徴的な副作用として手足症候群が知られています。手指,足指を中心に手掌,足底に広がる水疱,表皮剝離などを伴い,強い痛みを合併することが多い皮疹で,QOLの低下に結びつくこともあります。手足症候群の予防法として保湿剤の塗布が推奨されており,セルフケアの指導が重要です。

　XELOX療法では,併用薬のオキサリプラチンによる末梢神経障害にも注意が必要です。末梢神経障害は急性神経障害と慢性神経障害に区別されます。急性神経障害は投与後数日間に頻発し,寒冷刺激により誘発されるため,冷たい飲み物や冷たいものに触れたりすることを避けるなどの生活の工夫が必要です。慢性神経障害はオキサリプラチンの累積投与量に応じて症状が進行し,物が掴みにくくなるといった機能障害が加わり,QOLの低下につながる可能性があることから,対処法としてオキサリプラチンの休薬や減量が行われます。

ここを疑義照会!

▶ FNを発症した経験があるため,カペシタビンを減量すべきではないか?

薬剤師

　Aさんから,前回の治療後に熱が出て,今日の点滴治療は減量したと伺いました。FNを発症した場合はゼローダ®も1段階減量が推奨されております。1回5錠から4錠への減量はいかがいたしましょうか? あと,手持ちの抗菌薬も飲みきっておりますが,処方はいかがしましょうか?

血算 CASE ❷

医師

そうでしたか。ゼローダ®の用量は見直したほうがよさそうですね。今晩から1回4錠に減量しましょう。また，37.5℃以上の熱が出た場合は病院にすぐ連絡するように患者さんにお伝えください。抗菌薬の処方は，その際に状態を確認して検討します。

💡 この症例のポイント

- カペシタビンは注射抗がん薬と併用される場合があるため，患者や医師から情報を収集する
- カペシタビンの投与量が，体表面積や腎機能に基づき適切であるかを確認する
- カペシタビンの休薬・減量・再開基準を，血液検査やその他の副作用情報から確認する
- FNが疑われる場合はすぐに医療機関に連絡するように患者や家族に指導する

がん化学療法における制吐薬の使い方

　がん化学療法による悪心・嘔吐のリスクは，抗がん薬やレジメンの種類によって高度，中等度，軽度，最小度の4段階に分けられます(表7)。催吐リスクに応じた制吐薬の予防投与や対処法がガイドライン[2]で推奨されているので，抗がん薬を含む処方せんを受け取った場合は，制吐薬の内容を確認しましょう。

表7 催吐リスクに応じた予防的制吐療法

	制吐薬		1日目	2日目	3日目	4日目	5日目
高度	アプレピタント[*1]		125mg	80mg	80mg		
	5-HT3R拮抗薬		○				
	デキサメタゾン		9.9mg，点滴静注	8mg，経口	8mg，経口	8mg，経口	8mg，経口[*2]
中等度	5-HT3R拮抗薬		○				
	デキサメタゾン		9.9mg（または6.6mg），点滴静注	8mg，経口	8mg，経口	8mg，経口[*2]	
	オプション[*3]	アプレピタント[*1]	125mg	80mg	80mg		
		5-HT3R拮抗薬	○				
		デキサメタゾン	4.95mg（または3.3mg），点滴静注	4mg，経口[*2]	4mg，経口[*2]	4mg，経口[*2]	
軽度	デキサメタゾン		6.6mg（または3.3mg），点滴静注				
最小度	通常，予防的な制吐療法は推奨されない。						

5-HT3R：セロトニン3受容体
＊1：代替薬としてホスアプレピタント150mg，1日目のみ
＊2：状況に応じて投与の可否を選択
＊3：カルボプラチン，イホスファミド，イリノテカン，メトトレキサートなど使用時

〔日本癌治療学会・編：制吐薬適正使用ガイドライン2015年10月第2版．金原出版，2015より〕

● 引用文献

1) 日本臨床腫瘍学会・編：発熱性好中球減少症(FN)診療ガイドライン 改訂第2版．南江堂，2017

2) 日本癌治療学会・編：制吐薬適正使用ガイドライン2015年10月 第2版．金原出版，2015

STEP 4 ケースでわかる検査値の読み方と疑義照会

血算 CASE 3

その貧血症状，もしかして薬剤性？

60歳女性　身長152cm　体重55.0kg　体表面積1.51m²

- Rp.1　オメプラール®錠（オメプラゾール）20mg　1回1錠（1日1錠）
  1日1回　夕食後　28日分
- Rp.2　プリンペラン®錠（メトクロプラミド）5mg　1回1錠（1日3錠）
  1日3回　朝昼夕食前　28日分

項目	基準範囲	結果	項目	基準範囲	結果
WBC	$3.3 \sim 8.6 \times 10^3/\mu L$	4.1	T-Bil	0.4〜1.5mg/dL	1.9
Neut	40.0〜70.0%	―	血清Cr	0.46〜0.79mg/dL	0.60
Hb	11.6〜14.8g/dL	8.5	eGFR	90〜110mL/分/1.73m²	77.4
PLT	$158 \sim 348 \times 10^3/\mu L$	185	CK	41〜153U/L	45
PT-INR	0.9〜1.1	―	CRP	0.0〜0.14mg/dL	―
AST	13〜30U/L	31	K	3.6〜4.8mmol/L	4.1
ALT	7〜23U/L	15	HbA1c	4.9〜6.0%	―

- 患者背景：逆流性食道炎と診断されオメプラール®錠20mg，プリンペラン®錠5mgを1カ月前から開始
- 前回検査値（1カ月前）：Hb 12.2g/dL
- 患者からの情報：「この頃，少し歩いても息切れがするようになって…前はそんなことなかったのに。体力が落ちたのかしら。そういえば最近疲れやすくなったし」

さて，あなたはこの処方箋にどう対応しますか？

検査値をどう見るか？

　Hbが8.5g/dL（基準範囲11.6～14.8g/dL）と低値を示しています。また自覚症状にも息切れ，全身倦怠感が認められ貧血症状を呈しています。オメプラゾール，メトクロプラミド内服開始前のHbは12.2g/dLであり，内服開始後1カ月で急激に低下しています。下血や黒色便などもみられないことから，貧血の原因は消化管出血ではなさそうです。血清Cr 0.60mg/dLは基準範囲内（0.46～0.79mg/dL）であり，Ccrは86.6mL/分と腎機能も正常ですので腎性貧血による貧血でもありません。

処方薬をチェック！

オメプラゾール

　オメプラゾールはプロトンポンプ阻害薬（PPI）の一つで，プロトンポンプ（H^+, K^+-ATPase）を非可逆的に阻害することにより胃酸の分泌を抑制します。消化性潰瘍や逆流性食道炎，ヘリコバクター・ピロリ除菌補助などの治療に用いられ，この症例では逆流性食道炎に対してPPIが処方されています。オメプラゾールの消失は，主として肝代謝酵素で説明され，80％がチトクロムP450（CYP）2C19，20％がCYP3A4を介して代謝されます[1]。また，胃酸分泌を抑制するため，胃内pHを上昇させ併用薬剤の作用を減弱または増強することもありますので，併用薬剤との薬物相互作用にも注意しましょう。

1 溶血性貧血

　オメプラゾールの副作用として，発生頻度は非常にまれですが，血球障害が報告されています（表1）。溶血性貧血の場合には，Hbの低下に加えて網状赤血球の上昇，間接ビリルビンの軽度上昇，乳酸脱水素酵素（LDH）上昇を認めます。この症例では，白血球数$4.1 \times 10^3/\mu L$，血小板数$185 \times 10^3/\mu L$は基準範囲内（白血球数$3.3～8.6 \times 10^3/\mu L$，血小板数$158～348 \times 10^3/\mu L$）であ

血算 CASE ❸

表1 オメプラゾールの添付文書「重大な副作用」

> 汎血球減少症，無顆粒球症，溶血性貧血，血小板減少（いずれも頻度不明）
> 汎血球減少症，無顆粒球症，溶血性貧血，血小板減少があらわれることがあるので，
> 観察を十分に行い，異常が認められた場合には投与を中止し，適切な処置を行うこと。

り，Hbが低下していること，またT-Bilが1.9mg/dLと基準範囲（0.4〜1.5mg/dL）を軽度上回っていることから溶血性貧血を疑います。

② 肝機能障害

オメプラゾールは主に肝臓で代謝されるため，肝機能障害があると血中濃度が上昇し，悪心，嘔吐，腹痛，下痢，頭痛などの副作用発現のリスクが高まります。この症例では，AST 31U/L，ALT 15U/Lがほぼ基準範囲（AST 13〜30U/L，ALT 7〜23U/L）に収まっていることから問題ないと考えられます。

📋 メトクロプラミド

① 悪性症候群

本剤の投与により悪性症候群があらわれることがあります。発症時には高熱，発汗，振戦，頻脈などの症状とともに，白血球の増加や血清CKの上昇がみられることが多く，またミオグロビン尿を伴う腎機能の低下がみられることがあります。この症例では悪性症候群の自覚症状はなく，白血球数とCK 45U/Lは基準範囲内（CK 41〜153U/L）のため問題ないと考えられます。

🔍 副作用の特徴 ── 薬剤性貧血とは

薬剤による赤血球系の障害は，骨髄に対する障害と末梢血中の赤血球に対する障害に大別されます。前者には赤芽球癆，鉄芽球性貧血，巨赤芽球性貧血があり，後者には溶血性貧血やメトヘモグロビン血症があります。発生機序は，薬剤が直接障害するものと免疫学的なものがありますが，その機序は

明らかでないことが多いです。発生頻度は薬剤により異なりますが，個々の薬剤の使用者数が不明なため，ほとんど正確に把握されていません。

[1] 原因薬剤

薬剤性貧血の原因となる代表的な薬剤を表2に示します。抗菌薬や消化性潰瘍薬，非ステロイド性抗炎症薬（NSAIDs）など多岐にわたっていますが，表2に記載がない薬剤でも貧血の原因となりうることを常に認識しておくことが重要です。薬剤による可能性が高い場合には，薬剤の投与開始日，自覚症状，検査値の推移を経時的に検討し原因薬剤を抽出します。

[2] 症状

自覚症状は，倦怠感，息切れなどがあらわれますが，無症状のこともあります。他覚的には顔面蒼白，眼瞼結膜貧血様，眼球結膜黄疸などの症状がみられます。

[3] 対処法

原因薬剤を中止します。ハプテン型や免疫複合型は該当薬剤中止により速やかに貧血から回復します。激しい自己抗体型の溶血ではステロイドホルモンなどでの治療が必要な場合もありますが，非常にまれです。

表2 薬剤性貧血の主な原因薬剤

貧血の種類		原因薬剤
免疫学的機序による溶血性貧血	ハプテン型	ペニシリン，セファロスポリン，テトラサイクリン
	免疫複合型	テイコプラニン，オメプラゾール，リファンピシン
	自己抗体型	メチルドパ，レボフロキサシン，フルダラビン
その他の溶血性貧血		アセトアミノフェン，アスピリン
巨赤芽球性貧血		メトトレキサート，ST合剤
赤芽球癆		フェニトイン，イソニアジド，アザチオプリン
鉄芽球性貧血		イソニアジド，ピラジナミド

血算 CASE ❸

ここを疑義照会！

▶ 貧血症状があり，Hbも低下している。オメプラゾールによる薬剤性貧血ではないか？

薬剤師

ご本人から伺ったところ，最近息切れと倦怠感があるようです。Hbが12.2g/dLから8.5g/dLに低下しています。オメプラール®による薬剤性貧血の疑いもあると考えますが，継続されますか？

医師

そうですね。Hbも低下していますので，その可能性もありますね。詳しい検査をする必要があると思いますので，いったんオメプラール®を中止します。

この症例のポイント

- 貧血がみられたら薬剤性である可能性も考える
- Hbの他に，T-Bil，LDH，網状赤血球数が上昇していれば溶血性貧血の可能性が高い
- 薬剤性貧血の場合には急激に症状が進行する場合もあるため，必ず医師に疑義照会し，詳細な血液検査値を確認する

この症例の転帰

その後，詳細な検査をしたところ網状白血球の上昇，LDH上昇も認められました。オメプラゾールを中止後，Hbは上昇し貧血症状も軽快したことから，オメプラゾールによる薬剤性貧血と推定されました。

● 引用文献

1) Furuta T, et al：Influence of CYP2C19 pharmacogenetic polymorphism on proton pump inhibitor-based therapies. Drug Metab Pharmacokinet, 20：153-167, 2005

Memo

STEP 4 ケースでわかる検査値の読み方と疑義照会

血算 CASE 4

前回からHbが低下したC型肝炎患者…何を考える？

43歳男性　身長168cm　体重65.0kg　体表面積1.74m²

- Rp.1 レベトール®カプセル（リバビリン）200mg　1回2カプセル（1日4カプセル）
  1日2回　朝夕食後　28日分
- Rp.2 ソバルディ®錠（ソホスブビル）400mg　1回1錠（1日1錠）
  1日1回　朝食後　28日分

項目	基準範囲	結果	項目	基準範囲	結果
WBC	$3.3〜8.6×10^3/\mu L$	5.2	T-Bil	0.4〜1.5mg/dL	1.2
Neut	40.0〜70.0%	—	血清Cr	0.65〜1.07mg/dL	0.85
Hb	13.7〜16.8g/dL	9.5	eGFR	90〜110mL/分/1.73m²	78.7
PLT	$158〜348×10^3/\mu L$	162	CK	59〜248U/L	—
PT-INR	0.9〜1.1	0.93	CRP	0.0〜0.14mg/dL	—
AST	13〜30U/L	47	K	3.6〜4.8mmol/L	4.1
ALT	10〜42U/L	85	HbA1c	4.9〜6.0%	5.1

● 前回処方（1カ月前）：C型慢性肝炎に対してソバルディ®，レベトール®を内服開始

項目	基準範囲	結果	項目	基準範囲	結果
WBC	$3.3〜8.6×10^3/\mu L$	4.91	T-Bil	0.4〜1.5mg/dL	1.2
Neut	40.0〜70.0%	—	血清Cr	0.65〜1.07mg/dL	0.82
Hb	13.7〜16.8g/dL	14.4	eGFR	90〜110mL/分/1.73m²	84.9
PLT	$158〜348×10^3/\mu L$	151	CK	59〜248U/L	—
PT-INR	0.9〜1.1	0.91	CRP	0.0〜0.14mg/dL	—
AST	13〜30U/L	150			
ALT	10〜42U/L	381			

● **患者からの情報**：「肝機能が良くなって薬が効いているみたいなので嬉しいです。そういえば，最近階段を上がると少し息切れがするかな。普段の生活は変わりないですね」

さて，あなたはこの処方箋にどう対応しますか？

検査値をどう見るか❓

今回の検査ではHbが9.5g/dL（基準範囲13.7～16.8g/dL）と低値を示しています。C型慢性肝炎の治療前は14.4g/dLと基準範囲でしたが，治療開始1カ月後に9.5g/dLにまで低下しています。ASTは47U/L，ALTは85U/Lと基準範囲（AST 13～30U/L，ALT 10～42U/L）よりやや高くなっていますが，治療前の値を考えると肝機能が改善傾向にあり治療の効果がみられているので特に大きな問題ではなさそうです。

✅ 処方薬をチェック❗

📋 リバビリン

リバビリンはC型肝炎治療薬であり，C型肝炎ウイルス（HCV）のゲノムに突然変異を誘導し，ゲノムを不安定にすることにより抗ウイルス作用を示すと考えられています。リバビリン単独療法は無効であり，インターフェロンやソホスブビルなどと必ず併用します。この症例はソホスブビルを併用しているので，ジェノタイプ2型のC型慢性肝炎であることがわかります。

リバビリンは体重によって投与量が決定されるので，患者の体重を確認し，投与量が適正であるか確認しましょう（表1）。

血算 CASE ❹

表1　ソホスブビルとの併用によるリバビリンの体重別投与量

患者の体重	リバビリンの投与量		
	1日の投与量	朝食後	夕食後
60kg以下	600mg	200mg	400mg
60kgを超え80kg以下	800mg	400mg	400mg
80kgを超える	1,000mg	400mg	600mg

1 貧血

　リバビリンは副作用として貧血がみられることがあります。リバビリンの使用開始前には，Hbが12g/dL以上であることの確認が必要です。また，ソホスブビルを併用する場合はHbを定期的に測定し，Hbの減少を認めた場合にはリバビリンの用量を調節することが添付文書に記載されています（表2〜3）。C型慢性肝炎の場合とC型代償性肝硬変の場合とではリバビリンの減量方法が異なりますので，病名も確認しましょう。この症例はC型慢性肝炎で，Hbが9.5g/dLに低下しています。心疾患またはその既往はありませんので，リバビリンは800mg/日から600mg/日への減量が必要です。

2 腎機能障害

　リバビリンは主に腎臓で排泄されるため，腎機能障害の重症度に依存して血中濃度が上昇し，副作用発現のリスクが高まります。そのため，慢性腎不全またはCcrが50mL/分以下の腎機能障害のある患者には禁忌となっています。この症例では血清Cr 0.85mg/dLで，Ccrを計算すると103mL/分と腎機能に問題はないため，リバビリンの投与は可能です。

3 汎血球減少

　リバビリンは，Hb減少のほかに白血球減少や血小板減少も副作用としてあらわれることがあります。併用薬剤ごとに減量基準が定められているので添付文書で確認しましょう。この症例では，白血球数5.2×10³/μL，血小板数

表2 リバビリンの添付文書「重大な副作用」

貧血（11.4％）：貧血があらわれることがあるので，Hb量を定期的に測定するなど観察を十分に行い，Hb量の減少を認めた場合は，本剤の用量を調節するなど，適切な処置を行うこと。なお，本剤の投与を中止する場合は，ソホスブビルの投与も中止すること。

表3 Hb濃度に応じたリバビリンの投与量（C型慢性肝炎患者の場合）

	Hb	リバビリン投与量
Hb濃度 （心疾患またはその既往なし）	10g/dL未満	減量 600mg/日→400mg/日 800mg/日→600mg/日 1,000mg/日→600mg/日
	8.5g/dL未満	中止
Hb濃度 （心疾患またはその既往あり）	10g/dL未満，または投与中，投与前値に比べ2g/dL以上の減少が4週間持続	減量 600mg/日→400mg/日 800mg/日→600mg/日 1,000mg/日→600mg/日
	8.5g/dL未満，または減量後，4週間経過しても12g/dL未満	中止

$162 \times 10^3/\mu L$ とともに基準範囲（白血球数$3.3 \sim 8.6 \times 10^3/\mu L$，血小板数$158 \sim 348 \times 10^3/\mu L$）なので問題ありません。

ソホスブビル

HCVはRNAゲノムを鋳型に逆転写，複製を繰り返すレトロウイルスに分類され，日本人患者由来の全ゲノムRNAは1990年に解読されました[1]。ソホスブビルはインターフェロン製剤を使用せずに，リバビリンと併用して経口薬のみで治療が可能となったわが国初の直接作用型抗HCV薬です。ソホスブビルは，ヌクレオチドプロドラッグであり，肝細胞内で活性代謝物（ウリジン三リン酸型）に変換後，HCV複製に関わる非構造タンパク質5B（NS5B）のRNAポリメラーゼを阻害し，HCVの増殖を抑制します。治療期間はリバビリンと併用して12週間です。

血算 CASE ❹

1 腎機能障害

　ソホスブビルは主に腎臓から排泄されるため，重度の腎機能障害（eGFR＜30mL/分/1.73m^2）または透析を必要とする腎不全の患者に対する投与は禁忌となっています。この症例では，前述のとおり腎機能には問題ないので投与可能です。

2 併用禁忌

　ソホスブビルは薬物トランスポーターABCB1（P糖タンパク質），ABCG1（乳がん耐性タンパク質）の基質であるため，P糖タンパク質を誘導する薬剤と併用することでソホスブビルの血中濃度が低下する可能性があります[2]。強力なP糖タンパク質誘導作用を有するリファンピシン，カルバマゼピン，フェニトイン，フェノバルビタール，セイヨウオトギリソウ（セントジョーンズワート）は併用禁忌となっていますので，併用薬の確認も重要です。

ここを疑義照会！

▶ Hbが先月の値（14.4g/dL）から9.5g/dLに低下している。リバビリンの投与量を減量すべきではないか？

薬剤師

Aさんの処方についてご本人から伺ったところ，貧血症状はみられないものの，Hbが9.5g/dLと低下しています。レベトール®の添付文書によりますと，Hbが10g/dL未満の場合は1日量800mgから600mgへの減量が必要となりますが，このままお渡ししてもよいでしょうか？

医師

そうでしたね。ではレベトール®を600mgへ減量しましょう。朝200mg，夕400mgへ減量するよう患者さんに伝えてください。

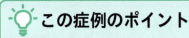

> ## この症例のポイント
> - リバビリンが処方されていたら，患者に体重を確認し投与量が適正かどうかチェックする
> - リバビリンが処方されていたら，Hbの推移を毎回確認し減量基準に該当しないか確認する
> - ソホスブビルの処方をみたら，腎機能や併用禁忌薬がないか確認する

肝炎治療に対する医療費助成

　C型肝炎治療の成功率を上げるためには，飲み忘れを防ぐ服薬指導が重要です．ソホスブビルは1錠あたり4万2,238円とたいへん高額な薬剤であり，治療期間12週間で費用は約355万円に上ります（2019年7月現在）．そこで患者の金銭的負担を軽減するため，厚生労働省の肝炎治療戦略会議では，ソホスブビルとリバビリンの併用療法を医療費助成の対象とすることを決定しました．世帯の市町村民税の割合により，月額1万～2万円の自己負担で治療を行うことができます．助成を受けるには各都道府県の指定医療機関を受診し，既定の診断書や意見書などの必要書類を作成し，住所地の保健所に提出する必要があります．

● 引用文献

1) Kato N, et al：Molecular cloning of the human hepatitis C virus genome from Japanese patients with non-A, non-B hepatitis. Proc Natl Acad Sci U S A, 87：9524-9528, 1990
2) Hill L：Hepatitis C virus direct-acting antiviral drug interactions and use in renal and hepatic impairment. Top Antivir Med, 23：92-96, 2015

STEP 4 ケースでわかる検査値の読み方と疑義照会

血算 CASE 5

気づかないうちにアザができていた患者…何を考える？

71歳男性　身長165.1cm　体重52.9kg　体表面積1.57m²

- **Rp.1** ロンサーフ®配合錠T20　　　1回2錠（1日4錠）
  1日2回　朝夕食後　　　　　　10日分
- **Rp.2** ロンサーフ®配合錠T15　　　1回1錠（1日2錠）
  1日2回　朝夕食後　　　　　　10日分
- **Rp.3** パリエット®錠（ラベプラゾール）10mg　1回1錠（1日1錠）
  1日1回　朝食後　　　　　　　28日分

項目	基準範囲	結果	項目	基準範囲	結果
WBC	$3.3\sim8.6\times10^3/\mu L$	2.2	T-Bil	0.4〜1.5mg/dL	1.0
Neut	40.0〜70.0%	50.9	血清Cr	0.65〜1.07mg/dL	0.76
Hb	13.7〜16.8g/dL	12.7	eGFR	90〜110mL/分/1.73m²	77
PLT	$158\sim348\times10^3/\mu L$	48	CK	59〜248U/L	―
PT-INR	0.9〜1.1	―	CRP	0.0〜0.14mg/dL	0.4
AST	13〜30U/L	62	K	3.6〜4.8mmol/L	4.7
ALT	10〜42U/L	53	HbA1c	4.9〜6.0%	―

- **前回処方**：ロンサーフ®，パリエット®ともに今回と同量（今回で2コース目）
- **患者からの情報**：「動けないほどではないけど，体が重たく感じることがあります。発熱はありませんでした。それから気づかないうちにアザができていました。これも副作用でしょうか？」

さて，あなたはこの処方箋にどう対応しますか？

検査値をどう見るか？

経口抗がん薬であるロンサーフ®を内服中の患者です。好中球数が$1.12 \times 10^3/\mu L$ ($2.2 \times 0.509 ≒ 1.12$)，Hbが12.7g/dL，血小板数が$48 \times 10^3/\mu L$と基準範囲より低値を示しており，ロンサーフ®による骨髄抑制の影響が考えられます。

また，ASTとALT，さらにCRPが軽度上昇しています（後述）。

処方薬をチェック！

ロンサーフ®

ロンサーフ®は，トリフルリジン（FTD）とチピラシル（TPI）を配合した経口ヌクレオシド系抗がん薬です。FTDは，腫瘍内のDNAに取り込まれて抗腫瘍効果を示し，TPIの配合によりFTDのバイオアベイラビリティが高まると考えられています。治癒切除不能な進行・再発結腸・直腸がんの3次治療以降が対象となります。用量規制因子の一つとして，血小板減少があげられます。ロンサーフ®は上記適応のように，すでにがん化学療法を受けている患者が対象となるため，副作用（主に骨髄抑制や下痢，悪心・嘔吐など）のリスクは通常に比べて高いことが考えられます。

1 体表面積に関連する投与量設定

ロンサーフ®は患者の体表面積によって初回投与基準量が定められています（表1）。この体表面積にあわせた初回投与量（FTDとして約$35mg/m^2$/回）を，朝食および夕食後の1日2回，5日間連続経口投与した後2日間休薬し，これを2セット繰り返した後14日間休薬します。これを1コースとして投与を繰り返します。この症例は体表面積$1.57m^2$から，表1に沿って，T15（15mg錠）を1回1錠 1日2回，T20（20mg錠）を1回2錠 1日2回服用することになります。

血算 CASE ❺

表1 体表面積に関連したロンサーフ®の初回投与基準量

体表面積（m²）	初回基準量（FTD相当量）	服用錠数（1回量）	
		15mg	20mg
1.07未満	35mg/回（70mg/日）	1	1
1.07以上〜1.23未満	40mg/回（80mg/日）	—	2
1.23以上〜1.38未満	45mg/回（90mg/日）	3	—
1.38以上〜1.53未満	50mg/回（100mg/日）	2	1
1.53以上〜1.69未満	55mg/回（110mg/日）	1	2
1.69以上〜1.84未満	60mg/回（120mg/日）	4	—
		—	3
1.84以上〜1.99未満	65mg/回（130mg/日）	3	1
1.99以上〜2.15未満	70mg/回（140mg/日）	2	2
2.15以上	75mg/回（150mg/日）	1	3
		5	—

② 血小板低下に関する用量規制

　ロンサーフ®は骨髄抑制（好中球減少や血小板減少など）の頻度が高く，感染症や出血傾向の発現に十分注意が必要です。また，敗血症などの感染症があらわれ，死亡に至る例も報告されています。そのため定期的な臨床検査が推奨されており，血小板数によって休薬が必要となる場合があります。この症例の血小板数は$48 \times 10^3/\mu$Lであり，休薬基準に該当します（表2）。また，表3より血小板数が減量基準に該当していることから，次コースの開始時は適切な減量が行われているか確認が必要です（表4）。

　国際共同第Ⅲ相試験における血小板減少の発現率は19.9%（国内臨床試験では41.2%）であり，高頻度での発現が報告されています[1]。また，その好発時期は内服開始後10〜25日頃であり，休薬期間に発現しやすくなっています。そのため，患者自身へ鼻出血や歯茎出血，見覚えのないアザなどの自覚できる事象に対する注意喚起を行い，怪我や打撲などをしないように生活上の注意点を指導することが大切です。

表2 ロンサーフ®の投与開始・再開, 休薬の基準

	投与開始基準 投与再開基準	休薬基準
Hb	8.0g/dL 以上	7.0g/dL 未満
好中球数	$1.5 \times 10^3/\mu$L 以上	$1.0 \times 10^3/\mu$L 未満
血小板数	$75 \times 10^3/\mu$L 以上	$50 \times 10^3/\mu$L 未満
T-Bil	1.5mg/dL 以下	2.0mg/dL を超える
AST, ALT	施設基準値上限の2.5倍 (肝転移症例では5倍)以下	施設基準値上限の2.5倍 (肝転移症例では5倍)を超える
Cr	1.5mg/dL 以下	1.5mg/dL を超える
末梢神経障害	Grade 2 以下	Grade 3 以上
非血液毒性	Grade 1 以下(脱毛, 味覚異常, 色素沈着, 原疾患に伴う症状は除く)	Grade 3 以上

Grade は CTCAE ver3.0 に基づく

表3 ロンサーフ®の減量基準

- 好中球数:$0.5 \times 10^3/\mu$L 未満
- 血小板数:$50 \times 10^3/\mu$L 未満

表4 ロンサーフ®減量基準該当時の投与再開時の用量

前コース(休薬期間を含む)中に,「減量基準」に該当する有害事象が発現した場合には,本剤の投与再開時において, コース単位で1日単位量として10mg/日単位で減量する。ただし, 最低投与量は30mg/日までとする。

3 その他の有害事象と検査値

AST 62U/L と ALT 53U/L が基準範囲(AST 13〜30U/L, ALT 10〜42U/L)を軽度上回っていますが, T-Bil 1.0mg/dL は基準範囲内(0.4〜1.5mg/dL)であり, 肝機能障害については現時点で治療介入の必要はないと思われます。肝機能障害はロンサーフ®の主な副作用の一つであることも念頭に置いて, 定期的なモニタリングが必要です。

CRP が0.4mg/dL(基準範囲0.0〜0.14mg/dL)と軽度上昇しており骨髄抑制も起こっていることから, 骨髄抑制に起因する感染症の発現に注意が必要です。うがい, 手洗いなどの感染予防の重要性について指導を実施するとと

血算 CASE ⑤

もに，発熱時の対応についても説明する必要があります。

📋 ラベプラゾール

1 ラベプラゾールによる汎血球減少

　プロトンポンプ阻害薬のラベプラゾールが処方されていますが，添付文書の記載では副作用として汎血球減少が報告されています（表5）。骨髄抑制が遷延する場合は，併用薬による副作用も考えられるため，抗がん薬だけでなく処方されている内容も十分に確認しましょう。

表5　ラベプラゾールの添付文書「重大な副作用」

> 汎血球減少，無顆粒球症，血小板減少，溶血性貧血
> 汎血球減少（頻度不明），無顆粒球症（頻度不明），血小板減少（0.1％未満），溶血性貧血（頻度不明）があらわれることがあるので，観察を十分に行い，異常が認められた場合には投与を中止し適切な処置を行うこと。

ここを疑義照会！

▶ ロンサーフ®の副作用により血小板減少，好中球減少が起こっていると考えられる。休薬基準に該当しており，ロンサーフ®の休薬を考えるべきではないか？

薬剤師：Aさんの血小板数が48×10³/μLです。ロンサーフ®の添付文書や適正使用ガイドによると，血小板数が投与再開基準に回復するまで休薬が必要になりますが，いかがしますか？

医師：そうでしたか。ではひとまずロンサーフ®は休薬して，それ以外の薬剤はそのまま調剤してください。採血の実施と副作用の確認のため，1週間後に再受診していただくよう，こちらから患者さんに直接連絡させていただきます。

この症例のポイント

- 検査値がロンサーフ®の「投与開始の目安・再開基準」を満たしているか確認する
- 検査値がロンサーフ®の休薬・減量基準に該当した場合は，その後の投与量，投与スケジュールについても確認する
- 投与中も定期的な血液検査が実施されていることを確認する

症例の転帰

1週間後，再受診時の血小板数は$92 \times 10^3/\mu L$まで回復していたため，ロンサーフ®を100mg/日へと減量して再開となりました。患者には，減量により15mg錠を1回2錠 1日2回，20mg錠を1回1錠 1日2回で内服することになるため，以前と服用方法が異なることを説明しました。

● 引用文献

1) Mayer RJ, et al：Randomized trial of TAS-102 for refractory metastatic colorectal cancer. N Engl J Med, 372：1909-1919, 2015

STEP 4 ケースでわかる検査値の読み方と疑義照会

血算 CASE 6

休薬期間の長かったがん患者… 再開時はどこに注意？

65歳女性　身長151.6cm　体重75.2kg　体表面積1.72m²

- **Rp.1** タシグナ®カプセル（ニロチニブ）150mg　1回2カプセル（1日4カプセル）
  1日2回　12時間ごと　14日分
- **Rp.2** バイアスピリン®錠（アスピリン）100mg　1回1錠（1日1錠）
  1日1回　朝食後　14日分
- **Rp.3** ヒルドイド®ローション（ヘパリン類似物質）0.3%　2本
  1日3〜4回，手足に塗布

項目	基準範囲	結果	項目	基準範囲	結果
WBC	3.3〜8.6×10³/μL	4.76	T-Bil	0.4〜1.5mg/dL	1.6
Neut	40.0〜70.0%	54.8	血清Cr	0.46〜0.79mg/dL	0.43
Hb	11.6〜14.8g/dL	12.6	eGFR	90〜110mL/分/1.73m²	109
PLT	158〜348×10³/μL	82	CK	41〜153U/L	―
PT-INR	0.9〜1.1	1.03	CRP	0.0〜0.14mg/dL	0.07
AST	13〜30U/L	36	K	3.6〜4.8mmol/L	4.4
ALT	7〜23U/L	42	HbA1c	4.9〜6.0%	6.2

- **前回処方（6週間前）**：タシグナ®，バイアスピリン®の用法・用量は今回と同じ
- **患者からの情報**：「お薬を2週間飲み終わって受診したとき（4週間前）に血小板が下がっていると言われて，タシグナ®とバイアスピリン®はいったん休薬になりました。その2週間後に検査してもらったのですが，回復していなくて結局1カ月もお休みすることになってしまいました。保湿剤はしっかり使っているので，いまのところ手足に異常はありません。体重の変動もありません。気になることといえば，休薬する前は胃がキリキリすることがありました」

検査値をどう見るか？

経口分子標的治療薬であるニロチニブを内服中の症例です。血小板数が $82 \times 10^3/\mu L$ と減少を認めていますが、好中球数 $2.61 \times 10^3/\mu L$（$4.76 \times 0.548 ≒ 2.61$）や Hb 12.6g/dL は基準範囲内であり、肝機能や腎機能についても問題となる値ではありません。しかし、前回処方歴や患者からの聞き取り情報よりニロチニブを一定期間休薬しており、後述するように投与再開基準（好中球数、血小板数、Hb）を満たしているか確認が必要です。また、非血液系の副作用と関連する検査値についても確認が必要です。

処方薬をチェック！

ニロチニブ

ニロチニブは、第二世代のチロシンキナーゼ阻害薬（TKI）であり、慢性骨髄性白血病（CML）発症・増悪の原因となる Bcr-Abl チロシンキナーゼに対する選択性と強い阻害活性を示します。初発の CML だけでなく、イマチニブ抵抗性の慢性期または移行期の CML にも適応のある薬剤の一つです。初発の慢性期 CML では 600mg/日、イマチニブ抵抗性の慢性期または移行期では 800mg/日を1日2回連日経口投与します。主な副作用として骨髄抑制、心筋梗塞・狭心症、末梢動脈閉塞性疾患、QT延長、肝炎、膵炎、高血糖などがあり、用量規制因子の一つとして血小板減少があげられます。処方監査時は検査値の他にも、初発慢性期 CML とイマチニブ抵抗性の慢性期および移行期で投与量が異なること、また併用薬、用法（食事との相互作用）に注意が必要です。

1 血小板減少に関する用量規制

ニロチニブによる骨髄抑制は高頻度であり、そのなかでも血小板減少の発現率は 21.4％と高くなっています。添付文書の重要な基本的注意には、投与前と投与後の2カ月間は2週間ごと、その後は1カ月ごとに血液検査を行うこ

血算 CASE ⑥

表1　ニロチニブの血液系副作用と投与量調節の基準

適応（1日量）	休薬・減量基準	投与再開基準	再開投与量	
			回復までの期間	
			2週間以内	15日以降
初発の慢性期CML（600mg/日）	好中球数＜$1.0 \times 10^3/\mu$L または血小板数＜$50 \times 10^3/\mu$L または Hb＜8.0g/dL	好中球数≧$1.5 \times 10^3/\mu$L または血小板数≧$75 \times 10^3/\mu$L または Hb≧10.0g/dL に回復するまで	減量なし	患者状態により400mg/日
イマチニブ抵抗性慢性期CML（800mg/日）	好中球数＜$1.0 \times 10^3/\mu$L または血小板数＜$50 \times 10^3/\mu$L	好中球数$1.0 \times 10^3/\mu$L または血小板数≧$50 \times 10^3/\mu$L に回復するまで	減量なし	患者状態により400mg/日
イマチニブ抵抗性移行期CML（800mg/日）	好中球数＜$0.5 \times 10^3/\mu$L または血小板数＜$10 \times 10^3/\mu$L	好中球数$1.0 \times 10^3/\mu$L または血小板数≧$20 \times 10^3/\mu$L に回復するまで		

とが書かれています。血小板減少，好中球減少，貧血があらわれた場合には休薬，減量または中止し，必要に応じてG-CSF製剤の投与，輸血を考慮するよう明記されています。この症例では，患者からの聞き取り情報により，血小板減少のため1カ月間休薬していたことがわかりました。また，600mg/日で内服していることより，初発の慢性期CMLであることがわかります。

　血液系の副作用と投与量調節の基準（表1）より，この症例の血小板数は4週間前の受診時は$50 \times 10^3/\mu$L未満，2週間前の受診時は$75 \times 10^3/\mu$L以下であったことが推測されます。投与再開時は，再開基準を満たしていることに加え，再開までの期間により用量設定が異なることに注意が必要です。

　国際共同第Ⅲ相試験において，ニロチニブにおける骨髄抑制はイマチニブ抵抗性のCML患者において頻度が高く，また慢性期に比べ移行期CML患者に高頻度で認められており，重篤な好中球減少および血小板減少などの多くは，投与開始後2カ月以内に発現する傾向が認められました[1]。

② その他の有害事象と検査値

ニロチニブの非血液系の副作用は，心筋梗塞・狭心症，末梢動脈閉塞性疾患，QT延長，肝炎，膵炎，高血糖，皮疹，腫瘍崩壊症候群などがあげられます。電解質異常によりQT延長のリスクが高くなるため，K値に注意が必要です。今回は基準範囲内であるため問題はありません。

AST 36U/L，ALT 42U/L，T-Bil 1.6mg/dLが基準範囲（AST 13～30U/L，ALT 7～23U/L，T-Bil 0.4～1.5mg/dL）を軽度上回っていますが，休薬・減量基準（T-Bil：施設正常値上限の1.5倍以上3倍未満）に該当しておらず，現時点では治療介入の必要はないと思われます。HbA1cは6.2％とやや高めです（基準範囲4.9～6.0％）。ニロチニブの副作用により今後HbA1cの値が増悪する可能性があるため，必要に応じてインスリンや経口血糖降下薬の使用が望まれます。また，体液貯留が起こることがあり，定期的な体重測定，浮腫などの確認が必要です。

③ 服用時期の注意点

ニロチニブは，食事の影響によりCmaxやAUCの上昇が報告されているため，食事の1時間前から2時間後までの間を避けて服用する薬物です。また，制酸薬，プロトンポンプ阻害薬（PPI），H₂受容体拮抗薬との併用によりCmax，AUCの低下が報告されているため，胃内のpHを上昇させる薬剤を使用する場合は作用機序に注意して薬剤を選択する必要があります（表2）。また，やむをえず使用する場合は，PPIやH₂受容体拮抗薬の内服タイミングを工夫する必要があります。

📋 低用量アスピリン

① アスピリンによる出血傾向

この症例ではバイアスピリン®が処方されていることにも注目する必要があります。アスピリンは抗血小板薬であり，血小板数が異常高値・低値の場合，出血のリスクが高まります（表3）。血小板数にあわせた適切な休薬が必要です。

血算 CASE 6

表2　ニロチニブの添付文書「併用注意」

薬剤名等	臨床症状・措置方法	機序・危険因子
胃内のpHを上昇させる薬剤 プロトンポンプ阻害剤など	本剤の吸収が低下することがある。本剤とエソメプラゾールの併用により，本剤のCmaxおよびAUCはそれぞれ27％および34％減少したとの報告がある。 なお，ファモチジン，制酸剤については，本剤と服用時間をずらすことで，本剤のCmaxおよびAUCに影響はなかったとの報告がある（ファモチジン：本剤投与10時間前および2時間後に投与，制酸剤：本剤投与2時間前または2時間後に投与）。	本剤の溶解度はpHの上昇により低下するため

表3　アスピリンの添付文書

【禁忌】
出血傾向のある患者［血小板機能異常が起こることがあるため，出血傾向を助長するおそれがある。］

【慎重投与】
血液の異常またはその既往歴のある患者［血液の異常を悪化または再発させるおそれがある。］，出血傾向の素因のある患者［出血を増強させるおそれがある。］

ここを疑義照会！

▶ ニロチニブの副作用により血小板減少が発現し，回復までに4週間を要した。ニロチニブの減量を考えるべきではないか？

薬剤師

本日の血小板数は初発の慢性期CMLの再開基準を満たしており問題ないのですが，患者さんから聴取した情報によると，血小板数の回復に2週間以上かかっております。タシグナ®の添付文書では，減量基準に該当し400mg/日となりますが，病勢との関連はいかがでしょうか？　また，胃痛の訴えがあり，バイアスピリン®による消化器障害と考えられます。PPIやH₂受容体拮抗薬はタシグナ®と相互作用がありますので，胃粘膜保護薬の追加をご検討いただけないでしょうか？

医師: そうでしたか。では，タシグナ®は400mg/日に減量することとします。病勢コントロールによる血小板低下も考えられますが，本日の血小板数が再開基準を満たしたとはいえ依然低値ですので，今回は減量した用量で様子をみてみることにしましょう。胃痛に関してはセルベックス®で様子をみてみることにしましょう。

この症例のポイント

- ニロチニブの初発慢性期CMLとイマチニブ抵抗性の慢性期および移行期CMLにおける投与量や，休薬・減量基準，再開時の投与量調節の違いに注意する
- ニロチニブ休薬後の再開時は，血液毒性の回復に要した期間によって減量基準が設定されていることを押さえる
- ニロチニブを使用する場合は，胃内pHを上昇させる薬剤との併用に注意する

● 引用文献
1) Saglio G, et al：Nilotinib versus imatinib for newly diagnosed chronic myeloid leukemia. N Engl J Med, 362：2251-2259, 2010

STEP 4 ケースでわかる検査値の読み方と疑義照会

血算 CASE 7

テモゾロミドが増量されていない…どこに注意する？

66歳女性　身長160cm　体重56kg　体表面積1.58m^2

Rp.1 テモダール®カプセル（テモゾロミド）100mg　　1回2カプセル
（1日2カプセル）

テモダール®カプセル20mg　　　　　　　　　1回2カプセル
（1日2カプセル）

1日1回　23時　　　　　　　　　　　　　　5日分

Rp.2 ナゼア®OD錠（ラモセトロン）0.1mg　　　　　1回1錠（1日1錠）

1日1回　22時　　　　　　　　　　　　　　5日分

Rp.3 酸化マグネシウム錠250mg　　　　　　　　　1回1錠（1日3錠）

1日3回　毎食後　　　　　　　　　　　　　28日分

項目	基準範囲	結果	項目	基準範囲	結果
WBC	3.3〜8.6×10^3/μL	2.19	T-Bil	0.4〜1.5mg/dL	0.5
Neut	40.0〜70.0%	61.6	血清Cr	0.46〜0.79mg/dL	0.63
Hb	11.6〜14.8g/dL	11.8	eGFR	90〜110mL/分/1.73m^2	71
PLT	158〜348×10^3/μL	173	CK	41〜153U/L	90
PT-INR	0.9〜1.1	—	CRP	0.0〜0.14mg/dL	0.13
AST	13〜30U/L	15	K	3.6〜4.8mmol/L	3.9
ALT	7〜23U/L	11	HbA1c	4.9〜6.0%	—

- **前回処方**：今回と同じ（お薬手帳より）
- **家族からの情報**：夫「今回初めて，脳腫瘍の手術をしました。その後，放射線の治療もしていました。他の薬局で，今日と同じ薬をもらっていました。放射線の治療が終了した後から，5日間服用して23日間休みのスケジュールで服用していますが，薬の量はそのときからずっと変わっていません。今回で4回目です」

さて，あなたはこの処方箋にどう対応しますか？

検査値をどう見るか❓

白血球数$2.19 \times 10^3/\mu L$，好中球数$1.35 \times 10^3/\mu L$（$2.19 \times 0.616 ≒ 1.35$）と，基準を少し下回っています。白血球，好中球が低くなると，感染症に対するリスクが高くなるとされています。この低値は，テモゾロミドによる骨髄抑制の影響が考えられます。

✅ 処方薬をチェック❗

📋 テモゾロミド

テモゾロミドの適応症は「悪性神経膠腫」と「再発または難治性のユーイング肉腫」であり，アルキル化薬に分類される抗がん薬です。本剤は，代謝活性化された後，DNAをメチル化することにより抗腫瘍効果を示すと考えられています。今回の症例では「悪性神経膠腫」に用いられています。

1 治療に応じての用法・用量

テモゾロミドは体表面積によって用量が設定されます。また，悪性神経膠腫に対しては治療法に応じて用法・用量が変更になり，また休薬期間も異なります（表1）。

この症例では，体表面積が$1.58m^2$，テモゾロミドの服用量1日1回240mgで

血算 CASE ❼

表1　テモゾロミドの用法・用量（悪性神経膠腫）

	放射線と併用（初発）	単独で使用（初発，再発ともに）
服用回数	1日1回（空腹時が望ましい）	1日1回（空腹時が望ましい）
用量	1回75mg/m^2	1回150mg/m^2 ↓次クール 1回200mg/m^{2}へ増量可[※1]
投与と 休薬期間	連日42日間服用後[※2] 4週間休薬	連日5日間服用後 23日間休薬

※1：初発は第2クール開始時に増量できなかった場合それ以降のクールで増量不可
※2：放射線照射中断により放射線治療期間が延長した場合，42日間連日を最長49日まで延長することができる

表2　テモゾロミドの放射線照射併用時の継続・休薬・中止基準[※1]

投与開始時，好中球数が1.5×10^3/μL以上かつ血小板数が100×10^3/μL以上であること

項目	継続基準	休薬基準	中止基準
好中球	1.5×10^3/μL以上	0.5×10^3/μL以上 1.5×10^3/μL未満	0.5×10^3/μL未満
血小板	100×10^3/μL以上	10×10^3/μL以上 100×10^3/μL未満	10×10^3/μL未満
非血液学的な 副作用[※2] （NCI-CTC Grade）	Grade 1以下	中等度の副作用 （Grade 2）	重度または生命を 脅かす副作用 （Grade 3または4）

※1：併用期間中，少なくとも週1回の血液検査を実施すること
※2：脱毛，悪心，嘔吐は含まない

あり，1回150mg/m^{2}の用量で服用していることがわかります。また，聴取より，初発の放射線照射併用後のテモゾロミド単独治療であることが考えられます。また，「量がずっと変わらない」とのことで，第2クールの1回200mg/m^{2}への増量ができず，1回150mg/m^{2}の用量で継続していることが推測できます。

　添付文書では初発の単独治療は第2クールで1回200mg/m^{2}へ増量となっています。しかし，1回150mg/m^{2}の用量で処方が継続されているということは，何らかの副作用発現があったことがうかがえます。その点も踏まえ，問診や服薬指導時に確認することで，発現しやすい副作用を把握することができます。

表3　テモゾロミドの初発または再発の単独投与時の増減量・中止基準

投与開始時，好中球数が $1.5 \times 10^3/\mu$L以上かつ血小板数が $100 \times 10^3/\mu$L以上であること

項目	200mg/m²/日への増量基準※1	50mg/m²減量（直前クール期間中）	中止基準
好中球	$1.5 \times 10^3/\mu$L以上	$1.0 \times 10^3/\mu$L未満	—
血小板	$100 \times 10^3/\mu$L以上	$50 \times 10^3/\mu$L未満	—
非血液学的な副作用※2（NCI-CTC Grade）	（初発）Grade 2以下（再発）基準なし	（共通）Grade 3	（共通）・100mg/m²/日未満に減量（初発のみ）・直前のクールと同じGrade 3・Grade 4

※1：初発の放射線後の単独投与では第2クール開始時に増量できなかった場合，これ以降のクールでは増量しないこと
※2：脱毛，悪心，嘔吐は含まない

② 骨髄機能抑制に関連する継続・中止・増減量等の目安

テモゾロミドの添付文書では，骨髄機能抑制に関して好中球数と血小板数の減少に伴う継続・中止・増減量等の基準の記載があります（表2, 3）。また，好中球数，血小板数の最低値は投与後22日以降と比較的遅いとの記載もあります。休薬期間中の時期であり，自覚症状もない副作用になりますので，感染症や出血に対する日常生活の注意点を伝えることも大切です。注意点に関しては，例えば，感染症予防のためには，手洗い・うがい，体を清潔に保つ，人混みを避ける，マスクを使用する――など，出血予防のためには，柔らかい歯ブラシを使って優しくみがく，鼻をかみ過ぎない，転倒に気をつける，内出血の原因であるきつい服装等の締め付けや同じ場所の圧迫に注意する――などがあります。

この症例では，好中球数が $1.35 \times 10^3/\mu$Lでした。初発単独投与の開始基準は $1.5 \times 10^3/\mu$L以上です。当該症例では休薬基準に該当しており，継続についての確認が必要です。血小板数は $173 \times 10^3/\mu$Lと正常範囲内であり問題ないようです（表3）。

血算 CASE **7**

③ その他の副作用と対策

　その他の副作用で代表的なものとして，ニューモシスチス肺炎，肝機能障害，悪心・嘔吐，便秘などがあります。

　ニューモシスチス肺炎については，添付文書に放射線照射との併用期間中は，リンパ球数にかかわらず十分注意し，あらかじめ適切な措置を講ずることとの記載もあり，放射線併用時は特に注意が必要です。またリンパ球数減少が認められた場合には，リンパ球数が回復（Grade 1以下）するまでニューモシスチス肺炎に対する措置を継続することとの記載もあります。この肺炎に対する措置としてST合剤（スルファメトキサゾール・トリメトプリム製剤）があり，予防時には1日1回1〜2錠（顆粒の場合は1〜2g）を連日または週3日の用法・用量で用います。この症例でも白血球数$2.35 \times 10^3/\mu$Lと低値になっているので注意が必要です。発熱，悪寒，呼吸困難，乾咳，痰などの初期症状を説明して発現した場合はすぐに医療機関に相談するように事前に伝えておくことが大切です。

　肝機能障害はこの症例ではAST 15U/L，ALT 11U/L，T-Bil 0.5mg/dLとともに基準範囲内であり問題ないようです。

　悪心・嘔吐に関して，テモゾロミドは制吐薬適正使用ガイドライン[1]では，中等度の催吐性リスクに分類されており，5-HT$_3$受容体拮抗薬と副腎皮質ホルモンの2剤併用や5-HT$_3$受容体拮抗薬の経口連日投与が推奨されています。この症例でも5-HT$_3$受容体拮抗薬であるラモセトロンが処方になっています。処方箋を受け取った際は，症状の確認や制吐薬の確認もしておきましょう。

　便秘はテモゾロミドの国内臨床試験の報告で42％と発現しやすくなっています。また，制吐薬のラモセトロンでも副作用で便秘の発現があります。この症例では，対策として酸化マグネシウムが処方になっています。

ここを疑義照会！

▶ 血好中球数が投与開始基準を下回っている。投与開始基準まで好中球数が回復してから投与開始するべきでは？

薬剤師

Aさんの処方についてですが、好中球数が$1.35 \times 10^3/\mu L$です。テモダール®の添付文書によると投与開始基準は$1.5 \times 10^3/\mu L$以上になっています。今日から服用開始でよいでしょうか？

医師

そうでしたか。ただこの方は、放射線治療をする前から白血球と好中球が低めでした。ですから、治療を優先します。今日から服用開始で大丈夫です。発熱などが見られた場合は、すぐに病院に連絡するように伝えてください。

この症例のポイント

- テモゾロミドが処方になっていたら治療段階や体表面積をチェックして用量が問題ないか確認する
- 骨髄機能の検査値や非血液学的な副作用が投与開始基準に入っているか確認する

● 文献
1) 日本癌治療学会・編：制吐薬適正使用ガイドライン2015年10月 第2版. 金原出版, 2015

STEP 4 ケースでわかる検査値の読み方と疑義照会

血算 CASE 8

SGLT2阻害薬を投与中，HtとRBCが上昇傾向…どこに注意する？

75歳女性　身長152cm　体重60.5kg　体表面積1.57m²

Rp.1 ルセフィ®錠（ルセオグリフロジン水和物）2.5mg

1日1回　朝食後　　　　　　1回1錠（1日1錠）　28日分

項目	基準範囲	結果
WBC	$3.3～8.6×10^3/\mu L$	4.5
Neut	40.0～70.0%	—
RBC	$3.86～4.92×10^6/\mu L$	4.30
Hb	11.6～14.8g/dL	12.5
Ht	35.1～44.4%	39.0
PLT	$158～348×10^3/\mu L$	280
PT-INR	0.9～1.1	—
AST	13～30U/L	20
ALT	7～23U/L	18

項目	基準範囲	結果
T-Bil	0.4～1.5mg/dL	0.6
血清Cr	0.46～0.79mg/dL	0.59
eGFR	90～110mL/分/1.73m²	74
CK	41～153U/L	90
CRP	0.0～0.14mg/dL	0.06
K	3.6～4.8mmol/L	4.0
GLU	73～109mg/dL	140（空腹時）
HbA1c	4.9～6.0%	7.7

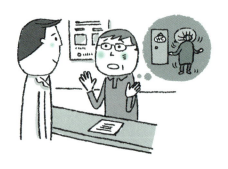

- **前回処方**：前回が初回処方だった（Do処方）。
- **前回検査値（28日前）**：体重62kg, RBC4.00×10^{6}μL, Hb11.8g/dL, Ht36.0%, eGFR75mL/分/1.73m^2, 血清Cr0.58mg/dL, GLU158mg/dL（空腹時）, HbA1c7.9%
- **患者家族（息子）からの情報**：「ここ半月ほど、ときどきふらついているように見えます。トイレの回数が増えた印象です。食事回数や食事量は変わりありません。前回、先生から言われたとおりこまめに水分を摂るよう勧めましたが嫌がり飲んでくれません。血圧は毎朝測っており、最近は125/70mmHgぐらい。先月は上が130mmHgを少し越えることが多かったです」

検査値をどう見るか？

ルセオグリフロジン開始前と比較して、体重は1.5kg減少しています。また、血圧の低下やヘマトクリット（Ht）値が高くなっています。これらの変化がルセオグリフロジンの内服開始後に生じていることに加えてふらつきの訴えがあることから、ルセオグリフロジンによる脱水を起こしている可能性が推測できます。加えて、Htとともに赤血球数（RBC）が微増しています。RBCは一定血液量あたりの赤血球数、Htは一定血液量における赤血球の容積率を測定したものであるため、脱水による血液濃縮では両者が連動して上昇する可能性があります。

また、空腹時血糖値、およびHbA1cが低下し、改善傾向が見られます。

処方薬をチェック！

ルセオグリフロジン

ルセオグリフロジンはSGLT2阻害薬に分類される新しい作用機序の経口血糖降下薬です。2019年7月現在、6種類の異なるSGLT2阻害薬が上市されて

血算 CASE ⑧

表1　SGLT2阻害薬一覧

商品名			ジャディアンス	スーグラ	
一般名			エンパグリフロジン	イプラグリフロジン L-プロリン	
規格			10mg, 25mg	25mg, 50mg (イプラグリフロジンとして)	
効能効果			2型糖尿病	2型糖尿病, 1型糖尿病	
用法 用量 (成人)	通常	服用 回数	1日1回 (朝食前または朝食後)	1日1回 (朝食前または朝食後)	
		1日量	10mg	50mg	
	効果不十分な場合		25mgに増量可	100mgまで増量可	
Tmax (h)			1.5 (10mg), 2.0 (25mg)	1.43 (50mg)	
T1/2 (h)			9.88 (10mg), 11.7 (25mg)	14.97 (50mg)	
バイオアベイ ラビリティ (%)			—	90.2	
タンパク結合率 (%)			84.7 (25mg)	94.6〜96.5 (in vitro)	
尿中未変化体 排泄率 (%)			21.3 (10mg), 22.9 (25mg)	約1 (1〜300mg)	
代謝			ほとんど代謝されない一部 UGT2B7, UGT1A3, UGT1A8, UGT1A9	UGT2B7	
基質となる主な トランスポーター			P-gp, BCRP, OAT3, OATP1B1, OATP1B3	P-gp	
SGLT2選択性[a] (IC50 SGLT1/SGLT2)			1100	860	

Tmax：最高血中濃度到達時間，T1/2：消失半減期，P-gp：P-糖タンパク，BCRP：乳がん
耐性タンパク，MRP2：多剤耐性関連タンパク2
a) Suzuki M, et al：J Pharmacol Exp Ther, 341 (3)：692-701, 2012.

フォシーガ	ルセフィ	アプルウェイ,デベルザ	カナグル
ダパグリフロジンプロピレングリコール水和物	ルセオグリフロジン水和物	トホグリフロジン水和物	カナグリフロジン水和物
5mg, 10mg（ダパグリフロジンとして）	2.5mg, 5mg（ルセオグリフロジンとして）	20mg（トホグリフロジンとして）	100mg（カナグリフロジンとして）
2型糖尿病 1型糖尿病	2型糖尿病		
1日1回	1日1回（朝食前または朝食後）	1日1回（朝食前または朝食後）	1日1回（朝食前または朝食後）
5mg	2.5mg	20mg	100mg
10mgに増量可	5mgに増量可	—	—
1.0 (5mg), 1.25 (10mg)	1.11 (2.5mg)	1.10	1.0
8.1 (5mg), 12.1 (10mg)	11.2 (2.5mg)	5.40	10.2
78	—	97.5	約65
約91 (in vitro)	96.0〜96.3 (in vitro)	82.3〜82.6 (in vitro)	約98 (in vitro)
約1 (2.5mg, 10mg)	4.47 (2.5mg)	16.1 (20mg)	1未満
UGT1A9	CYP3A4/5, CYP4A11, CYP4F2, CYP4F3B UGT1A1	CYP2C18, CYP4A11, CYP4F3B アルコール脱水素酵素等	UGT1A9, UGT2B4
P-gp	P-gp	P-gp	P-gp, MRP2, BCRP
610	1600	2900	290

います（表1）。SGLT2阻害薬は腎臓の尿細管におけるSGLT2によるブドウ糖の再吸収を抑制して尿中に排泄することで，血糖値を低下させます。また，脂肪分解を促進させることで，体重減少効果が期待できる薬剤です。単剤投

血算 CASE **8**

表2　DPP-4阻害薬とSGLT2阻害薬の配合剤

商品名	有効成分と その含量	単剤での 商品名	効能・効果
スージャヌ 配合錠	シタグリプチン 50mg	ジャヌビア, グラクティブ	2型糖尿病 ただし,シタグリプチンリン酸塩 水和物及びイプラグリフロジン L-プロリンの併用による治療が 適切と判断される場合に限る。 (2型糖尿病治療の第一選択薬と して用いないこと)
	イプラグリフロジン 50mg	スーグラ	
カナリア 配合錠	テネリグリプチン 20mg	テネリア	2型糖尿病 ただし,テネリグリプチン臭化 水素酸塩水和物及びカナグリフ ロジン水和物の併用による治療 が適切と判断される場合に限る。 (2型糖尿病治療の第一選択薬と して用いないこと)
	カナグリフロジン 100mg	カナグル	
トラディアンス 配合錠	リナグリプチン 5mg	トラゼンタ	2型糖尿病 ただし,リナグリプチン及びエン パグリフロジンの併用による治療 が適切と判断される場合に限る。 (2型糖尿病治療の第一選択薬と して用いないこと)
	エンパグリフロジン 10mg (AP), 25mg (BP)	ジャディアンス	

与における低血糖発現頻度は低いですが,腎機能や肝機能の変動に留意することはもちろんのこと,特に脱水を起こしやすい患者については,十分注意する必要があります。最近,DPP-4阻害薬とSGLT2阻害薬の異なる作用機序の配合剤(表2)が上市されており,患者さんの服薬負担の軽減や,服薬アドヒアランス向上に期待が持てます。

① 脱水

　SGLT2阻害薬は尿糖排泄による浸透圧利尿作用を有します。1日200～600mL程度尿量が増加するとされており,特に投与開始から約4～6週間が最も脱水に警戒すべき期間といわれています。また,SGLT2阻害薬による脱水は脳梗塞など血栓・塞栓症の発現や,皮膚障害発現の要因となる可能性が指摘されており,脱水を予防するために適度な水分補給を行うよう指導する必要があ

表3 脱水症の診断に有用なフィジカルアセスメント項目

重症度※	軽度	中等度	重度
健康時からの体重減少率	3％未満	3〜9％	10％以上
四股冷感／毛細血管再充血時間	ややあり／やや遅延	あり／遅延	かなり冷たい／かなり遅延
鼻腔口腔粘膜／ツルゴール	乾燥気味／やや低下	かなり乾燥／低下	ひどく乾燥／消失
呼吸数，様式	正常	少し遅い	荒く，深く，速い
脈拍数，脈の強さ	正常で触れる	少し速い	速く触れにくい
臥位での鎖骨上窩の陥没	平坦	少し陥没	かなり陥没
意識レベル	いつもと違う	錯乱，もうろう	ぐったり，昏睡
涙，汗（通常出る量にも）	出ている	出ているが少ない	出ていない
尿量	出ているが少ない	数時間出ない	半日以上出ない

※重症度との相関に関しては，小児では科学的根拠のレベルが高いが高齢者では低い。

〔谷口英喜：総論 栄養管理における体液状態の評価．日静脈経腸栄会誌，32（3）：1129, 2017より引用〕

ります。特に高齢者や利尿薬を併用している患者では脱水のリスクが高まるため，脱水の徴候に注意するとともに適切な水分補給を継続するよう促します。その一方で，画一的な服薬指導では水分を必要以上に摂取し，尿量が1L以上増加することもあり得ますので，排尿回数が少ない，または尿の色が濃いなどの場合に，水分補給を促す服薬指導を心がけることも重要です。ルセオグリフロジンによる循環血漿量の減少に伴う臨床検査値では，Ht値の上昇や収縮期血圧および拡張期血圧の低下傾向の報告がありますが[1]，これらの検査値は脱水以外の要因でも変動しうるため，その他の情報を含めて脱水の可能性を推論する必要があります。脱水を疑う場合は，表3に示す健康時からの体重減少率や，図に示す所見（触診による四肢末梢の冷感，口腔内の乾燥，爪毛細血管の再充血時間の遅延，皮膚の張りの低下，腋窩の乾燥など）を確認することが有用です。

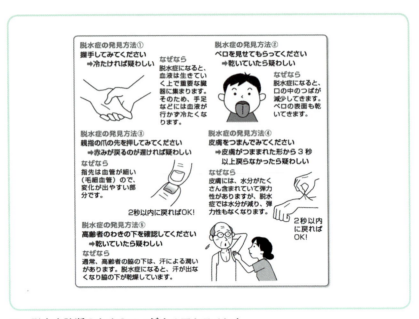

図　脱水症診断のためのフィジカルアセスメント
〔谷口英喜：イラストでやさしく解説「脱水症」と「経口補水液」のすべてがわかる本．日本医療企画，p21，2018より引用〕

2 低血糖

　SGLT2阻害薬服用中の重症低血糖の発現は，インスリンとの併用やSU薬などのインスリン分泌促進薬との併用で多いことが知られています．しかし，SGLT2阻害薬単独の治療であっても，食事摂取が不規則な場合や，激しい筋肉運動を行う場合などでは注意が必要です．一般的に低血糖の目安は血糖値70mg/dL未満とされていますが，血糖値だけではなく自覚症状やリスクを高める要因の有無（食事状況，運動状況など）を確認するとともに，あらかじめ初期症状や対処法を指導することが大切です．

3 腎機能

　SGLT2阻害薬共通の注意事項として，投与中に血清クレアチニンの上昇やeGFRの低下が生じることがあるため，腎機能を定期的に検査することとされ

表4 SGLT2阻害薬投与中の腎機能検査に関する添付文書記載

一般名（商品名）	添付文書記載（重要な基本的注意）
ルセオグリフロジン水和物（ルセフィ）	本剤投与により，血清クレアチニンの上昇又はeGFRの低下がみられることがあるので，腎機能を定期的に検査するとともに，腎機能障害患者における治療にあたっては経過を十分に観察すること。
イプラグリフロジンL-プロリン（スーグラ）	
トホグリフロジン水和物（アプルウェイ，デベルザ）	
ダパグリフロジンプロピレングリコール水和物（フォシーガ）	本剤投与中に，血清クレアチニンの上昇又はeGFRの低下がみられることがあるので，腎機能を定期的に検査すること。腎機能障害のある患者においては経過を十分に観察し，継続的にeGFRが45mL/min/1.73m^{2}未満に低下した場合は投与の中止を検討すること。
カナグリフロジン水和物（カナグル）	本剤投与により，血清クレアチニンの上昇又はeGFRの低下がみられることがあるので，腎機能を定期的に検査すること。腎機能障害患者においては経過を十分に観察し，継続的にeGFRが45mL/min/1.73m^{2}未満に低下した場合は投与の中止を検討すること。
エンパグリフロジン（ジャディアンス）	

ています（表4）。これらの検査値に注目するのはもちろんですが，定期的な検査が実施されていることを確認する必要があります。この症例では血清クレアチニン，eGFRがわずかに変化していますが，大きな問題はなさそうです。

ここを疑義照会！

▶ 脱水を起こしている可能性があることに加え，脱水のリスクが高いと考えられるため，ルセオグリフロジンの継続可否を再検討すべきではないか？

薬剤師

Aさんのご家族より，半月ほど前からふらつく様子があるとお聞きしました。体重減少，血圧低下，Ht上昇が見られており，ルセオグリフロジンによる脱水傾向が現れている可能性があるのではないかと懸念しております。また，ご家族から水分摂取を増やすのが難しいとの相談を受けており，今後も脱水のリスクが高いことが懸念されます。ルセオグリフロジンの継続についていかがでしょうか。

血算 CASE 8

医師

そうでしたか。ふらつきや水分摂取のことは知りませんでした。今回は処方を継続しますが，ふらつきの悪化や皮膚の異変があればすぐに受診するように伝えてください。

薬剤師

わかりました。患者さまのご了解を得られれば服用期間中に電話等によるモニタリングを行いたいと思います。

医師

よろしくお願いします。

💡 この症例のポイント

- SGLT2阻害薬の投与初期や高齢者では脱水の有無を確認するとともに水分摂取を促す。
- SGLT2阻害薬の投与中は，定期的に腎機能を確認する。
- SGLT2阻害薬の投与中は，体重減少，血圧の変動，Ht値を確認する。

● 文献

1) 大正製薬株式会社：ルセフィ®錠2.5mg，ルセフィ®錠5mgに係る医薬品リスク管理計画書
2) DIABETES UPDATE；実地医家のための糖尿病診療．5（3），メディカルレビュー社，2016
3) DIABETES UPDATE. 4（4），2015
4) 日本糖尿病学会：SGLT2阻害薬の適正使用に関するRecommendation（2016.5.12改訂）
5) 谷口英喜：総論 栄養管理における体液状態の評価．日静脈経腸栄会誌，32（3）：1126-1130, 2017
6) 塩原哲夫：糖尿病治療薬による新たな皮膚障害．Monthly Book Derma, 247：9-14, 2016

Memo

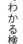

STEP 4 ケースでわかる検査値の読み方と疑義照会 CASE 8

STEP 4 ケースでわかる検査値の読み方と疑義照会

血算 CASE 9

抗リウマチ薬を投与中… チェックすべき検査値は？

72歳女性　身長155cm　体重50kg　体表面積1.47m²

Rp.1 リウマトレックス®カプセル（メトトレキサート）2mg
　　　　　　　　　　　　　　　　　　　　1回3カプセル（1日3カプセル）
　1日1回　朝食後　週1回　4日分

Rp.2 エンブレル®皮下注（エタネルセプト）50mgペン1.0mL
　　　　　　　　　　　　　　　　　　　　1回1本（1日1本）
　1日1回　週1回　4日分

項目	基準範囲	結果	項目	基準範囲	結果
WBC	$3.3〜8.6×10^3/\mu L$	1.80	T-Bil	0.4〜1.5mg/dL	0.9
Neut	40.0〜70.0%	51.4	血清Cr	0.46〜0.79mg/dL	1.02
Hb	11.6〜14.8g/dL	12.4	eGFR	90〜110mL/分/1.73m²	41.1
PLT	$158〜348×10^3/\mu L$	179	CK	41〜153U/L	—
PT-INR	0.9〜1.1	—	CRP	0.0〜0.14mg/dL	0.05
AST	13〜30U/L	20	K	3.6〜4.8mmol/L	4.1
ALT	7〜23U/L	21	HbA1c	4.9〜6.0%	—

- **前回処方**：今回と同様
- **患者からの情報**：「注射の薬が始まってから手の調子もいいですし，風邪をひいたり，体調を崩したりすることもありません。ただ最近，腎機能が少し悪くなっていると言われて，そちらが心配です」

さて，あなたはこの処方箋にどう対応しますか？

検査値をどう見るか？

白血球数 $1.8 \times 10^3/\mu L$，好中球数 $0.93 \times 10^3/\mu L$（$1.8 \times 0.514 \fallingdotseq 0.93$）と低値を示しています。一般的に白血球数 $2.0 \sim 3.0 \times 10^3/\mu L$ 未満，好中球数 $1.0 \sim 2.0 \times 10^3/\mu L$ 未満では感染リスクが高くなるとされています。この症例ではメトトレキサートによる骨髄抑制が進行し，感染症に対する抵抗力が低下していることが考えられます。また血清Cr値が1.02mg/dLと基準範囲（$0.46 \sim 0.79$mg/dL）に比べ高値を示しており，eGFRも41.1mL/分/1.73m^{2}と低下しています。このことから腎機能低下が疑われます。

処方薬をチェック！

メトトレキサート

メトトレキサートは抗体産生抑制，リンパ球増殖抑制，血管新生や滑膜増生抑制などの作用を有します。これにより関節リウマチの滑膜病変を沈静化させるとともに全身症状を改善し，関節リウマチの活動性を低下させると考えられています。

1 骨髄抑制

メトトレキサートは一定以上の濃度が持続して体内に存在することで重篤な骨髄抑制を引き起こします。骨髄抑制はしばしば致死的となるため，リスク因子（表1）を考慮したうえで過量投与にならないよう注意しなければなりません。

表1 メトトレキサート骨髄抑制リスク因子

骨髄抑制リスク因子：
腎機能障害，高齢，葉酸欠乏，多数薬剤の併用（5剤以上），
低アルブミン血症，脱水

血算 CASE ⑨

添付文書では骨髄抑制のある患者には投与禁忌とされており，4週間ごとに血液検査を行うなど患者の状態を十分に観察する必要があります。著しい白血球あるいは血小板減少がある場合には以下の判定基準を目安とし，合併症の有無なども考慮して投与の可否について判断するとされています[1]。

・白血球数＜$3.0 \times 10^3/\mu L$
・血小板数＜$50.0 \times 10^3/\mu L$

白血球数や好中球数が減少している状態では，抵抗力が弱まっており，感染症にかかりやすくなります。患者指導の際には発熱や強い倦怠感などの感冒様症状があれば，早期に医療機関を受診する必要性について伝えることが重要です。骨髄抑制発現時には休薬や減量，活性型葉酸の投与など適切な処置を行う必要があります。

② 腎機能障害

メトトレキサートは主に尿中に排泄されます。そのため，腎機能障害による排泄遅延がある場合には，投与量が少量であっても一定以上のメトトレキサートの血中濃度が一定時間（36～48時間）以上継続することにより，重篤な骨髄抑制や粘膜障害が発現します。副作用が強く現れるおそれがあることから，添付文書では腎障害のある患者には禁忌となっています (表2)。

これまでに集積された副作用報告により，死亡を含む重篤な副作用が発現した症例の多くは患者背景として腎機能障害を有することがわかっています。したがって，腎機能障害は副作用のリスク因子として最も重要であり，重篤な副作用を速やかに予見し，対応するためにはメトトレキサートの用量にかかわらず，定期的な腎機能のモニタリングが必要です。

③ 肝機能障害

肝機能障害はメトトレキサートの投与量が増えるにつれ増加する可能性がある副作用であり，また長期投与においては肝障害に関連する副作用発現率が高くなることがわかっています。今回の場合は，AST，ALT値は基準範囲内

表2　リウマトレックス®（メトトレキサート）の「警告」「禁忌」（一部抜粋）

【警告】
腎機能が低下している場合には副作用が強くあらわれることがあるため，本剤投与開始前及び投与中は腎機能検査を行うなど，患者の状態を十分観察すること。

【禁忌】
腎障害のある患者［副作用が強くあらわれるおそれがある。］

〔ファイザー株式会社：リウマトレックス®添付文書（2019年3月改訂）より引用〕

であり，肝機能は問題ないと思われます。

④ 低アルブミン血症

　メトトレキサートの約50％は血中でアルブミンと結合しています。低アルブミン血症の場合は遊離メトトレキサート濃度を高めて作用を増強させるため，骨髄抑制などの副作用が生じやすくなります[1]。肝機能障害や炎症反応により血清アルブミン値は低下する可能性があり，アルブミン値の推移にも注意が必要です。

⑤ 副作用の予防，対策

　葉酸製剤の併用は肝機能障害，消化器症状，口内炎の予防・治療および治療継続に有効とされており，必要に応じて考慮します。メトトレキサート8mg/週を超えて投与する場合や副作用リスクの高い高齢者，腎機能低下患者，血球減少がある場合においては葉酸製剤の併用が強く推奨されています[1]。副作用の予防，軽度の血球減少などの副作用発現時には葉酸製剤としてフォリアミン®を使用しますが，副作用が重篤な場合には活性型葉酸製剤ロイコボリン®を使用します。副作用の予防の場合，フォリアミン®は原則5mg/週以下をメトトレキサート最終投与の24〜48時間後に服用します。

血算 CASE ❾

📋 エタネルセプト

エタネルセプトは既存治療で効果不十分な関節リウマチに用いられる自己注射可能な完全ヒト型可溶性TNF α/LT αレセプター製剤です。ヒトTNF可溶性レセプター部分が，過剰に産生されたTNF αおよびLT αをおとりレセプターとして捕捉し，細胞表面のレセプターとの結合を阻害することで抗リウマチ作用，抗炎症作用を発揮します。

1 感染症

重篤な有害事象としては感染症が最も多く，日和見感染症の回避のため，使用時には以下の項目を満たすことが望ましいとされています[2]。

・白血球数　4.0×10^3/μL以上

・リンパ球数　1.0×10^3/μL以上

・血中 β D-グルカン陰性

感染症リスク因子 (表3) のある患者には，特に発熱や呼吸困難など症状の出現に注意し，症状があるときには早期に医療機関を受診する必要性について伝えることが重要です。

表3　感染症リスク因子

使用薬剤	肺炎のリスク因子	重篤な感染症のリスク因子
エタネルセプト	高齢 既存肺疾患 ステロイド薬併用	高齢 既存肺疾患 非重篤感染症合併 関節リウマチによる機能障害度 Class III 以上 ステロイド薬併用

〔日本リウマチ学会：関節リウマチ（RA）に対する TNF 阻害薬使用ガイドライン（2019年6月改訂版）より引用〕

142

ここを疑義照会！

▶ 腎機能低下に伴い，メトトレキサートによる骨髄抑制が強く出ている可能性がある。白血球が3.0×10³/μL未満と減少し，感染のリスクが高くなっていることから，メトトレキサート，エタネルセプトを休薬するべきではないか？

薬剤師：検査値を確認すると白血球，好中球がかなり低下しているようです。また腎機能も低下しており，リウマトレックス®による骨髄抑制の副作用が出ている可能性があります。エンブレル®も使用しており，感染症のリスクが非常に高い状態になっていると思いますが，リウマトレックス®，エンブレル®はこのまま継続でよろしいでしょうか？

医師：そうでしたか，では今回はリウマトレックス®，エンブレル®は一度休薬したいと思います。次回，早めに受診してもらい，腎機能，血球が回復しているか確認後，再開を検討します。

薬剤師：わかりました。Aさんは高齢で，腎機能も低下傾向にあるようです。今後も副作用のリスクが高いと思われますが，副作用予防のための葉酸製剤の併用もご検討いただけないでしょうか？

医師：葉酸製剤の併用についても次回検討したいと思います。発熱や強い倦怠感などの症状があった場合には当院に連絡，もしくは近医を早期に受診していただくよう患者さんへお伝えください。ありがとうございました。

血算 CASE 9

> ## この症例のポイント
>
> - メトトレキサート処方時には定期的に血液検査が実施されているか確認する
> - メトトレキサート投与中は骨髄機能，腎機能，肝機能に注意し，必要に応じて休薬の必要性を医師に確認する
> - エタネルセプトなどのTNF阻害薬を使用する際は特に感染症に注意が必要であり，感染症が疑われる発熱や呼吸困難などの症状の有無を確認する。また，患者に対しこれらの感染症が疑われる症状について教育を行い，症状発現時には早期に医療機関を受診するよう促す

● 文献

1) 日本リウマチ学会MTX診療ガイドライン策定小委員会：関節リウマチ治療におけるメトトレキサート（MTX）診療ガイドライン2016年改訂版．羊土社，2016
2) 日本リウマチ学会：関節リウマチ（RA）に対するTNF阻害薬使用ガイドライン（2019年6月改訂版）
3) ファイザー株式会社：リウマトレックス® 適正使用ガイド（2017年7月）

Memo

STEP 4

ケースでわかる検査値の読み方と疑義照会 CASE 9

STEP 4 ケースでわかる検査値の読み方と疑義照会

凝固能 CASE 10

抜歯予定のワルファリン服用患者…減量・中止の考え方は？

55歳女性　身長159cm　体重52.0kg　体表面積1.52m²

- **Rp.1** ワーファリン®錠（ワルファリン）1mg　　1回3錠（1日3錠）
  1日1回　朝食後　　　　　　　　　　　　　　7日分
- **Rp.2** レニベース®錠（エナラプリル）5mg　　　1回1錠（1日1錠）
  1日1回　朝食後　　　　　　　　　　　　　　7日分

項目	基準範囲	結果	項目	基準範囲	結果
WBC	$3.3〜8.6×10^3/\mu L$	5.5	T-Bil	0.4〜1.5mg/dL	―
Neut	40.0〜70.0%	―	血清Cr	0.46〜0.79mg/dL	0.60
Hb	11.6〜14.8g/dL	15.1	eGFR	90〜110mL/分/1.73m²	―
PLT	$158〜348×10^3/\mu L$	253	CK	41〜153U/L	76
PT-INR	0.9〜1.1	2.2	CRP	0.0〜0.14mg/dL	0.05
AST	13〜30U/L	17	K	3.6〜4.8mmol/L	4.1
ALT	7〜23U/L	10	HbA1c	4.9〜6.0%	―

- **前回処方**：ワーファリン®錠1mg　1回3錠（1日3錠）　1日1回　朝食後
- **前回検査値**：PT-INR 2.3
- **患者からの情報**：「あさって歯科で抜歯をすることになっているの。抜歯とか手術のときは出血があるから，いま飲んでいるワーファリン®は一時的に止めておいたほうがいいのよね」

さて，あなたはこの処方箋にどう対応しますか？

検査値をどう見るか？

PT-INRの基準範囲は健常人では0.85〜1.15程度ですが、ワルファリンによる治療では1.6〜3.0の維持が目標とされることが多く、70歳以上の高齢者ではより厳格に1.6〜2.6でコントロールすべきとの見解もあります。また、心臓の弁置換術後では2.5〜3.5まで高めることもあります。この症例では、静脈血栓症予防としてPT-INRが2.2と適正に管理されています。

処方薬をチェック！

ワルファリン

ワルファリンは、肝臓でビタミンK依存性凝固因子の第II（プロトロンビン）、VII、IX、X因子の生合成を抑制することにより抗凝固作用、血栓形成の予防作用を示します。ビタミンKの代謝サイクルを阻害し、ビタミンKの肝における再利用を止めることによって効果を発揮します。血液凝固能検査（トロンボテスト、プロトロンビン時間など）を行い、個々の患者の病態にあわせて治療コントロールを行います。主な対象疾患は表1のとおりです。

1 重篤な肝障害・腎障害のある患者

これらの患者ではPT-INRの延長がみられます。ビタミンK依存性凝固因子は肝臓で産生されるため、重篤な肝障害時にはこの凝固因子の産生が抑制

表1　ワルファリンの効能・効果と主な対象疾患

効能・効果	主な対象疾患
血栓塞栓症（静脈血栓症、心筋梗塞症、肺塞栓症、脳塞栓症、緩徐に進行する脳血栓症等）の治療及び予防	・深部静脈血栓症 ・肺塞栓症 ・心筋梗塞の二次予防（再梗塞、脳塞栓症等） ・心房細動における血栓塞栓症（脳塞栓症等）の予防 ・人工弁置換術後の血栓塞栓症（脳塞栓症等）の予防

〔エーザイ株式会社：Warfarin適正使用情報第3版（更新第9版）．2019より〕

凝固能 CASE ⑩

され，出血することがあります。また，ワルファリンは半減期が長く，排泄速度も遅いため，重篤な腎障害時にはさらに排泄が遅延します。したがって，ワルファリンの作用が長時間持続するため，出血の危険が増大するおそれがあります。この症例の肝機能値や腎機能値は正常であるため問題はありません。

② ワルファリン服用中の抜歯

　抗凝固療法を受けている患者は，検査・処置・手術を受けるにあたり，適切な抗凝固薬の減量・中止を行う必要があります。他方，不用意な抗凝固薬の中断は血栓症を発症させ，しばしば重篤な転帰をたどることもあるので，全身的リスクを優先した治療計画を立てる必要があります。なお，日本循環器学会の「循環器疾患における抗凝固・抗血小板療法に関するガイドライン」では，「抜歯は，ワルファリンを原疾患に対する至適治療域にコントロールしたうえで，継続下での施行が望ましい」と推奨しています (表2)[1]。また，歯

表2　抜歯や手術時の対応（ガイドラインより抜粋）

クラスⅡaとしてワルファリンや抗血小板療法継続下での抜歯が勧められる。ワルファリンを中止すると約1％の頻度で重篤な血栓塞栓症を発症する。抗凝固療法を突然中止するとリバウンド現象として一過性に凝固系が亢進し血栓塞栓症を誘発する可能性が示唆されている。このリバウンド現象の有無に関しては異論もあるが，少なくともワルファリンを中止すればワルファリン療法導入前に個々の患者が有していた凝固亢進状態が再現される可能性は高い。わが国で行われた複数の観察研究によると，PT-INR 3.0以下であればワルファリン療法継続下での抜歯も安全に行えたという。

〔日本循環器学会, 他：循環器疾患における抗凝固・抗血小板療法に関するガイドライン（2009年改訂版）. pp55-56 より〕

表3　抗血栓療法患者の抜歯（ガイドラインより抜粋）

ワルファリン服用患者で，原疾患が安定しINRが治療域にコントロールされている患者では，ワルファリンを継続投与のまま抜歯を行っても重篤な出血性合併症は起こらない。なお，肝疾患などの止血機能に影響を与えるような異常が存在する患者では注意が必要である。

〔日本有病者歯科医療学会, 他・編：科学的根拠に基づく抗血栓療法患者の抜歯に関するガイドライン（2015年改訂版）. p.20, 学術社, 2015 より〕

科領域3学会の「科学的根拠に基づく抗血栓療法患者の抜歯に関するガイドライン」においても，抜歯時にはワルファリンを減量・中止する必要はないとされています（表3）[2]。

日本人では至適治療域PT-INR 1.6〜3.0の範囲内であれば，局所止血処置を厳密に行うことにより，ワルファリン継続下での抜歯は施行可能とされています。ただし，埋伏歯（骨や歯茎の中に埋まっている歯）や粘膜骨膜弁を形成し，骨削除を行うような難抜歯に関してはエビデンスの高い論文が少ないので，慎重な対応が必要です。また，PT-INR 3.5以上ではワルファリンが効き過ぎ，脳出血や抜歯時の出血性合併症を起こす危険があります。そのため，PT-INRが3.5以上の場合，ワルファリンを処方した医師に対して，抜歯の可否につき，適正なPT-INR値であるかどうかを確認する必要があります。

③ ワルファリン継続下の抜歯におけるPT−INRの測定タイミング

ワルファリン服用患者では抜歯前にPT-INR値を確認することが必須であり，PT-INR値を参考にせずに継続下での抜歯を行うことは大変危険です。ワルファリンの効果は個人差が大きく，食事や併用薬などの影響も受けてPT-INR値が変動するため，ガイドラインでは抜歯24時間以内か少なくとも72時間前，可能なら抜歯当日のPT-INR値を確認することが推奨されています[2]。

📋 エナラプリル

① 腎機能障害時の減量

ACE阻害薬エナラプリルは高血圧と慢性心不全に対して使われますが，腎機能障害患者では初回投与量を減量する必要があります。具体的にはCcr 30mL/分以下か，血清Cr 3mg/dL以上の重篤な腎機能障害のある患者では，投与量を減らすか，または投与間隔を延ばすなど慎重に投与することが必要です。この症例では血清Cr 0.60mg/dLであり，特に減量の必要はないと考えられます。

凝固能 CASE ⑩

ここを疑義照会！

▶ 歯科で抜歯を控えているが，静脈血栓症予防のワルファリン治療によりPT-INRは2.2とコントロール良好であるため，ワルファリンは継続したままで問題ないか？

薬剤師

Aさんご本人から伺ったところ，明後日歯科で抜歯をするとのことです。ワーファリン®投与によりPT-INRは2.2と目標治療域でコントロールされています。多くは3.0以下であれば継続のまま抜歯治療は可能となっていますが，Aさんにワーファリン®を継続したまま抜歯治療をしていただくようお伝えしてもよいでしょうか？

医師

そうですね。治療経過もPT-INRのコントロールも良好ですから，ワーファリン®は継続して服薬していただくよう患者さんに伝えてください。抜歯以外の処置や手術などがあるときはまたご相談いただきましょう。

この症例のポイント

- ワルファリンや血小板凝集抑制薬が処方されていたら，必要に応じて患者からも情報を集める
- 抜歯などの小手術では出血が比較的生じにくく，ワルファリンの投与を継続して実施することが可能である
- ワルファリンの投与量設定にはPT-INRの測定が不可欠であり，変動が大きな検査値であるため定期的に検査することが必要である

● **引用文献**

1) 日本循環器学会, 他：循環器疾患における抗凝固・抗血小板療法に関するガイドライン（2009年改訂版）
2) 日本有病者歯科医療学会, 他・編：科学的根拠に基づく抗血栓療法患者の抜歯に関するガイドライン2015年改訂版. 学術社, 2015

STEP 4 ケースでわかる検査値の読み方と疑義照会

凝固能 CASE 11

ワルファリン服用患者のPT-INRが延長…何を考える？

70歳男性　身長170cm　体重73.0kg　体表面積1.84m^2

- Rp.1　ワーファリン®錠（ワルファリン）1mg　1回3錠（1日3錠）
  1日1回　夕食後　　　　　　　　　　　　　7日分
- Rp.2　アミオダロン錠100mg　　　　　　　　1回1錠（1日2錠）
  1日2回　朝夕食後　　　　　　　　　　　　7日分

項目	基準範囲	結果	項目	基準範囲	結果
WBC	3.3〜8.6×10^3/μL	6.1	T-Bil	0.4〜1.5mg/dL	—
Neut	40.0〜70.0%	—	血清Cr	0.65〜1.07mg/dL	0.62
Hb	13.7〜16.8g/dL	14.3	eGFR	90〜110mL/分/1.73m^2	97
PLT	158〜348×10^3/μL	251	CK	59〜248U/L	—
PT-INR	0.9〜1.1	2.4	CRP	0.0〜0.14mg/dL	—
AST	13〜30U/L	28	K	3.6〜4.8mmol/L	4.2
ALT	10〜42U/L	20	HbA1c	4.9〜6.0%	—

● 前回検査値（2週間前）：PT-INR 1.9
● 患者からの情報：「ワーファリン®はもう何年も飲んでいる。ここ1年くらいずっと3錠で変わらないよ。出血したこともない。検査値はいつも2前後だけど今日は少し高いね」
● お薬手帳からの情報：4週間前よりアミオダロン服用開始

さて，あなたはこの処方箋にどう対応しますか？

152

検査値をどう見るか❓

　PT-INRは2.4（ワルファリン治療中は1.6〜3.0の維持が目標とされることが多く，70歳以上の高齢者ではより厳格に1.6〜2.6とされることもある）と一般的な目標値の範囲内ですが，前回値（2週間前）と比較すると延長していることがわかります。何らかの原因でワルファリンの効果が増強していると考えられます。

処方薬をチェック❗

📋 アミオダロン

　アミオダロンはⅢ群の抗不整脈薬に分類されますが，K^+チャネルだけでなく，Ca^{2+}チャネルやNa^+チャネル，β受容体の遮断作用も有します。心室性頻拍や心室細動など重症心室不整脈の予防，また心不全や肥大型心筋症に伴う心房細動に使用されます。

① ワルファリンとの相互作用

　この症例ではアミオダロンとワルファリンを併用している点に注目する必要があります。ワルファリンとアミオダロンの併用においては，多くの場合ワルファリンの作用が増強します。重大な出血を招いた事例も報告されており，アミオダロンの添付文書にはワルファリンと併用する場合，ワルファリンを1/3〜1/2に減量し，PT（プロトロンビン時間）を厳密に監視するよう記載されています（表1）。そこで，ワルファリン服用患者へのアミオダロン初回処

表1　アミオダロンの添付文書「相互作用」

> **併用注意：ワルファリン**
> プロトロンビン時間の延長，重大なまたは致死的な出血が生じることが報告されているため，抗凝血剤を1/3〜1/2に減量し，プロトロンビン時間を厳密に監視すること。

STEP 4 ケースでわかる検査値の読み方と疑義照会

凝固能 CASE 12

他院でワルファリンを処方されているがん患者の注意点は？

68歳男性　身長170cm　体重70.0kg　体表面積1.81m²

A病院処方

Rp.1 ティーエスワン®配合OD錠（S-1）T20　　　1回3錠（1日6錠）
1日2回　朝夕食後　　　　　　　　　　　　14日分

項目	基準範囲	結果	項目	基準範囲	結果
WBC	$3.3 \sim 8.6 \times 10^3/\mu L$	6.0	T-Bil	$0.4 \sim 1.5$mg/dL	1.0
Neut	$40.0 \sim 70.0$%	50.0	血清Cr	$0.65 \sim 1.07$mg/dL	0.70
Hb	$13.7 \sim 16.8$g/dL	15.0	eGFR	$90 \sim 110$mL/分/1.73m²	85
PLT	$158 \sim 348 \times 10^3/\mu L$	200	CK	$59 \sim 248$U/L	—
PT-INR	$0.9 \sim 1.1$	—	CRP	$0.0 \sim 0.14$mg/dL	0.08
AST	$13 \sim 30$U/L	23	K	$3.6 \sim 4.8$mmol/L	4.0
ALT	$10 \sim 42$U/L	20	HbA1c	$4.9 \sim 6.0$%	—

B病院処方（1週間前）

Rp.1 ワーファリン®錠（ワルファリン）1mg　　　1回2錠（1日2錠）
1日1回　夕食後　　　　　　　　　　　　　30日分

- **お薬手帳からの情報**：胃がん術後補助化学療法でS-1を4週間内服，2週間休薬のスケジュールで内服中。B病院からは1カ月に1回のペースでワーファリン®の処方あり。直近のワーファリン®の処方は1週間前で，このときから3mg/日⇒2mg/日へ減量された
- **患者からの情報**：「B病院から1カ月に1回ワーファリン®を処方してもらっています。この前受診したとき，検査の値が少し上がっていたので3錠から2錠になりました。3錠のときはときどき歯茎から出血していました」

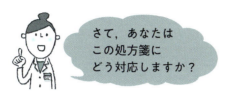

検査値をどう見るか？

血液系，腎機能，肝機能など処方箋に表示された検査値はいずれも基準範囲です。

処方薬をチェック！

S-1

S-1はフルオロウラシルのプロドラッグであるテガフールに，抗腫瘍効果の増強と副作用軽減を目的とする2つのモジュレーター（ギメラシル，オテラシルカリウム）を配合したフッ化ピリミジン系の経口抗がん薬です。胃がんや結腸・直腸がん，頭頸部がん，非小細胞肺がんなど，あらゆるがんにおいて単剤もしくは併用療法で使用されます。

1 投与中の観察項目

S-1は体表面積に応じて初回投与量を決定します。S-1の適正使用ガイドによると，検査値（腎機能，血液，肝機能など）により減量や休薬が必要であることが記載されています[1]。また，この症例の体表面積は1.81m^{2}であり，添

凝固能 CASE ⑫

付文書での初回基準量は120mg/日となります。Cockcroft-Gault式による推定Ccrは100mL/分で，血液，肝機能検査値も基準範囲であり，処方は妥当であると判断できます。

② ワルファリンとの相互作用

この症例ではS-1のほかに，別の病院でワルファリンを処方されていることに着目します。フッ化ピリミジン系抗がん薬はワルファリンとの併用でワルファリンの作用が増強することが報告されています。S-1との併用においてもワルファリンの作用が増強する報告があり[2)-4)]，添付文書の相互作用欄では併用注意とされています。そのため，両剤の併用においては定期的に血液凝固能（PT-INRなど）をモニターしながら出血傾向に十分注意し，結果に応じてワルファリンを減量・休薬するなどの対応が必要です（出血傾向でみられる症状についてはp.18参照）。またワルファリンの添付文書には，S-1以外にもカペシタビンとの併用について警告欄に記載されています。フッ化ピリミジン系以外の経口抗がん薬においてもワルファリンとの併用で出血やPT-INRの延長が添付文書に記載されており注意が必要です（表1）。

この症例の場合，S-1とワルファリンを併用していますが，A病院ではPT-INRの測定は行われていません。患者からの情報では，ワルファリンを処方しているB病院では凝固能検査を実施しているようですが，受診や処方のペー

表1　添付文書にワルファリンと併用注意の記載がある主な経口抗がん薬（一部抜粋）

- テガフール・ウラシル（ユーエフティ®）
- ドキシフルリジン（フルツロン®）
- テガフール・ギメラシル・オテラシルカリウム（ティーエスワン®）
- カペシタビン（ゼローダ®）
- イマチニブ（グリベック®）
- ゲフィチニブ（イレッサ®）
- エルロチニブ（タルセバ®）
- ソラフェニブ（ネクサバール®）

スから考えて，その頻度は多くて1カ月に1回と推察されます。また，1週間前の処方でワルファリンが減量されていることから，S-1の影響でワルファリンの作用が増強していたことが予想されます。今後はより頻回に凝固能検査を実施し，必要に応じてそのつどワルファリンの投与量の調節を行う必要があります。

このように，処方監査時は臨床検査の値が基準範囲にあるか否かを確認するだけでなく，必要な検査が適切な頻度で行われているかを確認することも重要です。「検査をしていない＝必要のない検査」とは限りません。処方内容を確認したうえで，必要な検査が実施されていない，あるいは不十分であると判断される場合は，医師へ説明し検査を依頼する必要があります。

ここを疑義照会！

▶ S-1とワルファリンを併用中。頻回に血液凝固能検査を行うべきではないか？

薬剤師

ティーエスワン®を服用されているAさんですが，1週間前，B病院でワーファリン®を減量されています。ティーエスワン®との相互作用でワーファリン®の作用が増強していたものと思われます。B病院へは1カ月に1回しか受診されないようなので，今後は貴院でもPT-INRを確認していただけないでしょうか？

医師

もう少し頻繁にPT-INRを確認したほうがよさそうですね。今後は当院でも毎回チェックするようにします。患者さんへ出血傾向について指導をお願いします。

凝固能 CASE ⑫

> ### 💡 この症例のポイント
> - ワルファリン投与中は血液凝固能検査の値だけでなく，測定日や検査の頻度も確認する
> - ワルファリンの用量変更時や相互作用の可能性のある薬剤を併用しているときは，凝固能が安定していないことがあるため，頻回に凝固能検査を行う必要がある

● 引用文献
1) 大鵬薬品工業株式会社：ティーエスワン，適正使用ガイド
2) 五十嵐弘幸，他：S-1とワルファリンの薬物相互作用についての検討．日本病院薬剤師会雑誌，45：1321-1324，2009
3) 山田孝明，他：WarfarinとS-1併用患者における血液凝固能異常の発現時期に関する検討．YAKUGAKU ZASSHI，130：955-960，2010
4) 高瀬尚武，他：UFT並びにS-1のワルファリンとの相互作用による血液凝固能変動に関する比較検討．医療薬学，39：91-97，2013

Memo

STEP 4

ケースでわかる検査値の読み方と疑義照会 CASE ⑫

STEP 4 ケースでわかる検査値の読み方と疑義照会

凝固能 CASE 13

ワルファリンからNOACに変更するときのポイントは？

45歳男性　身長168cm　体重61.0kg　体表面積1.69m²

- Rp.1　エリキュース®錠（アピキサバン）5mg　　1回1錠（1日2錠）
  1日2回　朝夕食後　　　　　　　　　　　　　7日分
- Rp.2　リシノプリル錠5mg　　　　　　　　　　1回1錠（1日1錠）
  1日1回　朝食後　　　　　　　　　　　　　　7日分
- Rp.3　アムロジピンOD錠2.5mg　　　　　　　　1回1錠（1日1錠）
  1日1回　朝食後　　　　　　　　　　　　　　7日分

項目	基準範囲	結果	項目	基準範囲	結果
WBC	3.3〜8.6×10³/μL	5.91	T-Bil	0.4〜1.5mg/dL	―
Neut	40.0〜70.0%	―	血清Cr	0.65〜1.07mg/dL	0.60
Hb	13.7〜16.8g/dL	13.3	eGFR	90〜110mL/分/1.73m²	114
PLT	158〜348×10³/μL	212	CK	59〜248U/L	―
PT-INR	0.9〜1.1	3.2	CRP	0.0〜0.14mg/dL	―
AST	13〜30U/L	14	K	3.6〜4.8mmol/L	4.1
ALT	10〜42U/L	15	HbA1c	4.9〜6.0%	―

- 前回処方：ワーファリン®錠（ワルファリン）1mg　1回3錠（1日3錠）
  1日1回　朝食後
- 患者からの情報：「ワーファリン®の検査値がなかなか安定しないため，今日から新しい薬に変えてみましょうと言われました。飲み方が1日2回に変わるんですよね？」

さて，あなたはこの処方箋にどう対応しますか？

検査値をどう見るか❓

　PT-INRが3.2と高値を示しています。ワルファリン治療中は1.6〜3.0の維持が目標とされることが多く，70歳以上の高齢者ではより厳格に1.6〜2.6でコントロールすべきとの見解もあります。この症例は45歳ですが3.0を超えており，前治療で投与されていたワルファリンの効果が強すぎることが示唆されます。

　Hb 13.3g/dLと血清Cr 0.60mg/dLが基準範囲（Hb 13.7〜16.8g/dL，血清Cr 0.65〜1.07mg/dL）よりやや低くなっていますが，処方薬との関連性を考えても特に大きな問題ではなさそうです。

✅ 処方薬をチェック❗

📋 アピキサバン

　アピキサバンは新規経口抗凝固薬（NOAC）の一つで，血液凝固活性化第X因子（FXa）を可逆的に阻害します。FXaはフィブリノゲンをフィブリンに変換する役割を担うトロンビンを生成する酵素で，血液凝固の中心的な役割を果たしていますが，アピキサバンはFXaを阻害することでトロンビン産生を抑制し，抗血液凝固作用を発揮します。

1 腎機能に関連する禁忌・減量

　アピキサバンは腎排泄性を有し，重度の腎機能障害患者では作用増強による出血性合併症のリスクがあります。そのため腎機能によって禁忌または減量が必要になります（表1）。この症例のCcrは134mL/分で腎機能正常のため，禁忌，減量基準，慎重投与のいずれにも該当しません（Ccrの計算はp.28参照）。なお，他のNOACであるダビガトラン，リバーロキサバン，エドキサバンでも腎機能により減量基準や禁忌が定められているため，NOACの処方を見たら欠かさず腎機能を確認する癖をつけましょう。

凝固能 CASE ⑬

表1　NOACの腎機能に応じた減量・禁忌

一般名（商品名）	用法・用量	腎機能に応じた減量		禁忌
ダビガトラン （プラザキサ）	1回150mg 1日2回	Ccr 30〜50mL/分	1回110mg 1日2回 を考慮	Ccr 30mL/分 未満
リバーロキサバン*1 （イグザレルト）	1回15mg 1日1回	Ccr 15〜49mL/分 （Ccr 15〜29mL/分 は投与の適否を慎重 に検討）	1回10mg 1日1回	Ccr 15mL/分 未満
アピキサバン*2 （エリキュース）	1回5mg 1日2回	次の基準の2つ以上 に該当 • 80歳以上 • 体重60kg以下 • 血清クレアチニン 　1.5mg/dL以上	1回2.5mg 1日2回	Ccr 15mL/分 未満
エドキサバン*3 （リクシアナ）	〈体重60kg超〉 1回60mg 1日1回 〈体重60kg以下〉 1回30mg 1日1回	Ccr 15mL/分以上 50mL/分以下（Ccr 15mL/分以上30mL/ 分未満は投与の適否 を慎重に判断）	1回30mg 1日1回	Ccr 15mL/分 未満

＊1：非弁膜症性心房細動患者における虚血性脳卒中および全身性塞栓症の発症抑制の場合
＊2：非弁膜症性心房細動患者における虚血性脳卒中および全身性塞栓症の発症抑制の場合
＊3：非弁膜症性心房細動患者における虚血性脳卒中および全身性塞栓症の発症抑制の場合，
　　静脈血栓塞栓症（深部静脈血栓症および肺血栓塞栓症）の治療および再発抑制の場合

② ワルファリンからの切り替え方法

　この症例では前回ワルファリンが処方されていることに注目する必要があります。添付文書では，ワルファリンからアピキサバンに切り替える場合，出血性合併症の発生を防ぐため，PT-INR 2.0未満になるのを待ってからアピキサバンを投与することが記載されています（表2）。この症例ではPT-INRが3.2であり，また患者から得た情報で，ワルファリンの効果が安定しないためにアピキサバンに切り替えたことがわかりました。

　ワルファリンからの切り替えについては他のNOACでも添付文書に注意が記載されています。一方，NOACからワルファリンに切り替える場合には，ワルファリンの治療開始初期には抗凝固作用が安定しないことから，抗凝固療法が不十分になるおそれがあります。そのためPT-INRの治療域下限を超

表2 アピキサバンの添付文書「重要な基本的注意」

> ビタミンK拮抗剤（ワルファリン）から本剤へ切り替える際には，ビタミンK拮抗剤の
> 投与を中止し，PT-INRが非弁膜症性心房細動患者では2.0未満，静脈血栓塞栓症患
> 者では治療域の下限未満となってから本剤の投与を開始すること。

表3 ワルファリンからNOACへの切り替え，NOACからワルファリンへの切り替
え時の注意点

	ダビガトラン （プラザキサ）	リバーロキサバン （イグザレルト）	アピキサバン （エリキュース）	エドキサバン （リクシアナ）
ワルファリン からNOAC への切り替え	ワルファリン中止後，PT-INR 2.0未満になったら投与開始	ワルファリン中止後，PT-INRなどが治療域の下限以下になったら投与開始*1	ワルファリンを中止後，PT-INR 2.0未満になったら投与開始*1	ワルファリン中止後，PT-INRなどが治療域の下限以下になったら投与開始
NOACから ワルファリン への切り替え	PT-INR 2.0以上（70歳以上は1.6以上）になるまでワルファリンと併用	PT-INRなどが治療域の下限を超えるまでワルファリンと併用	PT-INRが治療域の下限を超えるまでワルファリンと併用	PT-INRが治療域の下限を超えるまでワルファリンと併用*2

＊1：非弁膜症性心房細動患者における虚血性脳卒中および全身性塞栓症の発症抑制の場合
＊2：または本剤の投与終了後，PT-INRが治療域の下限を超えるまでワルファリンと非経
口抗凝固薬（ヘパリンなど）を併用

えるまでワルファリンを併用することが重要になります（表3）。

　ワルファリンやNOACを含む処方箋を応需した場合，前回処方をみて，他
剤からの切り替えなのか継続なのかを確認すること，また必要に応じて患者に
も尋ねることが大切です。

リシノプリル

1 腎機能障害時の減量

　ACE阻害薬リシノプリルは高血圧と慢性心不全に対して使われますが，腎
機能障害患者では初回投与量を減量する必要があります。具体的にはCcr
30mL/分以下か血清Cr 3mg/dL以上の重篤な腎機能障害のある患者では，投
与量を半量にするか投与間隔を延ばすなど慎重に投与することが必要です。

凝固能 CASE ⓭

この症例では前述のとおり腎機能に問題がないので減量の必要はありません。

② 高K血症

高K血症の患者では，リシノプリル投与により高K血症を増悪させるおそれがあるので，治療上やむをえない場合を除き使用は避けることとされています。この症例ではK 4.1mmol/Lと基準範囲内のため問題ないと考えられます。

📋 アムロジピン

① 肝機能障害

Ca拮抗薬アムロジピンは主に肝臓で代謝されるため，肝機能障害があると$T_{1/2}$の延長やAUCが増大し，特に高用量（10mg）では副作用発現のリスクが高まります。この症例では投与量が1日2.5mgであることや，AST，ALTがいずれも基準範囲内に収まっていることから問題ないと考えられます。

📞 ここを疑義照会！

▶ ワルファリンの作用によりPT-INRが3.2と延長している。2.0未満になってからアピキサバンを開始すべきではないか？

薬剤師

Aさんの処方について，ご本人から伺ったところ，前回までワーファリン®が処方されており，今日からエリキュース®が開始されたとのことでした。ワーファリン®からエリキュース®への切り替えではPT-INRが2.0未満になってからエリキュース®を開始することになっていますが，このままお渡ししてもよいでしょうか？

医 師

そうでしたか。ではワーファリン®は今日から中止していただいて，エリキュース®は4日後から開始するよう患者さんに伝えてください。

郵便はがき

料金受取人払郵便

神田局承認

5481

差出有効期間
2021年6月
30日まで
（切手不要）

101-8791

707

（受取人）

東京都千代田区神田猿楽町

1-5-15（猿楽町SSビル）

株式会社 **じほう** 出版局

愛読者 係 行

|||||||

			□ご自宅
□□□ - □□□□			□お勤め先

（フリガナ）
ご住所

TEL :　　　　　　　　FAX :
E-mail :　　　　　　　@

（フリガナ）
ご所属先　　　　　　　　部署名

（フリガナ）
ご芳名　　　　　　　　　　　男・女
　　　　　　　　　　　　　年齢（　　）

ご職業

客様のお名前・ご住所などの情報は、弊社出版物の企画の参考とさせていただくとともに、弊社の
品や各種サービスのご提供・ご案内など、弊社の事業活動に利用させていただく場合があります。

検査値×処方箋の読み方 第2版
よくあるケースに自信をもって疑義照会する！

ご愛読者はがき

5216

1. 本書をどこでお知りになりましたか。

□ 書店の店頭で　□ 弊社からのDMで　□ 弊社のHPで
□ 学会展示販売で　□ 知人・書評の紹介で
□ 雑誌・新聞広告で【媒体名：
□ ネット書店で【サイト名：
□ その他（

2. 本書についてのご意見をお聞かせください。

有　用　性（□ たいへん役立つ　□ 役立つ　□ 期待以下）
難　易　度（□ やさしい　□ ふつう　□ 難しい）
満　足　度（□ 非常に満足　□ 満足　□ もの足りない）
レイアウト（□ 読みやすい　□ ふつう　□ 読みにくい）
価　　　格（□ 安い　□ ふつう　□ 高い）

3. 付録「患者向け検査説明シート」へのご感想としてあてはまるものをお選びください（いくつでも）。

□ 大変役立つ　□ 役立つ　□ あまり役立たない
□ わかりやすい　□ わかりにくい　□ 数が多い　□ 数が少ない
□ その他（

4. 「患者向け検査説明シート」のインターネットダウンロードサービスを利用しましたか？

□ はい　□ いいえ　□ 今後利用する予定

5. 本書（資料のダウンロードサイトも含む）へのご意見・ご感想をご自由にお書きください。

ご協力ありがとうございました。弊社書籍アンケートのご回答全員の中から**毎月抽選で30名様に図書カード（500円分）**をプレゼントいたします。お客様の個人情報に関するお問い合わせはE-Mail：privacy@jiho.co.jpでお受けしております。

この症例のポイント

- ワルファリンやNOACが処方されていたら，前回処方を確認し，必要に応じて患者からも情報を集める
- ワルファリンからNOACへの切り替え時にはPT-INRが治療域の下限（2.0）以下になっているか確認する
- NOACの処方を見たら腎機能をチェックし，禁忌や減量基準に該当しないか確認する

STEP 4 ケースでわかる検査値の読み方と疑義照会

肝機能 CASE 14

フィブラート系薬剤投与で肝機能悪化？

56歳男性　身長173cm　体重55.0kg　体表面積1.65m²

Rp.1　アムロジン®錠（アムロジピン）5mg　　1回1錠（1日1錠）
　　　1日1回　朝食後　　　　　　　　　　　　14日分

Rp.2　リピディル®錠（フェノフィブラート）53.3mg　1回2錠（1日2錠）
　　　1日1回　夕食後　　　　　　　　　　　　　　14日分

項目	基準範囲	結果	項目	基準範囲	結果
WBC	$3.3 \sim 8.6 \times 10^3/\mu L$	5.15	T-Bil	0.4～1.5mg/dL	1.1
Neut	40.0～70.0%	—	血清Cr	0.65～1.07mg/dL	1.50
Hb	13.7～16.8g/dL	13.8	eGFR	90～110mL/分/1.73m²	40
PLT	$158 \sim 348 \times 10^3/\mu L$	187	CK	59～248U/L	121
PT-INR	0.9～1.1	1.0	CRP	0.0～0.14mg/dL	0.02
AST	13～30U/L	126	K	3.6～4.8mmol/L	4.5
ALT	10～42U/L	145	HbA1c	4.9～6.0%	—

● 前回処方：今回と同じ

● 患者からの情報：「1週間前から血圧の薬とコレステロールの薬が始まりました。薬を飲み始めて，特に気になることはないですけど…，少し体がだるいような気もします。お酒はよく飲みますけど，いままで肝臓が悪いって言われたことはありませんね」

さて，あなたはこの処方箋にどう対応しますか？

検査値をどう見るか？

　AST，ALTがそれぞれ126U/L，145U/Lと基準範囲（AST 13～30U/L，ALT 10～42U/L）より高値を示しています。前回よりフェノフィブラートの内服が開始されており，関連性が示唆されます。また，血清Cr値1.50mg/dLが基準範囲（0.65～1.07mg/dL）より高値を示しています。Ccrに換算すると約43mL/分と腎機能が低下していることがわかります。

処方薬をチェック！

フェノフィブラート

　フィブラート系薬剤は核内転写因子であるPPAR-α（peroxisome-proliferator activated receptor-α）の特異的リガンドであり，リポタンパクリパーゼ合成増加を介して，トリグリセリドリッチリポタンパクの分解を促進し，トリグリセリドおよびコレステロールを低下させます。強いトリグリセリド低下作用とHDLコレステロール増加作用を有するため，脂質異常症のなかでも高トリグリセリド血症，低HDLコレステロール血症に使用されることが多い薬剤です。

① フィブラート系薬剤による肝障害の発現

　フィブラート系薬剤のなかでも，フェノフィブラートはベザフィブラート，クリノフィブラートに比較し肝機能に影響を与えやすい薬剤です（表1）。高頻度でAST，ALT，γ-GTPの上昇を引き起こすことが報告されています。そのため，肝障害のある患者においてベザフィブラート，クリノフィブラートは「慎重投与」となっており，フェノフィブラートは「禁忌」となっています。フェノフィブラートを使用する場合は，投与開始3カ月後までは毎月，その後は3カ月ごとに肝機能検査を行うこと，ASTまたはALTが継続して正常上限の2.5倍あるいは100単位を超えた場合には投与を中止することが添付文書

肝機能 CASE ⑭

表1　フィブラート系薬剤による肝障害・筋障害の発現状況（承認時・市販後調査のデータ）

一般名 （商品名）	肝機能					筋肉
	AST上昇	ALT上昇	γ-GTP 上昇	ALP上昇	T-Bil上昇	CK上昇
フェノフィブラート （リピディル, トライコア）	7.64% 358/4,685	7.81% 366/4,685	7.18% 336/4,682	1.47% 69/4,680	0.17% 8/4,656	3.16% 144/4,551
ベザフィブラート （ベザトールSR）	0.54% 53/9,894	0.37% 37/9,894	0.04% 4/9,894	—	0.01% 1/9,894	1.02% 101/9,894
クリノフィブラート （リポクリン）	0.21% 25/11,675	0.21% 24/11,675	—	0.03% 3/11,675	—	0.10% 12/11,675

表2　フェノフィブラートの添付文書「重要な基本的注意」

本剤は肝機能および肝機能検査値に影響を及ぼすので，使用にあたっては次の点に十分留意すること。
- 肝障害を悪化させることがあるので，肝障害のある患者には投与しないこと。
- 肝機能検査値の異常変動があらわれるおそれがあるので，肝機能検査に異常のある患者または肝障害の既往歴のある患者には慎重に投与すること。
- AST，ALT，γ-GTP，LDH，ALPの上昇，黄疸，ならびに肝炎があらわれることがあるので，肝機能検査は投与開始3カ月後までは毎月，その後は3カ月ごとに行うこと。
異常が認められた場合には，減量または中止などの適切な処置を講ずるとともに，少なくとも1カ月以内に肝機能検査を実施すること。
なお，ASTまたはALTが継続して正常上限の2.5倍あるいは100単位を超えた場合には投与を中止すること。

にも明記されています（表2）。

② その他の脂質異常症治療薬による肝障害の発現

　フィブラート系薬剤以外にも，スタチン系薬剤において同様に肝機能への影響が多く報告されています（表3）。ただし，そのなかでも親水性スタチンであるプラバスタチンはその他の疎水性スタチンに比較して，肝障害の発現が低いことが報告されています[1]。

表3 代表的な脂質異常症治療薬による肝障害・筋障害の発現状況（承認時・市販後調査のデータ）

一般名 （商品名）	肝機能					筋肉
	AST上昇	ALT上昇	γ-GTP 上昇	ALP上昇	T-Bil上昇	CK上昇
スタチン						
アトルバスタチン （リピトール）	2.21% 126/5,702	3.05% 174/5,702	3.56% 203/5,702	1.25% 71/5,702	0.28% 16/5,702	2.79% 159/5,702
フルバスタチン （ローコール）	1.66% 106/6,390	2.16% 138/6,390	2.82% 180/6,390	1.24% 79/6,390	0.03% 2/6,390	1.47% 94/6,390
ロスバスタチン （クレストール）	1.36% 141/10,380	1.72% 179/10,380	0.34% 35/10,380	0.10% 10/10,380	0.05% 5/10,380	1.65% 171/10,380
シンバスタチン （リポバス）	0.59% 61/10,420	0.76% 79/10,420	0.45% 47/10,420	0.22% 23/10,420	0.08% 8/10,420	1.38% 144/10,420
ピタバスタチン （リバロ）	0.38% 79/20,807	0.48% 100/20,807	0.43% 90/20,807	0.09% 19/20,807	0.02% 5/20,807	1.36% 282/20,807
プラバスタチン （メバロチン）	0.50% 56/11,137	0.57% 64/11,137	0.30% 33/11,137	0.13% 15/11,137	0.08% 9/11,137	0.02% 2/11,137
陰イオン交換樹脂						
コレスチミド （コレバイン, コレバインミニ）	1.29% 51/3,960	0.86% 34/3,960	0.63% 25/3,960	0.38% 15/3,960	0.18% 7/3,960	0.73% 29/3,960
コレスチラミン （クエストラン）	4.21% 58/1,378	6.21% 86/1,369	—	1.66% 21/1,265	0.92% 3/325	1.03% 4/390
小腸コレステロールトランスポーター阻害薬						
エゼチミブ （ゼチーア）	2.18% 11/504	0.99% 5/504	2.58% 13/504	—	0.60% 3/504	2.18% 11/504

アムロジピン

　Ca拮抗薬であるアムロジピンは主に肝臓で代謝されるため，肝機能障害のある患者には慎重投与となっています。特に高用量（10mg）では$T_{1/2}$の延長とAUC増大により副作用の発現頻度が高くなる可能性があります。この症例は現在1日5mgですが，今後増量された場合は注意することが大切です。

肝機能 CASE 14

ここを疑義照会！

▶ フェノフィブラート開始により肝機能検査値の異常が発現した可能性が考えられる。減量・他薬への切り替えを考えるべきではないか？

薬剤師

リピディル®が処方されているAさんですが，今日のALT，ASTが高い値でした。リピディル®は肝機能障害を起こしやすい薬剤なので，その影響である可能性が考えられます。また腎機能も低下しています。肝臓や腎臓への影響が少ないプラバスタチンはいかがでしょうか？

医 師

そうでしたか。それではリピディル®を中止して，プラバスタチン10mg錠 1回1錠 1日1回 夕食後 14日分への変更をお願いします。

この症例のポイント

● フィブラート系薬剤，スタチン系薬剤の処方時は肝機能をチェックする

● 引用文献
1) 伊藤善規, 他：脂質低下剤による肝障害および筋障害について. TDM研究, 23：32-39, 2006

Memo

STEP 4 ケースでわかる検査値の読み方と疑義照会 CASE 14

| STEP 4 | ケースでわかる検査値の読み方と疑義照会 |

肝機能 CASE 15

高尿酸血症の治療開始後，3カ月検査なし……

69歳男性　身長165cm　体重62.0kg　体表面積1.68m²

Rp.1 ベンズブロマロン錠50mg　　　　1回0.5錠（1日0.5錠）
　　　1日1回　朝食後　　　　　　　　90日分

Rp.2 ロサルタンカリウム錠25mg　　　1回1錠（1日1錠）
　　　1日1回　朝食後　　　　　　　　90日分

Rp.3 クエン酸カリウム＋クエン酸ナトリウム　1回1g（1日3g）
　　　1日3回　朝昼夕食後　　　　　　90日分

● **前回処方（3カ月前）**：ベンズブロマロンおよびクエン酸カリウム＋クエン酸ナトリウムの投与が開始

項目	基準範囲	結果	項目	基準範囲	結果
WBC	3.3～8.6×10³/μL	5.45	T-Bil	0.4～1.5mg/dL	0.9
Neut	40.0～70.0%	—	血清Cr	0.65～1.07mg/dL	0.98
Hb	13.7～16.8g/dL	14.4	eGFR	90～110mL/分/1.73m²	59
PLT	158～348×10³/μL	197	CK	59～248U/L	80
PT-INR	0.9～1.1	—	CRP	0.0～0.14mg/dL	—
AST	13～30U/L	20	K	3.6～4.8mmol/L	4.4
ALT	10～42U/L	18	HbA1c	4.9～6.0%	5.7

● **患者からの情報**：「生活習慣の改善を指導されていたのですが，尿酸が下がらないから前回新しい薬が始まりました。飲み始めてから特に変わりはありませんが，今回も続けて様子をみてみましょうと言われました」

さて，あなたはこの処方箋にどう対応しますか？

174

検査値をどう見るか？

前回（3カ月前）の各検査値は基準範囲であり問題ありません。前回処方よりベンズブロマロンが開始され，投与開始前は血液検査が実施されていますが，3カ月経過した今回は実施されていません。チクロピジンやチアマゾール，テルビナフィンなど，血液検査の実施について添付文書の警告に明記されている薬剤がありますが，ベンズブロマロンもそのうちの一つです。検査値が異常を示していないかどうかの確認はもちろん必要ですが，定期的な検査が実施されていることを確認しておくことも重要です。

処方薬をチェック！

ベンズブロマロン

ベンズブロマロンは，近位尿細管に存在する尿酸トランスポーターURAT1の作用を阻害することにより尿酸の再吸収を抑制し[1]，尿酸の尿中への排泄を促進することを介して高尿酸血症を改善する，尿酸排泄促進薬の一つです。尿酸排泄低下型の高尿酸血症の治療に用いられます。

1 肝機能障害

ベンズブロマロンは因果関係の否定できない劇症肝炎が報告されており，2000年2月に緊急安全性情報が発出され，禁忌および使用上の注意が改訂，警告欄が追加されました。製薬企業の実施した「使用実態下における安全性および有効性に関する調査」の結果によると，肝障害（重篤症例）の発現率は0.09％となっています[2]。頻度はまれですが，死亡などの重篤な転機に至るケースも報告されているので注意が必要です。劇症肝炎などの重篤な肝障害は主として投与開始6カ月以内に発現することが多いため，投与開始後少なくとも6カ月間は必ず，定期的に肝機能検査を行うこととされています（表1）。製薬企業の「適正使用のお願い」には，投与から3カ月までの間に重篤な肝障

肝機能 CASE ⑮

表1　ベンズブロマロンの添付文書「警告」

> • 劇症肝炎などの重篤な肝障害が主に投与開始6カ月以内に発現し，死亡などの重篤な転帰に至る例も報告されているので，投与開始後少なくとも6カ月間は必ず，定期的に肝機能検査を行うこと。また，患者の状態を十分観察し，肝機能検査値の異常，黄疸が認められた場合には投与を中止し，適切な処置を行うこと。
> • 副作用として肝障害が発生する場合があることをあらかじめ患者に説明するとともに，食欲不振，悪心・嘔吐，全身倦怠感，腹痛，下痢，発熱，尿濃染，眼球結膜黄染などがあらわれた場合には，本剤の服用を中止し，直ちに受診するよう患者に注意を行うこと。

害が発現している症例が多いことから，目安としては投与開始3カ月までに1回以上の肝機能検査の実施を，その後の3カ月間にも1回以上の肝機能検査の実施を心がけるよう示されています[3]。なお，投与開始後6カ月以降も定期的に肝機能検査を行う必要があります。

この症例の肝機能検査値AST 20U/L（基準範囲13〜30U/L），ALT 18U/L（基準範囲10〜42U/L），T-Bil 0.9mg/dL（基準範囲0.4〜1.5mg/dL）は基準範囲ですが，肝機能検査値の異常がないこと，および定期的に肝機能検査が実施されていることを確認する癖をつけておきましょう。長期間検査が実施されていない場合や，実施されていても患者に肝障害が疑われる症状が出現している場合は，医師に確認をしておくべきでしょう。

また，患者には副作用の早期発見につなげることができるよう，肝障害が発生する可能性について説明したうえで，発生したときの症状について具体的に伝えておき，気づいたときには服用を中止し，速やかに受診するようにあらかじめ説明しておくことが大切です。

② 腎機能障害

ベンズブロマロンは尿中への尿酸排泄促進薬のため，尿量が減少しているなどの高度の腎障害患者では効果が減弱する可能性などがあるとして禁忌となっています。腎機能低下例における薬物療法については多くの議論がなされていますが，中等度の腎機能障害（30 ≦ Ccr ＜ 70mL/分）においては正常例

とほぼ同様の尿酸低下作用を示すことが報告されています[4]。この症例における Cockcroft-Gault 式による推定 Ccr は 62mL/分であり，禁忌などには該当しません。

ロサルタンカリウム

アンジオテンシンⅡ受容体拮抗薬であるロサルタンは，高血圧ならびに高血圧・タンパク尿を伴う2型糖尿病における糖尿病性腎症に対して使用されます。また，ロサルタンは腎尿細管に存在する URAT1 の作用を阻害することによって，臨床的にも尿酸値を低下させることが報告されています[5]。

1 腎機能障害，高K血症

重篤な腎機能障害がある場合では高K血症があらわれやすく，また腎機能の悪化が起きるおそれがあるので，血清 Cr が 2.5mg/dL 以上の場合は投与量を減らすなど慎重に投与することとされています。

この症例では血清 Cr 0.98mg/dL と問題がないので減量の必要はありません。また，K 4.4mmol/L と基準範囲（3.6〜4.8mmol/L）のため問題ないと考えられます。

また，2型糖尿病における糖尿病性腎症の患者では血清K上昇および血清 Cr 上昇があらわれやすいので，投与中は定期的（投与開始時：2週間ごと，安定後：月1回程度）に血液検査を実施するなど観察を十分に行うこととされています。

2 肝機能障害

主として肝臓で代謝されることから，重篤な肝障害のある患者では禁忌になっています。この症例では，AST，ALT，T-Bil は基準範囲のため問題ないと考えられます。

肝機能 CASE 15

③ 貧血

2型糖尿病における糖尿病性腎症の患者では貧血があらわれやすいので，投与中は定期的（投与開始時：2週間ごと，安定後：月1回程度）に血液検査を実施するなど観察を十分に行うこととされています。この症例ではHb 14.4g/dLと基準範囲より低下していないので問題ないと考えられます。

クエン酸カリウム＋クエン酸ナトリウム

① 高K血症

尿酸排泄促進薬が使用される場合は，尿酸結石を起こしやすいため，水分の摂取により尿量増加を促したり，尿アルカリ化薬が併用されることがあります。尿アルカリ化薬であるクエン酸カリウム＋クエン酸ナトリウムは，腎機能障害がある場合や長期間投与する場合に高K血症があらわれる可能性があります。血中のK値，腎機能などを定期的に検査し，高K血症があらわれた場合には投与を中止することとされています。この症例ではKは基準範囲に収まっていることから問題ないと考えられますが，高齢でもあり，また高尿酸血症と腎障害とは密接な関連を有していることが示されていることから，継続的な確認が必要でしょう。

ここを疑義照会！

▶ ベンズブロマロン開始後，肝機能検査が実施されていないのではないか？

薬剤師

Aさんの処方について，ベンズブロマロンが開始されてから3カ月間血液検査が行われていないようですが，今後実施の予定はありますか？　Aさんは投与が開始されてから特に変わったことはないとのことでしたが，念のため確認をさせてください。

医師

そうですね。そろそろみておく時期ですね。2週間後に検査を予定していて来院されるので，その際には肝機能に関する血液検査を実施しておきます。Aさんには食欲不振，悪心・嘔吐，全身倦怠感，黄疸，尿濃染などに気づいたら連絡するように改めて伝えておいてください。

この症例のポイント

- ベンズブロマロンの処方をみたら肝機能検査が定期的に行われているかをチェックし，必要に応じて実施を依頼する
- ベンズブロマロンの処方をみたら肝機能検査値を確認する。患者には，投与開始時に肝機能障害が起きる可能性および発現したときの自覚症状について説明し，副作用の早期発見につなげる

引用文献

1) Enomoto A, et al：Molecular identification of a renal urate anion exchanger that regulates blood urate levels. Nature, 417：447-452, 2002
2) 及川寿浩, 他：ベンズブロマロン（ユリノーム錠）の製造販売後調査；使用実態下における副作用発現状況ならびに安全性および有効性に関連する臨床検査値の推移. 痛風と核酸代謝, 35：19-30, 2011
3) 鳥居薬品株式会社：適正使用のお願い；ユリノーム錠25mg・50mgをより安全にお使い頂くために. 2011
4) 後藤祐司, 他：ベンズブロマロン（ユリノーム錠）の製造販売後調査（第二報）；使用実態下における投与量および腎機能と血清尿酸値との関連について. 痛風と核酸代謝, 36：23-31, 2012
5) 日本高血圧学会高血圧治療ガイドライン作成委員会・編：痛風・高尿酸血症. 高血圧治療ガイドライン2019, ライフサイエンス出版, pp131-132, 2019

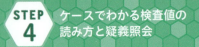

STEP 4 ケースでわかる検査値の読み方と疑義照会

肝機能 CASE 16

フェニトイン増量後にだるさと眠気…検査値はどこを見る？

28歳男性　身長165cm　体重60.0kg　体表面積1.66m²

Rp.1　デパケン®R錠（バルプロ酸ナトリウム）400mg　1回1錠（1日2錠）
　　　1日2回　朝夕食後　　　　　　　　　　　　　28日分

Rp.2　アレビアチン®散（フェニトイン）　　　　　　1回100mg（1日300mg）
　　　1日3回　朝昼夕食後　　　　　　　　　　　　28日分

項目	基準範囲	結果	項目	基準範囲	結果
WBC	$3.3〜8.6×10^3/\mu L$	6.93	T-Bil	0.4〜1.5mg/dL	3.6
Neut	40.0〜70.0%	—	血清Cr	0.65〜1.07mg/dL	1.05
Hb	13.7〜16.8g/dL	14.2	eGFR	90〜110mL/分/1.73m²	71
PLT	$158〜348×10^3/\mu L$	260	CK	59〜248U/L	—
PT-INR	0.9〜1.1	1.1	CRP	0.0〜0.14mg/dL	0.08
AST	13〜30U/L	242	K	3.6〜4.8mmol/L	4.4
ALT	10〜42U/L	211	HbA1c	4.9〜6.0%	—

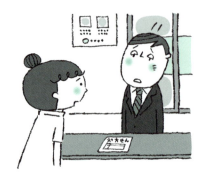

- **前々々回処方**：デパケン®R錠400mg　1回1錠（1日2錠）
　　　　　　　　　1日2回　朝夕食後　28日分
- **前々回処方**：デパケン®R錠400mg　1回1錠（1日2錠）
　　　　　　　　1日2回　朝夕食後
　　　　　　　　アレビアチン®散　1回66.7mg（1日200mg）
　　　　　　　　1日3回　朝昼夕食後　14日分
- **前回処方**：デパケン®R錠400mg　1回1錠（1日2錠）
　　　　　　　1日2回　朝夕食後
　　　　　　　アレビアチン®散　1回100mg（1日300mg）
　　　　　　　1日3回　朝昼夕食後　14日分
- **患者からの情報**：「デパケン®は昔から飲んでいます。飲む量も数年変わっていません。1カ月くらい前に3回てんかん発作が起きたのでアレビアチン®が始まりました。この前の外来で，血液のなかの薬の量を測って，その結果を見て，もうちょっと薬の量を増やしましょうと言われてアレビアチン®の量が増えました。アレビアチン®を飲み始めてからてんかん発作はありませんが，実はここ最近，少しだるくて眠気があるんです。いままで肝臓が悪いって言われたことはありません」

さて，あなたはこの処方箋にどう対応しますか？

検査値をどう見るか？

　AST，ALT，T-Bilがそれぞれ242U/L，211U/L，3.6mg/dLと基準範囲（AST 13〜30U/L，ALT 10〜42U/L，T-Bil 0.4〜1.5mg/dL）よりも高値を示しており，肝機能障害が疑われます。被疑薬としてバルプロ酸ナトリウムとフェニトインがあげられます。また，患者からの情報で，前回外来受診時にフェニトインの血中濃度測定が行われ，その結果を受けて医師の判断でフェニトインが増量された経緯が伺えます。

肝機能 CASE 16

#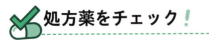

バルプロ酸ナトリウム

　バルプロ酸は各種てんかん（小発作・焦点発作・精神運動発作ならびに混合発作），およびてんかんに伴う性格行動障害（不機嫌・易怒性など）の治療，躁病および躁うつ病の躁状態の治療，片頭痛発作の発症抑制に適応を有し，全般てんかんの第一選択薬として使用されることが多い薬剤です。

1 薬物血中濃度による投与量の管理

　バルプロ酸を各種てんかんに対して使用する場合，添付文書上の用法・用量は「通常1日量バルプロ酸ナトリウムとして400〜1,200mgを1日1〜2回に分けて経口投与する。ただし，年齢・症状に応じ適宜増減」となっています。しかし，実際は薬物血中濃度を測定しながら投与量を決定していくことが多く，添付文書にも有効血中濃度が40〜120μg/mLと明記されています（「抗てんかん薬TDM標準化ガイドライン2018」では目標血中濃度は50〜100μg/mLとされています）(表1)。一般的に毒性域は200μg/mL以上とされていますが，昏睡・せん妄は100μg/mL以上で，吐き気・嘔吐・傾眠・めまい・運動失調などの副作用症状は治療濃度域でも発現することが報告されています。バルプロ酸をはじめとする抗てんかん薬は，投与量調節時，副作用発現時，服薬状況の確認，多剤併用時などに治療薬物モニタリング（TDM）の実施が推奨されています。

2 肝障害の発現

　バルプロ酸を服用している患者の10〜40％で服用後数カ月の間に一過性の軽度のトランスアミナーゼ上昇を認め，ごく一部が顕性の肝障害を起こし肝不全に陥ることが報告されています。添付文書にも，0.1〜5％の患者でAST，ALT，ALPの上昇が記載されています。また，肝障害の発現は若年者，男性，多剤併用例に多いことが報告されており，添付文書などでも肝機能の

表1　抗てんかん薬の目標血中濃度域と体内動態（成人）

薬剤名	目標血中濃度域	消失半減期	タンパク結合率
フェニトイン	10〜20μg/mL	7〜42時間	90〜95%
フェノバルビタール	10〜40μg/mL	53〜118時間	50〜60%
カルバマゼピン	4〜12μg/mL	12〜17時間	75〜90%
バルプロ酸	50〜100μg/mL	9〜19時間	80〜90%
ゾニサミド	10〜30μg/mL	50〜68時間	40%
クロバザム	30〜300ng/mL	36〜42時間	80〜90%
クロナゼパム	20〜70ng/mL	17〜60時間	85%
ラモトリギン	2.5〜15μg/mL	25〜33時間	55%
ガバペンチン	12〜20μg/mL	5〜7時間	＜3%
レベチラセタム	12〜46μg/mL	6〜8時間	＜10%
トピラマート	5〜20μg/mL	19〜23時間	15〜41%

〔日本TDM学会・編：抗てんかん薬TDM標準化ガイドライン2018. 金原出版，2018より作成〕

定期的な検査が推奨されています。

フェニトイン

1 薬物血中濃度による投与量の管理

　フェニトインは，てんかんの痙攣発作，自律神経発作，精神運動発作に対して使用されますが，前述したとおりTDMによる投与量の管理が必要な薬剤です。中毒症状としては，眼振，発作の機能活動，不随意運動の誘発，運動失調，知的能力の低下などがあり，さらに重篤例では意識障害，血圧低下，呼吸障害を生じる場合があります。

　フェニトインは投与量と血中濃度が比例しない「非線形型」の薬剤です。投与量が増えると代謝酵素が飽和し，急激に血中濃度が上昇することが知られています（図1）。また，投与量と血中濃度の関係性には個人差があるため，フェニトインを開始する場合や増量する場合は，血中濃度の推移を確認しながら少量ずつ増やしていく必要があります。場合によっては，少量の増量により血

肝機能 CASE ⓰

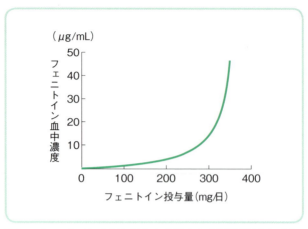

図1 フェニトインの投与量と血中濃度の「非線形性」（一例）

表2 フェニトインの添付文書

> 「重要な基本的注意」
> 連用中は定期的に肝・腎機能，血液検査を行うことが望ましい
>
> 「重大な副作用」劇症肝炎，肝機能障害，黄疸
> 劇症肝炎，著しいAST，ALT，γ-GTPの上昇などを伴う重篤な肝機能障害，黄疸があらわれることがあるので，観察を十分に行い，異常が認められた場合には，投与を中止するなど適切な処置を行うこと

中濃度が数倍に上昇し，中毒症状が発現する場合もあるので注意が必要です。

2 肝障害の発現

　抗てんかん薬のなかでも最も肝障害の報告が多く，ほぼ全例でγ-GTPの上昇，軽度の一過性のトランスアミナーゼ上昇がみられます。成人に多く発現し，服用開始後1～6週に発症する場合が多いです。黄疸発症例の50%は死亡するとの報告もあります（黄疸の鑑別についてはp.21参照）。添付文書にも肝障害に関する記載があります（表2）。

ここを疑義照会！

▶ フェニトインの増量により急激な血中濃度の上昇とそれに伴う肝機能障害が発現した可能性がある。フェニトインの減量・中止，血中濃度の確認などを考えるべきでは？

薬剤師

デパケン®とアレビアチン®が処方されているAさんですが，今日のALT，AST，T-Bilが高い値でした。2週間前からアレビアチン®を増量されていますので，それによる影響である可能性もあります。アレビアチン®は投与量と血中濃度が比例しない薬剤ですので，増量により急激に血中濃度が上昇し，肝機能異常が起きている可能性はないでしょうか？ 今日，血中濃度は測定されていますか？必要に応じて，減量や中止をする必要はありませんでしょうか？

医師

それは大変です。今日の血中濃度を確認しますね。（確認後）フェニトインが中毒域ですね。まずはフェニトインを休薬しましょう。フェニトインの血中濃度半減期はどれくらいでしたか？（薬剤師から6〜36時間程度と回答）それでは2日後に再度受診してもらいましょう。そこで血中濃度と肝機能を再度検査して判断しましょう。

この症例のポイント

- 抗てんかん薬をはじめとする肝機能に影響を与える可能性のある薬剤では，肝機能をチェックする
- 抗てんかん薬の増量・減量時は，可能であれば血中濃度の情報も確認する
- フェニトインは投与量と血中濃度（効果・副作用）が比例しない薬剤であるため，増量時は副作用発現に特に注意する必要がある

STEP 4 ケースでわかる検査値の読み方と疑義照会

肝機能 CASE 17

痛み止めでアセトアミノフェンを服用中…異常はどこに？

45歳男性　身長168cm　体重61.0kg　体表面積1.69m²

- **Rp.1** スチバーガ®錠（レゴラフェニブ）40mg　　1回4錠（1日4錠）
  1日1回　朝食後　　7日分
- **Rp.2** ヒルドイド®ローション（ヘパリン類似物質）0.3%　2本
  1日3〜4回，手足に塗布
- **Rp.3** トラムセット®配合錠　　1回1錠（1日4錠）
  1日4回　朝昼夕食後就寝前　　7日分

項目	基準範囲	結果	項目	基準範囲	結果
WBC	3.3〜8.6×10³/μL	3.48	T-Bil	0.4〜1.5mg/dL	1.6
Neut	40.0〜70.0%	68.0	血清Cr	0.65〜1.07mg/dL	0.70
Hb	13.7〜16.8g/dL	15.1	eGFR	90〜110mL/分/1.73m²	119
PLT	158〜348×10³/μL	212	CK	59〜248U/L	—
PT-INR	0.9〜1.1	—	CRP	0.0〜0.14mg/dL	0.09
AST	13〜30U/L	182	K	3.6〜4.8mmol/L	4.1
ALT	10〜42U/L	211	HbA1c	4.9〜6.0%	—

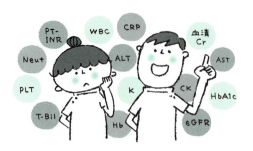

- **前回処方**：スチバーガ®，トラムセット®の用法・用量は今回と同じ。スチバーガ®は今回の処方で1コース目の3週目にあたる
- **患者からの情報**：「大腸がんの治療です。この薬は今回で3週目になります。保湿剤はしっかり使っているので手足の荒れは問題ありません。血圧も毎日測っていますが，変わりないです。ただ，手足の痺れによる痛みがときどき強くなるので，以前入院したときに処方されて残っていたカロナール®錠（アセトアミノフェン）200mgを1回に2錠ずつ使っています。1日に3～4回は使っていましたね」

さて，あなたはこの処方箋にどう対応しますか？

検査値をどう見るか？

経口抗がん薬であるレゴラフェニブを内服中の症例です。白血球減少や血小板減少など抗がん薬全般に懸念される骨髄抑制の兆候は認められません。しかし，ASTが182U/L，ALTが211U/Lと基準範囲（AST 13～30U/L，ALT 10～42U/L）よりも高値を示していることから，肝機能障害が疑われます。被疑薬としては，内服中であるレゴラフェニブとトラムセット®，疼痛時に追加内服しているアセトアミノフェンがあげられます。

処方薬をチェック！

レゴラフェニブ

レゴラフェニブは，「治癒切除不能な進行・再発の結腸・直腸がん，がん化学療法後に増悪した消化管間質腫瘍」に適応を有する経口分子標的治療薬です。用法は，3週間内服1週間休薬を1コースとする薬物です。腫瘍血管新生，腫瘍微小環境ならびに腫瘍形成に関わる複数のリン酸化酵素を阻害することで抗腫瘍効果を発揮します。用量規制因子の一つとして，肝機能障害が

肝機能 CASE ⑰

あげられます。レゴラフェニブは進行・再発の結腸・直腸がんに対して3次治療以降に使用されることから，患者背景として肝転移による肝機能障害や骨転移による疼痛，前治療のオキサリプラチンによる末梢神経障害などさまざまな合併症を有している可能性が高いと考えられます。

1 肝機能障害時の用量調節

レゴラフェニブはAST，ALTの著しい上昇を伴う肝機能障害，劇症肝炎，肝不全によって死亡に至る例が報告されています。そのため，定期的な肝機能検査の実施が推奨されており，程度によっては投与延期または中止が必要となります(表1)。この症例の場合，ASTは182U/L，ALTは211U/Lであり，1回目の施設基準値上限の5倍を上回る肝機能障害に該当することから休薬が必要となります。肝機能が回復した後は，40mg（1錠）減量して内服を再開します。

国際共同第Ⅲ相臨床試験においてレゴラフェニブ投与開始後2カ月以内に重度の肝機能障害が認められた例のほかに，投与開始後2カ月以降にも肝機能障害発現例が報告されている[1]ことから，レゴラフェニブの投与期間中は

表1 肝機能に関連したレゴラフェニブの用量調節基準

検査項目	発生回数	用量調節および処置
AST または ALT ≦施設基準値上限の5倍	回数問わず	レゴラフェニブの投与継続 AST・ALT＜上限3倍または投与前値に回復するまで肝機能検査を頻回に行う
AST または ALT 上限の5倍＜ ≦上限の20倍	1回目	AST・ALT＜上限3倍または投与前値に回復するまで休薬。回復後は40mg減量して再開。少なくとも4週間は肝機能検査を頻回に行う
	2回目	レゴラフェニブの投与を中止する
AST または ALT ＞上限の20倍	回数問わず	
AST または ALT ＞上限の3倍 かつビリルビン値＞上限の2倍	回数問わず	

188

常に肝機能障害に対して注意が必要です。

② その他の有害事象

　レゴラフェニブの用量規制因子として，肝機能障害のほかに手足症候群と高血圧があげられます。特に手足症候群は症状が出現する前からの予防が重要とされ，患者自身でその対策に取り組むことができます。手足症候群の予防には保湿剤がよく用いられるため，薬剤師は処方状況，使用目的や塗布状況の確認など，患者に対して積極的に指導する必要があります。

📋 トラムセット®

① アセトアミノフェンによる肝機能障害

　この症例ではトラムセット®錠が処方されていることにも注目する必要があります。トラマドールとアセトアミノフェンの配合剤である本剤は，今回のようにアセトアミノフェンを頓用で使用していると気づかずに1日の総投与量に達することがあります（表2）。高用量のアセトアミノフェンの使用は肝機能障害の遷延を引き起こす可能性があります。アセトアミノフェンは一部市販薬にも含まれており，疼痛時に患者の自己判断で併用される可能性が高いことから，患者には痛みの性状だけでなく市販薬使用の有無についても詳しく確認しましょう。

　また，オピオイド受容体作用薬であるトラマドールを含有しているため，悪心や便秘などの副作用や対症療法薬の使用状況についても確認が必要です。

表2　アセトアミノフェンの添付文書「警告」

- 本剤により重篤な肝機能障害が発現するおそれがあることに注意し，1日総量1,500mgを超す高用量で長期投与する場合には，定期的に肝機能等を確認するなど慎重に投与すること。
- 本剤とアセトアミノフェンを含む他の薬剤（一般用医薬品を含む）との併用によりアセトアミノフェンの過量投与による重篤な肝障害が発現するおそれがあることから，これらの薬剤との併用を避けること。

肝機能 CASE ⑰

📞 ここを疑義照会！

▶ レゴラフェニブ，アセトアミノフェンの併用によりAST，ALTが施設基準値上限の5倍を示している。レゴラフェニブの休薬を考えるべきではないか？

薬剤師

Aさんの処方について，ASTの値が182U/L，ALTの値が211U/Lと施設基準値上限の5倍を超えています。スチバーガ®の適正使用ガイドによると肝機能が改善するまで休薬が必要です。また，ご本人から伺ったところ，痺れによる痛みが増すことがあり，自宅にあったカロナール®を1回2錠，1日に3〜4回頓用で使用されているとのことでした。トラムセット®と併用することによってアセトアミノフェンの1日総投与量が増加しており，肝機能障害の一因となっている可能性があります。

医 師

そうでしたか。では，ひとまずスチバーガ®は一度中止してください。トラムセット®は痺れによる痛みの状況を確認してから調節しますので，そのまま調剤してください。鎮痛薬の調節もあるので，自宅に残っているカロナール®の服用は控えるように指導をお願いします。患者さんには，スチバーガ®の再開時期と疼痛確認のため再診日を直接連絡させていただきます。

💡 この症例のポイント

- レゴラフェニブは肝機能障害の程度に応じた休薬・減量基準があることを把握し，施設基準値上限からの逸脱の程度を確認する
- アセトアミノフェン配合薬を使用中の場合は，市販薬を含めて他のアセトアミノフェン製剤が併用されている可能性を考え，肝機能障害に注意し，痛みの状況や使用薬剤を確認する

処方監査のポイント

　肝機能障害の評価は，他の検査値のように基準値範囲より高値を示すだけではなく，基準値上限の何倍を示しているかによって薬剤の休薬，減量を判断することがあります。判断の目安として，基準値上限の3倍値・5倍値などの数値の把握は処方監査に有用です。

● 引用文献

1) Grothey A, et al：Regorafenib monotherapy for previously treated metastatic colorectal cancer (CORRECT) ; an international, multicentre, randomised, placebo-controlled, phase 3 trial. Lancet, 381：303-312, 2013

STEP 4 ケースでわかる検査値の読み方と疑義照会

肝機能 CASE 18

イマチニブ投与中に痒みを訴える患者…検査値はどこを見る？

52歳男性　身長168cm　体重61.0kg　体表面積1.69m²

- Rp.1 グリベック®錠（イマチニブ）100mg　1回5錠（1日5錠）
  1日1回　朝食後　28日分
- Rp.2 プレドニン®錠（プレドニゾロン）5mg　1回1錠（1日1錠）
  1日1回　朝食後　28日分
- Rp.3 バラクルード®錠（エンテカビル）0.5mg　1回1錠（1日1錠）
  1日1回　就寝前　28日分

項目	基準範囲	結果	項目	基準範囲	結果
WBC	$3.3～8.6×10^3/\mu L$	3.48	T-Bil	0.4～1.5mg/dL	5.1
Neut	40.0～70.0%	60.0	血清Cr	0.65～1.07mg/dL	0.70
Hb	13.7～16.8g/dL	15.1	eGFR	90～110mL/分/1.73m²	119
PLT	$158～348×10^3/\mu L$	212	CK	59～248U/L	—
PT-INR	0.9～1.1	—	CRP	0.0～0.14mg/dL	0.09
AST	13～30U/L	110	K	3.6～4.8mmol/L	4.1
ALT	10～42U/L	98	HbA1c	4.9～6.0%	—

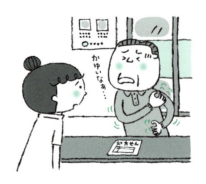

● **前回処方（1カ月前）**：グリベック®錠が1日4錠から5錠に増量（グリベック®服用開始から4カ月目）。体幹に皮疹を認めたためアレグラ®錠が処方

項目	基準範囲	結果	項目	基準範囲	結果
WBC	$3.3 \sim 8.6 \times 10^3/\mu L$	4.48	T-Bil	0.4〜1.5mg/dL	—
Neut	40.0〜70.0%	58.0	血清Cr	0.65〜1.07mg/dL	0.70
Hb	13.7〜16.8g/dL	15.6	eGFR	90〜110mL/分/1.73m^2	119
PLT	$158 \sim 348 \times 10^3/\mu L$	232	CK	59〜248U/L	—
PT-INR	0.9〜1.1	—	CRP	0.0〜0.14mg/dL	0.03
AST	13〜30U/L	—	K	3.6〜4.8mmol/L	4.2
ALT	10〜42U/L	—	HbA1c	4.9〜6.0%	—

● **患者からの情報**：「アレルギーを抑える薬で皮疹は良くならなかったです。全身に痒みがあるので，今回はステロイドを飲んでみることになりました」

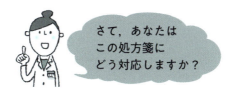

さて，あなたはこの処方箋にどう対応しますか？

検査値をどう見るか？

分子標的薬であるイマチニブを内服中の患者です。T-Bil 5.1mg/dL，AST 110U/L，ALT 98U/L と基準範囲（T-Bil 0.4〜1.5mg/dL，AST 13〜30U/L，ALT 10〜42U/L）より高値を示しており，肝機能障害が疑われます。1カ月前の検査では肝機能検査は行われていません。血清Cr 0.7mg/dL からCcrを算出すると115mL/分で，腎機能の低下は認められません。

処方薬をチェック！

イマチニブ

イマチニブは，慢性骨髄性白血病，KIT陽性消化管質腫瘍，フィラデル

肝機能 CASE ⑱

フィア染色体陽性急性リンパ性白血病などに適応を有する小分子チロシンキナーゼ阻害薬です。作用機序は，標的とするチロシンキナーゼのATP結合部位にATPと競合的に結合することでチロシンキナーゼ活性を阻害し，腫瘍細胞の増殖を抑えます。代表的な副作用として嘔気・嘔吐，骨髄抑制，浮腫・皮疹・肝障害などがあげられます。皮疹は症状が軽度の場合，抗ヒスタミン薬や副腎皮質ステロイドを使用することによって症状が軽減され，イマチニブの投与継続が可能なこともあります。イマチニブの効果・副作用は，薬物動態との関連性が認められていますので，血中濃度が定期的に測定されているか確認し，測定結果を参考に用量調節を行うことが推奨されます[1]。

① 適応症に応じた用法および用量

　適応症である慢性骨髄性白血病については，重篤な有害事象がなく，白血病に関連がない重篤な好中球減少や血小板減少が認められず，下記に該当する場合は，表1に示す用法・用量に従ってイマチニブを増量することができます。

①病状が進行した場合

②イマチニブを少なくとも3カ月以上投与しても十分な血液学的効果がみられない場合

③これまで認められていた血液学的効果がみられなくなった場合

　この症例では1日4錠から服用を開始し，前回から1日5錠に増量されていることから，効果不十分な慢性骨髄性白血病に使用されていることが考えられます。

表1 **慢性骨髄性白血病におけるイマチニブの用法・用量**

	慢性期		移行期・急性期	
	通常量	最高量	通常量	最高量
1回量	4錠	6錠	6錠	4錠
服用回数	1日1回　食後		1日1回　食後	1日2回　食後

② 肝機能障害時の投与量調節

　添付文書の重要な基本的注意には，「投与により重篤な肝機能障害があらわれることがあるので，投与開始前と投与後は1カ月ごと，あるいは患者の状態に応じて肝機能検査を行い，異常が認められた場合には減量または休薬すること」との記載があります。このように添付文書上に検査時期に関する具体的な記載があれば，薬剤の適正使用の観点から定期的な検査の実施が極めて重要になります。この症例では1カ月前に肝機能検査が測定されておらず，定期的な検査が行われていませんでした。また，今回の検査ではAST 110U/L，ALT 98U/Lと休薬基準である施設基準値上限の5倍以下ですが，T-Bilが5.1mg/dLと基準値上限の3倍以上を示しており，T-Bilが基準値上限の1.5倍未満になるまで休薬することが必要となります（表2）。

　また，T-Bilが高値になる場合，全身の掻痒感や眼球結膜黄染など黄疸の症状が認められます。この症例でも皮疹にあわせて掻痒感を認めており，黄疸の症状であることも否定できません。検査値だけでなく患者の訴えや状態の変化にも十分注意を払う必要があります。

表2　肝機能に関連したイマチニブの休薬・再開基準

検査項目	投与量調節
ビリルビン＞施設基準値上限の3倍 または ASTまたはALT＞施設基準値上限の5倍	①ビリルビンが施設基準値上限の1.5倍未満に，ASTまたはALTが施設基準値上限の2.5倍未満に低下するまで休薬 ②減量して治療を再開

📋 エンテカビル

　エンテカビルは，ウイルスがRNAからDNAへ変換される際に働く逆転写酵素を阻害する働きをもつ抗ウイルス薬で，「B型肝炎ウイルス（HBV）の増殖を伴い肝機能の異常が確認されたB型慢性肝疾患におけるHBVの増殖抑制」に適応を有しています。抗ウイルス薬の多くは腎機能にあわせて投与量の調節が必要です（表3）。この症例のCcrは115mL/分であり，エンテカビルの減

肝機能 CASE ⑱

表3　腎機能に応じたエンテカビルの用法・用量

Ccr（mL/分）	推奨投与量
50以上	0.5mgを1日に1回
30以上50未満	0.5mgを2日に1回
10以上30未満	0.5mgを3日に1回
10未満	0.5mgを7日に1回
血液透析または 持続携行式腹膜透析（CAPD）患者	0.5mgを7日に1回

量は必要ありません。

　また，エンテカビルは食事とともに投与すると吸収が低下するため，空腹時（食後2時間以降かつ食事の2時間以上前）または寝る前に処方されているかも確認しましょう。

① B型肝炎の発症抑制

　HBVキャリアや既感染者に免疫抑制療法やがん化学療法を実施することによって，HBVが再増殖することがあります。これはHBV再活性化とよばれており，伴って発症する肝炎は重篤化しやすく，肝炎治療の間は原疾患の治療が困難になるため発症の予防が重要となります。日本肝臓学会が発表している「B型肝炎治療ガイドライン」では，B型肝炎キャリアならびに既感染者におけるHBV再活性化に対し，エンテカビルの予防投与の必要性が報告されています[2]。この症例ではイマチニブと免疫抑制作用を有するプレドニゾロンを併用していることから，HBV再活性化に注意が必要です。

　また，B型肝炎の検査結果は処方箋に記載されるものではありませんが，抗がん薬や免疫抑制薬などを投与している症例では，エンテカビルが併用されている場合は，HBV再活性化の兆候を把握するため，HBV-DNA量やT-Bil，ASTやALTなどの肝機能検査を定期的に確認することが重要です。

ここを疑義照会！

▶ T-Bilが施設基準値上限の3倍以上を示している。イマチニブの休薬を考えるべきではないか？

薬剤師

Aさんの処方について，T-Bilが5.1mg/dLと施設基準値上限の3倍を超えています。添付文書によると肝機能が改善するまで休薬が必要な値です。本日は休薬でよろしいでしょうか？ また，グリベック®の血中濃度と副作用は相関するようですが，測定はされていますか？

医師

そうでしたか。それでは今週はグリベック®を中止とします。Aさんには，来週受診するようにお伝えください。その際にグリベック®の血中濃度測定も検討します。

この症例のポイント

- イマチニブが処方されていたら減量・休薬基準をチェックし，肝機能検査値の施設基準値からの逸脱程度を確認する
- 肝機能検査の間隔が適正であるか確認する
- 抗がん薬や免疫抑制薬とエンテカビルが併用されている場合は，HBV-DNA量や肝機能検査値を定期的に確認する

イマチニブの血中濃度測定

慢性骨髄性白血病の治療としてイマチニブが導入されて以来，治療成績は劇的に改善しました。イマチニブの血中濃度が1,000ng/mL以上の患者では，

肝機能 CASE ⑱

分子遺伝学的効果（MMR）および遺伝学的完全寛解（CMR）に優れることから，2012年からTDM対象薬として保険収載されました[3]。慢性骨髄性白血病の治療は長期にわたるため，患者の服薬アドヒアランスや薬物相互作用，服薬量に対して副作用が強くあらわれていないかなど，血中濃度を指標に投与量を調節することが重要です。

● 引用文献

1) Kawaguchi T, et al：Relationship between an effective dose of imatinib, body surface area, and trough drug levels in patients with chronic myeloid leukemia. Int J Hematol, 89：642-648, 2009
2) 日本肝臓学会 肝炎診療ガイドライン作成委員会・編：B型肝炎治療ガイドライン（第3.1版），2019年3月
3) 厚生労働省「診療報酬の算定方法の一部改正に伴う実施上の留意事項について」（平成24年3月5日保医発0305第1号）

Memo

STEP
4

ケースでわかる検査値の読み方と疑義照会 CASE ⑱

STEP 4 ケースでわかる検査値の読み方と疑義照会

肝機能 CASE 19

パゾパニブ投与中… チェックすべき検査値は？

72歳男性　身長163.0cm　体重64.2kg　体表面積1.69m²

- **Rp.1** ヴォトリエント®錠（パゾパニブ）200mg　　1回4錠（1日4錠）
  1日1回　起床時　　　　　　　　　　　　　　14日分
- **Rp.2** タケプロン®OD錠（ランソプラゾール）15mg　1回1錠（1日1錠）
  1日1回　朝食後　　　　　　　　　　　　　　14日分

項目	基準範囲	結果	項目	基準範囲	結果
WBC	3.3〜8.6×10³/μL	5.31	T-Bil	0.4〜1.5mg/dL	0.7
Neut	40.0〜70.0%	66.5	血清Cr	0.65〜1.07mg/dL	1.18
Hb	13.7〜16.8g/dL	14.0	eGFR	90〜110mL/分/1.73m²	47
PLT	158〜348×10³/μL	159	CK	59〜248U/L	101
PT-INR	0.9〜1.1	0.90	CRP	0.0〜0.14mg/dL	0.12
AST	13〜30U/L	62	K	3.6〜4.8mmol/L	4.2
ALT	10〜42U/L	138	HbA1c	4.9〜6.0%	—

- **前回処方との比較**：パゾパニブの用法・用量は前回と同じ。今回よりランソプラゾールを開始
- **前回検査値**：AST 41U/L，ALT 62U/L
- **患者からの情報**：「最近体がだるいような気がします。胃がむかむかすることがあると話したら，先生が胃薬を出してくれました」

さて，あなたはこの処方箋にどう対応しますか？

検査値をどう見るか❓

　AST，ALTがそれぞれ62U/L，138U/Lと基準範囲（AST 13〜30U/L，ALT 10〜42U/L）より高値を示しています。現在内服中の経口抗がん薬である，パゾパニブによる肝機能障害が疑われます。

✅ 処方薬をチェック❗

📋 パゾパニブ

　パゾパニブは，悪性軟部腫瘍，根治切除不能または転移性の腎細胞がんに対する適応を有する経口分子標的薬です。細胞増殖や血管新生に関与する複数のキナーゼを阻害することで抗腫瘍効果を発揮します。主な副作用として，肝機能障害，高血圧，悪心，下痢などが挙げられ，なかでも肝機能障害は用量規制因子の一つとなっています。処方監査時は，検査値のほかにも併用薬や用法（食事との相互作用）にも注意が必要です。

1 肝機能障害時の用量調節

　パゾパニブによる肝機能障害の発現率は28.4％と高く，定期的な肝機能検査の実施が推奨されています。また，肝機能障害が認められた場合には，減量，休薬等の処置が必要となります(表1)。減量して投与を継続する場合は，症状，重症度等に応じて200mgずつ減量することとなっています。本症例では，ALTが138U/Lと施設基準値上限の3倍を上回っており，投与継続は可能ですが，1週間ごとに肝機能検査の実施が必要となります。

2 その他の有害事象と検査値

　血清Crが1.18mg/dLと基準値（0.65〜1.07mg/dL）を上回っており，腎機能低下がみられますが，パゾパニブは腎機能によるクリアランスへの有意な影響は認められておらず，現時点で介入の必要はないと考えられます。ただ

肝機能 CASE ⑲

表1 ヴォトリエント®の肝機能検査値異常に対する休薬，減量および中止基準

肝機能検査値	処置
3.0×ULN≦ALT≦8.0×ULN	投与継続（Grade 1以下あるいは投与前値に回復するまで1週間ごとに肝機能検査を実施）
ALT＞8.0×ULN	Grade 1以下あるいは投与前値に回復するまで投与を中断し，投与を再開する場合は，400mgの投与とする。再開後，肝機能検査値異常（ALT＞3.0×ULN）が再発した場合は，投与を中止する。
ALT＞3.0×ULN，かつ総ビリルビン＞2.0×ULN（直接ビリルビン＞35%)	投与中止（Grade 1以下あるいは投与前値に回復するまで経過を観察）

Grade は NCI CTCAE による。
ULN：基準値上限

〔ノバルティスファーマ株式会社：ヴォトリエント®添付文書(2018年5月改訂)より引用〕

表2 ヴォトリエント®の併用注意より

薬剤名等	臨床症状・措置方法	機序・危険因子
プロトンポンプ阻害剤 エソメプラゾール等	エソメプラゾールとの併用により，本剤のAUCおよびCmaxがそれぞれ約40%および42%低下したとの報告があるので，プロトンポンプ阻害剤との併用は可能な限り避けること。	プロトンポンプ阻害剤が胃内の酸分泌を抑制することで，本剤の溶解度が低下し吸収が低下する可能性がある。

〔ノバルティスファーマ株式会社：ヴォトリエント®添付文書(2018年5月改訂)より引用〕

し，重度の腎機能障害患者には使用経験がなく，慎重投与となっているため，定期的なモニタリングは必要です。

③ 併用薬，食事との相互作用

　パゾパニブはプロトンポンプ阻害薬（PPI）との併用により，AUCやCmaxが低下することが報告されています。胃酸の分泌抑制によりパゾパニブの溶解度が低下し，吸収が低下するためです（表2）。そのため，PPIのみならず，制酸薬やH_2受容体拮抗薬との併用は可能なかぎり避けたほうがよいでしょう。

　また，食事との相互作用にも注意が必要です。食後に内服することで

Cmax および AUC が上昇するとの報告があるため，食事の1時間以上前または食後2時間以降に服用する必要があります。

ここを疑義照会！

▶ ALT が施設基準値上限の3倍以上に上昇している。パゾパニブによる肝機能障害が起こっているのではないか？ また，ランソプラゾールは相互作用も考え，併用は避けるべきではないか？

薬剤師

> Aさんの処方について，ALT が138U/L まで上昇しており，施設基準値上限の3倍を超えています。また，ご本人は体のだるさも感じておられるようです。ヴォトリエント®の添付文書によると，投与継続は可能ですが，1週間ごとに肝機能検査を実施することとなっています。このままお渡ししてよろしいでしょうか？
> また，今回から処方されているタケプロン®はヴォトリエント®との相互作用があるため，消化器症状に対しては胃粘膜保護薬等を使用してはいかがでしょうか？

医師

> そうでしたか。それではヴォトリエント®は減量しようかと思います。減量する場合の投与量はどれくらいですか？

薬剤師

> 添付文書では，症状，重症度に応じて200mgずつ減量することとなっています。

医師

> わかりました。ヴォトリエント®は800mgから600mgに減らしてください。来週採血をしますので，受診日はこちらから直接患者さんに連絡します。それから，消化器症状に対してはタケプロン®ではなく，レバミピド100mg錠を1回1錠，1日3回で様子をみることにします。

肝機能 CASE 19

> ### この症例のポイント
> - パゾパニブが処方されているときは，減量・休薬基準を確認し，肝機能検査値の施設基準値からの逸脱の程度を確認する
> - 肝機能検査の実施間隔が適正であるかを確認する
> - パゾパニブを使用する場合は，胃酸分泌抑制作用のある薬剤との併用や食事との相互作用にも注意する

Memo

STEP 4 ケースでわかる検査値の読み方と疑義照会

腎機能 CASE 20

ニューキノロン系抗菌薬の服用患者でチェックすべき検査値は？

40歳女性　身長160cm　体重50.0kg　体表面積1.50m²

Rp.1 レボフロキサシン錠500mg　1回1錠（1日1錠）
1日1回　朝食後　3日分

項目	基準範囲	結果	項目	基準範囲	結果
WBC	$3.3～8.6×10^3/\mu L$	7.4	T-Bil	0.4～1.5mg/dL	0.6
Neut	40.0～70.0%	51.4	血清Cr	0.46～0.79mg/dL	1.30
Hb	11.6～14.8g/dL	13.6	eGFR	90～110mL/分/1.73m²	37
PLT	$158～348×10^3/\mu L$	180	CK	41～153U/L	―
PT-INR	0.9～1.1	―	CRP	0.0～0.14mg/dL	0.1
AST	13～30U/L	14	K	3.6～4.8mmol/L	4.3
ALT	7～23U/L	8	HbA1c	4.9～6.0%	―

● 前回処方：なし
● 患者からの情報：「膀胱炎になってしまいました。これまで飲んでいるお薬はありません」

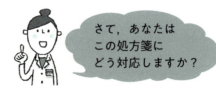

さて，あなたはこの処方箋にどう対応しますか？

検査値をどう見るか❓

血清Cr値が1.30mg/dLと基準範囲（0.46〜0.79mg/dL）に比べ高値を示しており、またeGFRも37mL/分/1.73m²と低下しています。このことから腎機能低下が疑われます。

処方薬をチェック❗

📋 レボフロキサシン

レボフロキサシンはニューキノロン系の抗菌薬です。作用機序としては、細菌のDNAの複製に必要となるDNAジャイレースを阻害することで抗菌作用を示します。抗菌薬のなかでも適応菌種が広範囲にわたり、呼吸器、耳鼻科領域、尿路感染症などに多用されます。

① 腎機能に関連する禁忌・減量

レボフロキサシンは腎排泄型の薬剤であり、腎機能の低下による血中濃度半減期の延長に伴って高い血中濃度が持続するため注意が必要です。添付文書では、Ccrに応じて用法・用量の調節が必要となることが明記されています（表1）。Cockcroft-Gault式によるこの症例の推定Ccrは45mL/分で腎機能低下がみられるため、減量の確認が必要と考えられます（Ccrの計算についてはp.27参照）。なお、ニューキノロン系抗菌薬は腎排泄型の薬剤がほとんどのた

表1　腎機能に応じたレボフロキサシンの用法・用量

腎機能 Ccr（mL/分）	用法・用量
Ccr ≧ 50	500mgを1日に1回投与する
20 ≦ Ccr < 50	初日500mgを1回、2日目以降250mgを1日に1回投与する
Ccr < 20	初日500mgを1回、3日目以降250mgを2日に1回投与する

腎機能 CASE ⑳

め，処方をみたら欠かさず腎機能を確認する癖をつけましょう。

2 レボフロキサシンの用法について

　抗菌薬の用法・用量は，その最大効果を得るため，また副作用を軽減し耐性菌の発現を防ぐため，薬物動態（PK）と薬力学（PD）の理論を用いて議論されます。PK-PD理論の観点から，抗菌薬は時間依存性と濃度依存性の2種類に分けられます。時間依存性の抗菌薬の場合，最小発育阻止濃度（MIC）の値よりも高い濃度推移を維持した時間が重要となり，濃度依存性の抗菌薬ではCmax，AUCが重要となります。抗菌薬の種類によって，その抗菌作用がどちらに依存するかが異なります。

　レボフロキサシンは濃度依存性の抗菌薬になります。現在では500mg錠，250mg錠の2規格が販売されていますが，かつては100mg錠が販売されており，通常1日300mgを1日3回の分割投与で使われていました。しかしながらPK-PD理論により，現在では有効性，耐性菌の出現抑制の観点から高用量の1日1回服用が望ましいと考えられていますので，用法・用量にも注意が必要です[1]。

ここを疑義照会！

▶ レボフロキサシンは腎排泄型の薬物。腎機能の低下がみられるため，レボフロキサシンの用量について確認が必要ではないか？

薬剤師

Aさんの処方の件ですが，推定Ccrが45mL/分と腎機能が低下しています。処方されたレボフロキサシンの用量は500mg 1日1回となっていますが，このCcrだと添付文書では2日目以降は250mg 1日1回への減量が必要です。2日目以降の減量は必要ないでしょうか？

医師　そうでしたか。では，レボフロキサシンを2日目以降は250mg錠1日1回に減量してください。

> **この症例のポイント**
> - レボフロキサシンの処方をみたら，腎機能検査が行われているかをチェックする
> - 腎機能低下があれば，レボフロキサシンの減量の必要性を医師に確認する

● 引用文献

1) Zhang J, et al：Population pharmacokinetics of oral levofloxacin 500mg once-daily dosage in community-acquired lower respiratory tract infections：results of a prospective multicenter study in China. J Infect Chemother, 15：293-300, 2009

STEP 4 ケースでわかる検査値の読み方と疑義照会

腎機能 CASE 21

高齢女性に H₂ ブロッカー… Cr は問題ないから大丈夫？

86歳女性　身長150cm　体重45kg　体表面積1.37m²

Rp.1 ファモチジン錠20mg　　　　　　　1回1錠（1日2錠）
　　　1日2回　朝夕食後　　　　　　　　7日分

Rp.2 テプレノンカプセル50mg　　　　　1回1カプセル（1日3カプセル）
　　　1日3回　朝昼夕食後　　　　　　　7日分

項目	基準範囲	結果	項目	基準範囲	結果
WBC	3.3〜8.6×10³/μL	5.35	T-Bil	0.4〜1.5mg/dL	0.6
Neut	40.0〜70.0%	—	血清Cr	0.46〜0.79mg/dL	0.68
Hb	11.6〜14.8g/dL	12.3	eGFR	90〜110mL/分/1.73m²	61
PLT	158〜348×10³/μL	211	CK	41〜153U/L	—
PT-INR	0.9〜1.1	—	CRP	0.0〜0.14mg/dL	0.03
AST	13〜30U/L	24	K	3.6〜4.8mmol/L	4.0
ALT	7〜23U/L	17	HbA1c	4.9〜6.0%	—

- **前回処方**：なし
- **患者からの情報**：「胃がムカムカしていて，市販のガスター10®が以前効いたと言ったら同じ名前のものを出してくれました」

さて，あなたはこの処方箋にどう対応しますか？

検査値をどう見るか❓

高齢であることに注意が必要です。血清Crは0.68mg/dLで基準範囲内（0.46〜0.79mg/dL）ですが、Cockcroft-Gault式によるこの症例の推定Ccrは42mL/分であり、腎機能が低下しています。一例として、表1に年齢の違いによるCockcroft-Gault式における推定Ccrを示します。

また、Crは主に筋肉で作られるため、筋肉量の多い男性は高くなる傾向にあります。一方、高齢者・女性など筋肉量が少ない患者では腎機能が低下しているにもかかわらず血清Cr値が基準範囲にとどまる場合があります。腎機能が良くて血清Cr値が低いのか、高齢で栄養状態が悪くて血清Crが低いのかの判断が必要です。

その他の検査値に異常はありません。

処方薬をチェック❗

ファモチジン

ファモチジンは消化性潰瘍治療薬の一つで、胃粘膜壁細胞のヒスタミンH₂受容体を遮断し胃酸分泌を抑制することにより、胃・十二指腸潰瘍、胃炎などの治療目的に使われます。

表1 年齢の違いによるCockcroft-Gault式における推定Ccr

患者背景	Cockcroft-Gault式における推定Ccr（mL/分）
20歳男性，体重50kg，血清Cr 1.0mg/dL	83
50歳男性，体重50kg，血清Cr 1.0mg/dL	63
70歳男性，体重50kg，血清Cr 1.0mg/dL	49
90歳男性，体重50kg，血清Cr 1.0mg/dL	35

腎機能 CASE 21

1 腎機能に関連する減量

　ファモチジンは腎排泄型の薬物であり，腎機能低下患者にファモチジンを投与すると血中未変化体濃度が上昇し尿中排泄速度が低下するので，Ccrに応じて1回投与量の減量もしくは投与間隔の調節が添付文書に明記されています[1]（表2）。この症例の推定Ccrは42mL/分のため，1段階減量が適切と考

表2　腎機能低下患者へのファモチジンの投与法

Ccr（mL/分）	投与法
Ccr ≧ 60	1回20mg　1日2回
30 < Ccr < 60	1回20mg　1日1回 1回10mg　1日2回
Ccr ≦ 30	1回20mg　2〜3日に1回 1回10mg　1日1回
透析患者	1回20mg　透析後1回 1回10mg　1日1回

表3　腎機能低下時におけるH₂受容体拮抗薬（ファモチジン以外）の減量基準

一般名 （主な商品名）	シメチジン （タガメット）	ニザチジン （アシノン）	ラニチジン （ザンタック）	ロキサチジン （アルタット）
通常用量*	800mg　分1〜2 または分4	300mg　分1〜2	300mg　分1〜2	150mg　分1〜2
1段階減量	50 > Ccr ≧ 30 600mg　分3	60 > Ccr ≧ 15 150mg　分1	70 ≧ Ccr ≧ 30 150mg　分2	60 > Ccr ≧ 15 75mg　分1
2段階減量	30 > Ccr ≧ 5 400mg　分2	15 > Ccr 75mg　分1	30 > Ccr 75mg　分1	15 > Ccr 37.5mg　分1
3段階減量	5 > Ccr 200mg　分1			
HD（透析）	200mg　分1, 24時間ごと HD後	75mg　分1 または150mgを 週3回HD後	75mg　分1 または150mgを 週3回HD後	37.5mg　分1 または75mgを 週3回HD後

＊：急性胃炎，慢性胃炎の急性増悪期の胃粘膜病変の改善においては通常用量が異なる。
　　ラフチジン（プロテカジン®）は腎排泄寄与が20%程度であり，腎機能低下による減量の必要はないが，透析患者では非透析時の最高血中濃度が健康人の約2倍に上昇することが報告されているため，低用量から慎重に投与すること。投与量は5〜10mg1日1〜2回となっている。
〔各薬剤の添付文書／秋澤忠男，他・監：腎機能別薬剤投与量POCKETBOOK 第2版．じほう，2018より〕

212

えられます。H₂受容体拮抗薬ではファモチジン以外でも減量基準が設けられているので(表3)，腎機能低下患者にH₂受容体拮抗薬が処方されていた場合は注意する必要があります。

📋 テプレノン

テプレノンは消化性潰瘍治療薬で，①粘膜保護作用，②粘膜血流量増加作用，③胃粘膜プロスタグランジンE₂，プロスタグランジンI₂生合成促進作用をあわせもちます。腎排泄型の薬剤ではないため，腎機能に関する減量は必要ないと考えられます。

📞 ここを疑義照会！

▶ **ファモチジンは腎排泄型の薬物。腎機能の低下がみられるため，ファモチジンの用法・用量を確認する必要があるのではないか？**

薬剤師

Aさんの処方の件でお電話しました。Aさんの血清Cr値は正常範囲内ですが，高齢女性のためCcrが42mL/分と腎機能低下を認めます。ファモチジンが1回20mg 1日2回の処方となっていますが，添付文書上，Ccrが30＜Ccr＜60mL/分では1回20mg 1日1回，または1回10mg 1日2回への減量となっています。このままお渡ししてもよいでしょうか？

医師

そうでしたか。では，ファモチジンを1回20mg 1日1回へ変更してください。連絡ありがとうございました。

腎機能 CASE 21

この症例のポイント

- ファモチジンの処方をみたら腎機能をチェックし，減量基準に該当しないか確認する
- 特に高齢者では，血清Crが正常範囲内であっても腎機能が低下している場合があることを押さえておく

● 引用文献

1) Inotsume N, et al：Pharmacokinetics of famotidine in elderly patients with and without renal insufficiency and in healthy young volunteers. Eur J Clin Pharmacol, 36：517-520, 1989

Memo

STEP 4

ケースでわかる検査値の読み方と疑義照会　CASE 21

STEP 4 ケースでわかる検査値の読み方と疑義照会

腎機能 CASE 22

高尿酸血症治療薬の服用患者の注意点は？ 相互作用は？

50歳男性　身長165cm　体重60kg　体表面積1.66m²

Rp.1 ザイロリック®錠（アロプリノール）100mg　1回1錠（1日2錠）
　　　1日2回　朝夕食後　　　　　　　　　　　　14日分
Rp.2 イムラン®錠（アザチオプリン）50mg　　　　1回1錠（1日1錠）
　　　1日1回　朝食後　　　　　　　　　　　　　14日分

項目	基準範囲	結果	項目	基準範囲	結果
WBC	$3.3〜8.6×10^3/\mu L$	5.91	T-Bil	0.4〜1.5mg/dL	—
Neut	40.0〜70.0%	48.7	血清Cr	0.65〜1.07mg/dL	1.50
Hb	13.7〜16.8g/dL	13.3	eGFR	90〜110mL/分/1.73m²	41
PLT	$158〜348×10^3/\mu L$	212	CK	59〜248U/L	—
PT-INR	0.9〜1.1	—	CRP	0.0〜0.14mg/dL	—
AST	13〜30U/L	14	K	3.6〜4.8mmol/L	—
ALT	10〜42U/L	15	HbA1c	4.9〜6.0%	—

● 前回処方との比較：今回よりザイロリック®が追加
● 患者からの情報：「尿酸値が上がっているから，尿酸を下げる薬を増やすと言われました」

さて，あなたはこの処方箋にどう対応しますか？

検査値をどう見るか❓

血清Cr値が1.50mg/dLと基準範囲(0.65〜1.07mg/dL)よりやや高値を示しています。Ccrに換算すると50mL/分と腎機能が低下していることがわかります。腎機能に応じて薬の投与量を調節する必要があります。

処方薬をチェック❗

📋 アロプリノール

1 腎機能障害時の減量

アロプリノールの活性代謝物であるオキシプリノールは主に腎臓から排泄されますが、腎機能が低下した患者に投与すると活性代謝物の排泄が遅延し、高い血中濃度が持続するので、副作用が発現しやすくなります。このため、アロプリノールの投与量を減量したり、投与間隔を延長することが必要です(表1)。

表1 腎機能に応じたアロプリノールの使用量の目安

腎機能	アロプリノール投与量
Ccr＞50mL/分	100〜300mg/日
30mL/分＜Ccr≦50mL/分	100mg/日
Ccr≦30mL/分	50mg/日
血液透析施行例	透析終了時に100mg
腹膜透析施行例	50mg/日

〔日本痛風・核酸代謝学会ガイドライン改訂委員会:高尿酸血症・痛風の治療ガイドライン 第3版,メディカルレビュー社, p119, 2018より〕

2 薬物相互作用の確認

併用薬がある場合は、必ず相互作用の有無を確認して適切な措置を行います。表2にアロプリノールとの相互作用に注意すべき薬剤を示します。

腎機能 CASE ㉒

表2　アロプリノールの薬物相互作用

機序	薬剤名など	臨床症状・措置方法
キサンチンオキシダーゼ阻害	メルカプトプリン，アザチオプリン	骨髄抑制などの副作用増強のため，1/3〜1/4に減量
	キサンチン系薬剤（テオフィリンなど）	キサンチン系薬剤（テオフィリンなど）の血中濃度が上昇するため，投与量に注意
	ジダノシン	ジダノシンのCmax・AUC上昇のため，投与量に注意
肝薬物代謝酵素阻害	クマリン系抗凝血薬	クマリン系抗凝血薬の作用増強のため，凝固能の変動に注意
	シクロホスファミド	骨髄抑制などの副作用に注意
	シクロスポリン	シクロスポリンの血中濃度上昇のため，投与量に注意
	フェニトイン	フェニトインの血中濃度上昇のため，投与量に注意
その他	ビダラビン	ビダラビンの代謝阻害により，副作用に注意
	クロルプロパミド	尿細管分泌の競合による作用増強のため，投与量に注意

📋 アザチオプリン

① 薬物相互作用の確認

　アザチオプリンは，①腎移植・肝移植・心移植・肺移植における拒絶反応の抑制，②ステロイド依存性のクローン病の寛解導入および寛解維持，③ステロイド依存性の潰瘍性大腸炎の寛解維持，④治療抵抗性のリウマチ性疾患の治療に使われています。アロプリノールとは併用注意となっていますが，この理由は，アロプリノールがアザチオプリンの代謝酵素であるキサンチンオキシダーゼを阻害することで，アザチオプリンの代謝物である6-メルカプトプリンの血中濃度が上昇し，骨髄抑制などの副作用を増強するためです。そのため，アロプリノールとアザチオプリンを併用する場合は，アロプリノールの投与量を通常の1/3〜1/4に減量することになっています（表2）。

218

ここを疑義照会！

▶ 血清Crが上昇しており腎機能低下が考えられる。また，アザチオプリンと併用することから，相互作用も考えアロプリノールの減量を提案すべきではないか？

薬剤師

Aさんの処方について，Ccrが50mL/分でしたのでザイロリック®の減量が必要と考えます。高尿酸血症・痛風の治療ガイドライン[1]では，30mL/分＜Ccr≦50mL/分の場合は100mg/日が目安です。また，イムラン®とは併用注意となっており，投与量を通常の1/3〜1/4に減量することとなっています。そのため，100mg/日よりさらに減量して開始することが望ましいかもしれません。

医師

ご連絡ありがとうございます。イムラン®と併用注意とは知りませんでした。それではザイロリック®を1日1回 朝食後 50mgへ減量してください。患者さんへの説明をお願いします。

この症例のポイント

- アロプリノールが処方されたら腎機能をチェックし，減量基準に該当しないか確認する
- アロプリノールでは腎機能低下時に認められる重篤な副作用として，骨髄抑制や皮膚過敏反応，肝機能障害などがある
- アロプリノールは薬物相互作用が多いため，必ず併用薬との相互作用がないか確認を行う

● 引用文献

1) 日本痛風・核酸代謝学会ガイドライン改訂委員会：高尿酸血症・痛風の治療ガイドライン第3版．メディカルレビュー社，2018

STEP 4 ケースでわかる検査値の読み方と疑義照会

腎機能 CASE 23

帯状疱疹患者にバラシクロビル… チェックすべき検査値は？

70歳男性　身長168cm　体重60.0kg　体表面積1.68m²

Rp.1 バラシクロビル錠500mg　　　　　　1回2錠（1日6錠）
　　　 1日3回　朝昼夕食後　　　　　　　　7日分

Rp.2 アセトアミノフェン錠200mg　　　　1回2錠（1日6錠）
　　　 1日3回　朝昼夕食後　　　　　　　　7日分

項目	基準範囲	結果	項目	基準範囲	結果
WBC	3.3〜8.6×10³/μL	8.93	T-Bil	0.4〜1.5mg/dL	0.6
Neut	40.0〜70.0%	—	血清Cr	0.65〜1.07mg/dL	1.50
Hb	13.7〜16.8g/dL	14.2	eGFR	90〜110mL/分/1.73m²	37
PLT	158〜348×10³/μL	212	CK	59〜248U/L	—
PT-INR	0.9〜1.1	—	CRP	0.0〜0.14mg/dL	1.5
AST	13〜30U/L	12	K	3.6〜4.8mmol/L	4.1
ALT	10〜42U/L	14	HbA1c	4.9〜6.0%	—

- **前回処方**：なし
- **患者からの情報**：「数日前から背中にピリピリした痛みはあったのですが，昨日から背中にブツブツができました。病院へ行ったら帯状疱疹と言われました。いまも痛みはあります」

さて，あなたはこの処方箋にどう対応しますか？

検査値をどう見るか❓

血清Cr値が1.50mg/dLと基準範囲(0.65〜1.07mg/dL)に比べ高値を示しており，またeGFRも37mL/分/1.73m^{2}と低下しています。このことから腎機能低下が疑われます。Cockcroft-Gault式によるこの症例の推定Ccrは39mL/分と算出されます。

白血球数が$8.93 \times 10^3/\mu L$（基準範囲$3.3 \sim 8.6 \times 10^3/\mu L$），CRPが1.5mg/dL（基準範囲0.0〜0.14mg/dL）とやや高くなっていますが，帯状疱疹の影響を反映しているものと考えられます。

✅ 処方薬をチェック❗

📋 バラシクロビル

バラシクロビルはアシクロビルのプロドラッグであり，小腸上皮細胞に存在するペプチドトランスポーター(PEPT1)を介して効率良く吸収されます[1]。上皮細胞内で速やかにアシクロビルへ変換され抗ウイルス効果を発揮します。適応症としては単純疱疹，帯状疱疹，水痘，造血幹細胞移植治療における単純疱疹の発症抑制，性器ヘルペスの再発抑制があります。

① 腎機能に関連した用量，投与間隔

バラシクロビルの活性代謝物であるアシクロビルは，腎有機アニオントランスポーターOAT1を介して循環血流から除去される腎排泄型の薬剤であり[2]，腎障害のある患者，高齢者では血中濃度が高く推移し，めまい，頭痛，意識低下などの精神神経系の副作用のリスクがあるため，慎重投与となっています。添付文書にはCcrに応じた投与量や投与間隔が記載されています（表1）。この症例の推定Ccrは39mL/分で腎機能が低下しているため，用法・用量の調節を要します。他の抗ヘルペスウイルス薬も腎機能に応じて減量が必要となるため，腎機能を確認する癖をつけましょう。

腎機能 CASE ㉓

表1　バラシクロビルの適応と腎機能に応じた減量

	Ccr（mL/分）			
	≧50	30〜49	10〜29	＜10
単純疱疹／造血幹細胞移植における単純ヘルペスウイルス感染症（単純疱疹の発症抑制）	500mgを12時間ごと	500mgを12時間ごと	500mgを24時間ごと	500mgを24時間ごと
帯状疱疹／水痘	1,000mgを8時間ごと	1,000mgを12時間ごと	1,000mgを24時間ごと	500mgを24時間ごと
性器ヘルペスの再発抑制	500mgを24時間ごと*1	500mgを24時間ごと*1	250mgを24時間ごと*2	250mgを24時間ごと*2

＊1：HIV感染症の患者（CD4リンパ球数100/mm³以上）には500mgを12時間ごと
＊2：HIV感染症の患者（CD4リンパ球数100/mm³以上）には500mgを24時間ごと

表2　バラシクロビルの添付文書「重要な基本的注意」

- 意識障害などがあらわれることがあるので，自動車の運転など，危険を伴う機械の操作に従事する際には注意するよう患者に十分に説明すること。なお，腎機能障害患者では，特に意識障害などがあらわれやすいので，患者の状態によっては従事させないよう注意すること。
- 腎障害のある患者または腎機能が低下している患者，高齢者，水痘患者などの脱水症状を起こしやすいと考えられる患者では，本剤の投与中は適切な水分補給を行うこと。

② 副作用の特徴

　めまい，頭痛，意識低下などの精神神経系の症状は，高齢者など腎機能が低下している患者で生じやすいため，自動車の運転などの確認が必要です。脱水症状を起こしやすいと考えられる患者は，適切な水分補給の指導もあわせて行う必要があります（表2）。

📋 アセトアミノフェン

① 腎機能障害時の鎮痛薬の処方

　帯状疱疹に伴う疼痛に対し，しばしば鎮痛薬が処方されます。この症例では腎機能が低下しているため，アセトアミノフェンが処方されたと考えられます。一般的にアセトアミノフェンはNSAIDsとは異なり，シクロオキシゲ

ナーゼ(COX)-1，COX-2を阻害しないことから，腎障害が少ないと考えられています。一方で，アセトアミノフェンも長期使用により腎機能低下のリスクとなりうるので注意が必要です。NSAIDsを使用する場合は腎血流量の低下など，さらに腎障害のリスクが高まる可能性があるため注意が必要です。

ここを疑義照会！

▶ **バラシクロビルは腎排泄型の薬物。腎機能の低下がみられるため，減量や投与間隔の調節が必要ではないか？**

薬剤師

> Aさんですが，ご本人より帯状疱疹と伺いました。推定Ccrが39mL/分と腎機能が低下しています。バラシクロビルは腎排泄型の薬物なので減量が必要と考えられますが，1回1,000mgを1日2回に変更する必要はないでしょうか？

医師

> そうでしたね。それでは1回1,000mgを1日2回 朝夕食後に変更しましょう。

この症例のポイント

- 抗ヘルペスウイルス薬は適応症によって用法・用量が異なるため，使用目的や病名について患者からも情報収集を行う
- 抗ヘルペスウイルス薬の処方をみたら腎機能をチェックし，減量や投与間隔の調節を要しないか確認する

● 引用文献

1) Terada T, et al：Peptide transporters： structure, function, regulation and application for drug delivery. Curr Drug Metab, 5：85-94, 2004
2) Takeda M, et al：Human organic anion transporters and human organic cation transporters mediate renal antiviral transport. J Pharmacol Exp Ther, 300：918-924, 2002

STEP 4 ケースでわかる検査値の読み方と疑義照会

腎機能 CASE 24

腎機能に応じて減量が必要なDPP-4阻害薬は？

70歳男性　身長160cm　体重52.3kg　体表面積1.53m²

Rp.1 ジャヌビア®錠（シタグリプチン）50mg　1回2錠（1日2錠）
　　　1日1回　朝食後　　　　　　　　　　　　　90日分

Rp.2 リピトール®錠（アトルバスタチン）5mg　1回1錠（1日1錠）
　　　1日1回　夕食後　　　　　　　　　　　　　90日分

項目	基準範囲	結果	項目	基準範囲	結果
WBC	3.3～8.6×10³/μL	7.46	T-Bil	0.4～1.5mg/dL	0.9
Neut	40.0～70.0%	58.3	血清Cr	0.65～1.07mg/dL	1.30
Hb	13.7～16.8g/dL	14.1	eGFR	90～110mL/分/1.73m²	43
PLT	158～348×10³/μL	233	CK	59～248U/L	33
PT-INR	0.9～1.1	―	CRP	0.0～0.14mg/dL	―
AST	13～30U/L	21	K	3.6～4.8mmol/L	3.9
ALT	10～42U/L	24	HbA1c	4.9～6.0%	6.5

- 前回処方：今回と同じ
- 前回検査値：血清Cr 0.85mg/dL
- 患者からの情報：「薬の内容は前回と一緒です。先生から『今回は腎臓の機能が少し低下している』と言われました」

さて，あなたはこの処方箋にどう対応しますか？

検査値をどう見るか？

血清Cr値が1.30mg/dLと基準範囲(0.65〜1.07mg/dL)に比べ高値を示しており，またeGFRも43mL/分/1.73m²と低下しています。このことから腎機能低下が疑われます。Cockcroft-Gault式によるこの症例の推定Ccrは39mL/分と算出されます。

また，シタグリプチン服用中であり，HbA1cが6.5%(基準範囲4.9〜6.0%)であることから糖尿病が疑われます(糖尿病の診断についてはp.44参照)。

処方薬をチェック！

シタグリプチン

シタグリプチンはDPP-4阻害薬の一つです。インクレチン分解に関わるDPP-4を阻害することによりインクレチン濃度を上昇させ，インスリン分泌を促進することにより血糖値を下げる薬物です。また，インクレチンは血糖依存的にインスリン分泌を促すため，DPP-4阻害薬の単剤投与では低血糖が出にくいとされています(低血糖についてはp.46参照)。

1 腎機能に関連する禁忌・減量

シタグリプチンは腎排泄型の薬物のため，腎機能によって減量が必要になります(表1)。一方，DPP-4阻害薬のなかには，肝代謝型や胆汁排泄型の薬剤もあるため確認が必要です(表2)。DPP-4阻害薬の処方をみたら，まず腎排泄型であるかどうかを確認し，腎機能に応じた適切な用量であるかを確認しましょう(表3)。

アトルバスタチン

1 腎機能障害時の注意点

アトルバスタチンなどのスタチン系薬剤は，腎機能障害の患者では横紋筋

腎機能 CASE 24

表1 シタグリプチンの腎機能に応じた減量（＊：Ccrにおおむね相当する値）

腎機能障害	Ccr（mL/分） 血清Cr値（mg/dL）＊	通常投与量	最大投与量
中等度	30≦Ccr＜50 男性：1.5＜Cr≦2.5 女性：1.3＜Cr≦2.0	25mg 1日1回	50mg 1日1回
重度 末期腎不全	Ccr＜30 男性：Cr＞2.5 女性：Cr＞2.0	12.5mg 1日1回	25mg 1日1回

表2 DPP-4阻害薬における代謝・排泄経路

	薬剤名
腎排泄型薬剤	シタグリプチン，アログリプチン，サキサグリプチン，アナグリプチン，トレラグリプチン，オマリグリプチン
肝代謝型薬剤	ビルダグリプチン
腎排泄・肝代謝型薬剤	テネリグリプチン
胆汁排泄型薬剤	リナグリプチン

表3 DPP-4阻害薬の腎機能・肝機能による用量調節

薬剤名 （商品名）	用法・用量	中等度 （30≦Ccr＜50）	高度 （Ccr＜30，透析）	肝機能 障害患者
シタグリプチン （ジャヌビア グラクティブ）	50mg/日　1日1回 （最大100mg/回）	慎重投与 25mg/回　1日1回 （最大50mg/回）	慎重投与 12.5mg/回　1日1回 （最大25mg/回）	―
アログリプチン （ネシーナ）	25mg/回　1日1回	慎重投与 12.5mg/回　1日1回	慎重投与 6.25mg/回　1日1回	―
ビルダグリプチン （エクア）	50mg/回　1日2回 または 50mg/回　1日1回	慎重投与 50mg/回 1日1回を慎重投与		重度：禁忌 その他：慎重投与
サキサグリプチン （オングリザ）	5mg/回　1日1回	慎重投与 2.5mg/回　1日1回		―
リナグリプチン （トラゼンタ）	5mg/回　1日1回	減量不要	減量不要	―
テネリグリプチン （テネリア）	20mg/回　1日1回 （最大40mg/回）	減量不要	減量不要	高度：慎重投与
アナグリプチン （スイニー）	100mg/回　1日2回 （最大200mg/回）	減量不要	慎重投与 100mg/回　1日1回	―
トレラグリプチン （ザファテック）	100mg/回　週1回	慎重投与 50mg/回　週1回	禁忌	―
オマリグリプチン （マリゼブ）	25mg/回　週1回	減量不要	慎重投与 12.5mg/回　週1回	―

融解症のリスクが高まるため慎重投与となっています。このため筋痛やCK上昇などの症状に注意が必要です。この症例では筋痛には注意が必要ですが，CKは33U/Lと基準範囲（59〜248U/L）に比べ低値のため問題ないと考えられます（横紋筋融解症についてはp.31，p.259参照）。

ここを疑義照会！

▶ **シタグリプチンは腎排泄型の薬物。患者は腎機能の低下がみられるため減量が必要ではないか？**

薬剤師

Aさんの処方について，処方内容は前回と同様ですが，血清Crが上昇し，推定Ccrは39mL/分で腎機能が低下しています。ジャヌビア®は腎排泄型の薬物のため，Ccrが30〜50mL/分の患者では1日1回25mg，最大1日1回50mgが推奨されています。現在は1日1回100mgとなっていますが，このままお渡ししてよろしいでしょうか？

医　師

そうでしたか。ではジャヌビア®は1日1回50mgへ変更をお願いします。患者さんにも薬の量が減ることを伝えてください。

この症例のポイント

- DPP-4阻害薬が処方されていたら，腎排泄型なのか肝代謝型や胆汁排泄型なのかを把握する
- 腎機能をチェックし，DPP-4阻害薬の禁忌や減量基準に該当しないか確認する

STEP 4 ケースでわかる検査値の読み方と疑義照会

腎機能 CASE 25

抗アレルギー薬が処方変更… 注意点はどこ？

70歳男性　身長150cm　体重45kg　体表面積1.37m²

- **Rp.1** ザイザル®錠（レボセチリジン）5mg　　1回1錠（1日1錠）
  1日1回　就寝前　　7日分
- **Rp.2** プレドニン®錠（プレドニゾロン）5mg　　1回2錠（1日2錠）
  1日1回　朝食後　　7日分
- **Rp.3** アンテベート®軟膏
  （ベタメタゾン酪酸エステルプロピオン酸エステル）0.05%　1本
  1日1回，塗布

項目	基準範囲	結果	項目	基準範囲	結果
WBC	3.3〜8.6×10³/μL	6.62	T-Bil	0.4〜1.5mg/dL	—
Neut	40.0〜70.0%	50.0	血清Cr	0.65〜1.07mg/dL	1.33
Hb	13.7〜16.8g/dL	14.3	eGFR	90〜110mL/分/1.73m²	42
PLT	158〜348×10³/μL	188	CK	59〜248U/L	—
PT-INR	0.9〜1.1	—	CRP	0.0〜0.14mg/dL	0.08
AST	13〜30U/L	33	K	3.6〜4.8mmol/L	4.6
ALT	10〜42U/L	22	HbA1c	4.9〜6.0%	5.2

- 🍀 **前回処方**：アレグラ®錠（フェキソフェナジン）60mg　1回1錠（1日2錠）
  1日2回　朝夕食後
- 🍀 **疾患名**：アトピー性皮膚炎
- 🍀 **患者からの情報**：「前の薬で痒みがあまり改善しなかったので，先生に相談したら新しい薬に変えてみましょうと言われました」

さて，あなたはこの処方箋にどう対応しますか？

検査値をどう見るか？

血清Crが1.33mg/dLと基準範囲（0.65～1.07mg/dL）より高く，Ccrを計算すると32.9mL/分となることから，腎機能が低下していることを示しています。ASTは33U/Lと基準範囲（13～30U/L）よりやや高くなっていますが，処方薬との関連性を考えても特に大きな問題ではなさそうです。

処方薬をチェック！

レボセチリジン

レボセチリジンは抗アレルギー薬（第二世代抗ヒスタミン薬）の一つで，ヒスタミンH_1受容体拮抗作用とメディエーター遊離抑制作用を有し，ヒスタミンに関連する痒みを鎮めます。抗アレルギー薬は中枢移行性が低く，ヒスタミンH_1受容体への特異性が高いため，第一世代の抗アレルギー薬に比べて眠気や抗コリン作用による副作用が生じにくいという特徴があります。抗ヒスタミン薬・抗アレルギー薬は，アトピー性皮膚炎の治療において掻痒を軽減し，悪化の誘因となる痒みによる掻破を抑制する有用な補助療法として勧められています。

① 腎機能に関連する禁忌・減量

レボセチリジンは腎排泄型の薬剤であり，腎機能が低下している患者では半減期の延長とAUCの増大が認められるため，Ccrに応じた用量と投与間隔の調節が必要になります（表1）。この症例の場合，Ccrは32.9mL/分と腎機能低下が認められるため，用量および投与間隔について医師に確認が必要です。

また，症例報告ですが，腎有機カチオントランスポーターOCT2を介したピルシカイニドとセチリジンの相互作用で重篤な不整脈が発現したことが報告されています[1]。特に腎機能が低下している患者では，適切に用量調節し，薬物相互作用による影響もあわせて考えることが重要です。

表1 腎機能に応じたレボセチリジンの用法・用量

Ccr（mL/分）	推奨用量
≧80	5mgを1日1回
50〜79	2.5mgを1日1回
30〜49	2.5mgを2日に1回
10〜29	2.5mgを週2回（3〜4日に1回）
<10	禁忌

プレドニゾロン

　アトピー性皮膚炎に対して経口ステロイドによる治療効果のエビデンスは十分とはいえませんが，急性増悪や重症の寛解導入に用いられることがあり，経験的に有効とされています。しかし，長期間のステロイド内服では全身性の副作用が懸念されることから，可能な限り短期間の服用にとどめるべきとされています。代表的な副作用として，糖尿病や骨粗鬆症，胃腸障害，高血圧などがあげられます。

1 ステロイド糖尿病

　長期に服用している場合，耐糖能の低下やステロイド糖尿病が発症することがあり，その場合はHbA1cが指標になります。今回は5.2％で基準範囲内（4.9〜6.0％）であるため問題ありませんが，定期的に検査値を確認していく必要があります。副腎皮質ホルモン製剤を急激に減量または中止すると，倦怠感や頭痛などの離脱症状を引き起こすことがあるため，漸減していくことが重要です。

ここを疑義照会！

▶ 腎機能低下がみられるが，レボセチリジンが通常用量で処方されている。1回2.5mgを2日に1回へと減量すべきではないか？

薬剤師：AさんはCcrが32.9mL/分と腎機能が低下しています。今日からザイザル®へ変更されたようですが，添付文書では1回2.5mgを2日に1回へ減量することが推奨されています。用量はこのままでよろしいでしょうか？

医師：そうでしたか。では添付文書に従って，ザイザル®を1回2.5mg，2日に1回へ変更してください。

この症例のポイント

- 血清Crが高値であり，腎機能が低下していることに気づく
- レボセチリジンは腎機能による調節が必要な薬剤であることを把握し，用法・用量が適切であるか確認する

服薬指導のポイント

　前述の疑義照会により，レボセチリジンの用法・用量が「1回2.5mg，2日に1回」へと変更になりました。以前に服用していたフェキソフェナジンは服用回数が1日2回で毎日服用していましたが，今回から用法が大きく異なる点に注意して服薬指導を行いましょう。

引用文献

1) Tsuruoka S, et al：Severe arrhythmia as a result of the interaction of cetirizine and pilsicainide in a patient with renal insufficiency：first case presentation showing competition for excretion via renal multidrug resistance protein 1 and organic cation transporter 2. Clin Pharmacol Ther, 79：389-396, 2006

STEP 4 ケースでわかる検査値の読み方と疑義照会

腎機能 CASE 26

ステロイドの副作用予防でビスホスホネートが処方…どこに注意する？

37歳女性　身長159cm　体重57.0kg　体表面積1.58m²

- **Rp.1** プレドニン®錠（プレドニゾロン）5mg　1回2錠（1日2錠）
  1日1回　朝食後　14日分
- **Rp.2** アクトネル®錠（リセドロン酸）17.5mg　1回1錠（1日1錠）
  1日1回　起床時（週1回）　2日分
- **Rp.3** パリエット®錠（ラベプラゾール）10mg　1回1錠（1日1錠）
  1日1回　朝食後　14日分

項目	基準範囲	結果	項目	基準範囲	結果
WBC	3.3〜8.6×10³/μL	4.72	T-Bil	0.4〜1.5mg/dL	0.2
Neut	40.0〜70.0%	46.6	血清Cr	0.46〜0.79mg/dL	2.40
Hb	11.6〜14.8g/dL	13.1	eGFR	90〜110mL/分/1.73m²	20
PLT	158〜348×10³/μL	146	CK	41〜153U/L	144
PT-INR	0.9〜1.1	—	CRP	0.0〜0.14mg/dL	0.35
AST	13〜30U/L	28	K	3.6〜4.8mmol/L	3.8
ALT	7〜23U/L	36	HbA1c	4.9〜6.0%	—

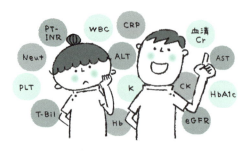

- **前回処方との比較**：今回よりアクトネル®が追加。その他は前回と同じ
- **患者からの情報**：「先生から全身性エリテマトーデスという病気だと聞きました。プレドニン®は入院中に始めました。退院した後，今日が初めての外来でした。先生から『プレドニン®はしばらく飲んでもらうことになりそうだから，今回から副作用を予防するお薬を使いましょう』と言われました。プレドニン®はステロイドでしょ？　この前，プレドニン®を始めるときに副作用のことを聞いていたので心配していました。腎臓が悪いみたいです」

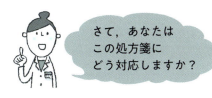

検査値をどう見るか❓

eGFRが20mL/分/1.73m²を示しています。また血清Crは2.40mg/dLと基準範囲（0.46〜0.79mg/dL）より高い値を示しており，Ccrに換算すると28.8mL/分であることから，高度の腎機能障害であると考えられます。血小板数はやや低くなっていますが，軽度であり大きな問題はないようです。

処方薬をチェック❗

📋 プレドニゾロン

プレドニゾロンはステロイドに分類されます。薬理作用は多岐にわたりますが，そのうち抗炎症作用，抗アレルギー作用，免疫抑制作用を期待し多くの疾患の治療に用いられます。全身性エリテマトーデス（SLE）は，全身の臓器にさまざまな障害を引き起こす自己免疫疾患です。発熱や全身倦怠感などの全身症状，関節炎，頬部紅斑などの皮膚症状といった症状がみられます。また，臓器障害としては糸球体腎炎（ループス腎炎），漿膜炎（胸膜炎，心膜炎），中枢神経障害などがみられます。治療には症状の程度に応じてステロイドの他に免疫抑制薬が用いられます。

腎機能 CASE ㉖

📋 リセドロン酸

リセドロン酸は，ビスホスホネート製剤に分類されます。破骨細胞の機能阻害作用を示し，骨吸収を抑制して骨代謝回転を抑制することで骨密度の上昇および骨折の抑制効果をあらわすと考えられています。アレンドロン酸もリセドロン酸と並んで，ステロイド性骨粗鬆症予防の第一選択となっています。

1 腎機能障害

ビスホスホネート製剤は，腎機能が低下した患者では排泄が遅延することが報告されており，危険性が高まるため注意が必要です。添付文書上において，高度腎機能障害がある患者では，リセドロン酸は禁忌，アレンドロン酸は慎重投与となっています（表1）。この症例は高度腎機能低下患者に該当すると考えられるため，リセドロン酸の使用は避けるべきと考えられます。

2 顎骨壊死

顎骨壊死はビスホスホネート製剤の代表的な副作用です。顎骨壊死とは，

表1 **主な骨粗鬆症治療薬（経口剤）と腎機能**

分類	薬剤名	腎不全	透析
ビスホスホネート製剤	アレンドロン酸	慎重投与	慎重投与
	リセドロン酸	Ccr＜30は禁忌	禁忌
	ミノドロン酸	慎重投与	
活性型ビタミンD製剤	アルファカルシドール	減量の必要なし	
	カルシトリオール	減量の必要なし（病態に応じ使用量変更）	
	エルデカルシトール	慎重投与	
選択的エストロゲン受容体調節薬	ラロキシフェン	慎重投与	
	バゼドキシフェン	慎重投与	—
カルシウム製剤	乳酸カルシウム	禁忌	—

あごの骨の組織や細胞が局所的に壊死した状態のことです．発生頻度はそれほど高くありませんが，抜歯などの侵襲的歯科治療後に発生することが多いといわれており，飲酒，喫煙，糖尿病，肥満，ステロイドの使用，抗がん薬治療，口腔内衛生不良などが危険因子となります．典型的な症状は，疼痛と

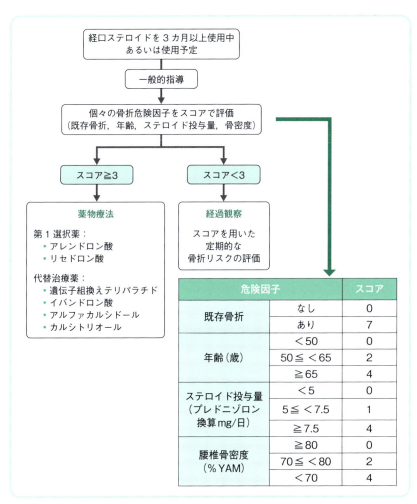

図1 ステロイド性骨粗鬆症の管理と治療ガイドライン2014年改訂版
〔日本骨代謝学会・編：ステロイド性骨粗鬆症の管理と治療ガイドライン2014改訂版，2014より〕

腎機能 CASE 26

骨露出です。特に抜歯部位に多く発生します。口腔内を清潔に保ち定期的に歯科検診を受けること，歯科を受診した際にはビスホスホネート製剤を服用していることを申告するよう患者に指導する必要があります。もし歯科治療の必要が生じた場合，まずは処方医と相談し，ビスホスホネート製剤の休薬が可能かどうかを判断してもらう必要があります。休薬期間は定まっていませんが，歯科治療の前後各3カ月が目安とされています。

③ ステロイド性骨粗鬆症

骨粗鬆症は，ステロイドの代表的な副作用です。長期ステロイド治療を受けている患者の30〜50%に骨折が起こるという報告があります。ステロイド性骨粗鬆症は男性や閉経前の女性を含め小児から高齢者まで幅広く起こります。治療については，日本骨代謝学会においてガイドラインが策定されており，これに基づき骨粗鬆症治療薬の予防投与を行うことが推奨されます (図1)。

ここを疑義照会！

▶ Ccrが30mL/分未満であり，高度の腎機能障害の可能性があるためリセドロン酸内服は避けるべきではないか？

薬剤師: Aさんの処方について，ご本人から伺ったところ，プレドニン®による副作用予防のためにアクトネル®が開始されたとのことでした。Aさんの腎機能値を確認したところ，高度の腎機能障害に該当すると思われます。この場合，アクトネル®は添付文書上で禁忌となっていますので避けたほうがよいかと思われます。

医師: 腎機能が悪いことはわかっていましたが，アクトネル®が禁忌だったとは確認不足でした。アクトネル®は開始しないことにしましょう。では，腎機能が悪くても使用可能な骨粗鬆症治療薬にはどのようなものがありますか？

薬剤師: ビスホスホネート製剤であれば，アレンドロン酸があります。ただし，腎機能低下時は慎重投与となっているため，副作用などに注意して使用する必要があります。ほかにはアルファカルシドール，カルシトリオールなどがあります。これらでしたら比較的安全に使用できるのではないでしょうか。

医師: わかりました。プレドニン®の用量はそれほど多くありませんし，今後減量する予定なので，ビスホスホネート製剤は使用しないことにします。では，アルファカルシドールカプセル1μg 1回1カプセル 1日1回 朝食後に変更してください。

💡 この症例のポイント

- 患者との面談や処方内容から，プレドニゾロンによる副作用予防のために，リセドロン酸が投与されていることを理解する
- リセドロン酸が処方された際は，血清Cr値からCcrを算出し，腎機能を確認したうえで投与の可否について医師に疑義照会を行う
- ビスホスホネート製剤が投与できない場合は，ガイドラインなどを参考に活性型ビタミンD製剤などを提案する

STEP 4 ケースでわかる検査値の読み方と疑義照会

腎機能 CASE 27

ふらつきを訴える多発性骨髄腫患者…原因は何？

65歳女性　身長160cm　体重50kg　体表面積1.46m²

- **Rp.1** リリカ®カプセル（プレガバリン）75mg　1回2カプセル（1日4カプセル）
  1日2回　朝夕食後　14日分
- **Rp.2** バクタ®配合錠（ST合剤）　1回1錠（1日1錠）
  1日1回　朝食後　14日分
- **Rp.3** レナデックス®錠（デキサメタゾン）4mg　1回5錠（1日5錠）
  1日1回　朝食後（1, 2, 8, 9日目に服用）　4日分

項目	基準範囲	結果	項目	基準範囲	結果
WBC	3.3～8.6×10³/μL	6.57	T-Bil	0.4～1.5mg/dL	0.5
Neut	40.0～70.0%	56.0	血清Cr	0.46～0.79mg/dL	0.95
Hb	11.6～14.8g/dL	12.9	eGFR	90～110mL/分/1.73m²	40
PLT	158～348×10³/μL	176	CK	41～153U/L	60
PT-INR	0.9～1.1	—	CRP	0.0～0.14mg/dL	0.06
AST	13～30U/L	20	K	3.6～4.8mmol/L	5.1
ALT	7～23U/L	18	HbA1c	4.9～6.0%	—

- **前回処方**：リリカ®カプセル75mg　1回2カプセル（1日4カプセル）　1日2回　朝夕食後（今回と同じ用法・用量）
- **患者からの情報**：「電気が走るような足の痛みはだいぶ良くなってきました。でも最近，家族と話をしていても，ちょっとぼーっとしてしまうときがあります。先週ふらついて転んでしまったのもそのせいでしょうか？」

さて，あなたはこの処方箋にどう対応しますか？

検査値をどう見るか❓

　血清Cr値0.95mg/dLより，Ccrが47mL/分と算出され中等度の腎機能低下を認めています。レナデックス®が処方されていることから患者は多発性骨髄腫であることがわかりますが，多発性骨髄腫の患者ではMタンパクとよばれる単クローン性免疫グロブリンが過剰産生され，腎臓に沈着することにより腎機能障害を引き起こします。また，K値が基準範囲（3.6〜4.8mmol/L）より高値となっています。心疾患の既往や腎機能障害，K値上昇の要因となる薬剤の使用がないか確認しましょう。

✅ 処方薬をチェック❗

📋 プレガバリン

　プレガバリンは過剰に興奮した興奮性神経系において，電位依存性Caチャネルの補助サブユニットである$\alpha_2\delta$タンパクと高い親和性で結合し，神経前シナプスにおけるCaの流入を低下させ，各種の興奮性神経伝達物質の放出を抑制することにより鎮痛作用を発揮すると考えられています。

1 腎機能に関連する禁忌・減量

　プレガバリンは未変化体として主に尿中排泄されるため，腎機能が低下している患者では血中濃度が高くなり副作用の発現頻度が高まります。腎機能低下患者にプレガバリンを投与する場合は，Ccrを参考として投与量および投与間隔を調節することが必要です（表1）。また，血液透析を受けている患者ではプレガバリンが透析により除去されるため，Ccrに応じた1日用量に加えて血液透析を実施した後に追加投与を行うことが必要です。なお，1日投与量および補充用量が複数設定されている場合は低用量から開始し，忍容性が確認され，効果不十分な場合に増量します。

　この症例ではCcrが47mL/分と腎機能が低下しており，プレガバリンの副

腎機能 CASE ㉗

表1 腎機能に応じたプレガバリンの用法・用量の調節（神経障害性疼痛に対して）

Ccr (mL/分)	1日投与量	初期用量	維持量	最高用量
Ccr≧60	150〜600mg	1回75mg　1日2回	1回150mg　1日2回	1回300mg　1日2回
30≦Ccr＜60	75〜300mg	1回25mg　1日3回 または 1回75mg　1日1回	1回50mg　1日3回 または 1回75mg　1日2回	1回100mg　1日3回 または 1回150mg　1日2回
15≦Ccr＜30	25〜150mg	1回25mg　1日1〜2回 または 1回50mg　1日1回	1回75mg　1日1回	1回75mg　1日2回 または 1回150mg　1日1回
Ccr＜15	25〜75mg	1回25mg　1日1回	1回25mg または 50mg　1日1回	1回75mg　1日1回
血液透析後の補充用量*		25mgまたは50mg	50mgまたは75mg	100mgまたは150mg

＊：2日に1回，本剤投与6時間後から4時間血液透析を実施した場合のシミュレーション結果に基づく。

表2 プレガバリンの添付文書「重要な基本的注意」

- 本剤の投与によりめまい，傾眠，意識消失などがあらわれ，自動車事故に至った例もあるので，本剤投与中の患者には，自動車の運転など危険を伴う機械の操作に従事させないよう注意すること。特に高齢者ではこれらの症状により転倒し骨折などを起こした例があるため，十分に注意すること。
- 本剤の急激な投与中止により，不眠，悪心，頭痛，下痢，不安および多汗症などの症状があらわれることがあるので，投与を中止する場合には，少なくとも1週間以上かけて徐々に減量すること。

作用を確認し，症状に応じて減量を検討します。

② 副作用の確認・生活指導

　主な副作用として，傾眠（48.5％），浮動性めまい（22.3％）があり，自動車運転などに注意が必要です。また，急激な投与の中止により精神症状や胃腸症状などがあらわれることがあるので，少なくとも1週間以上かけて徐々に減量します（表2）。

📋 バクタ®（ST合剤）

バクタ®は，スルファメトキサゾールとトリメトプリムが5対1の割合で配合された配合剤です。両薬物ともに葉酸合成系を阻害することにより抗菌作用を示します。なかでも真菌の一種であるニューモシスチスに対して第一選択で用いられます。この症例では，デキサメタゾンの高用量投与による免疫能低下が考えられるため，ニューモシスチス肺炎の予防を目的に使用されています。

① 腎機能に関連する禁忌・減量

腎機能障害のある患者では半減期が延長し血中濃度が持続するので，Ccrを指標とした用量調節を行い，慎重投与することが添付文書に記載されています（表3）。

表3　腎機能に応じたバクタ®の用量調節

Ccr（mL/分）	推奨投与量
Ccr＞30	通常用量
15≦Ccr≦30	通常の1/2量
Ccr＜15	投与しないことが望ましい

② 高K血症

重大な副作用の一つに高K血症が知られています。添付文書では「電解質の異常があらわれた場合には投与を中止し，電解質補正等の適切な処置を行うこと。特に本剤を高用量で投与する場合（ニューモシスチス肺炎の治療）は十分注意すること」と注意喚起されています。

この症例ではニューモシスチス肺炎予防を目的としているため用量は少なく（予防目的の場合は1日1～2錠を連日または週3回），本剤による高K血症の可能性は低いと考えられますが，K値が5.1mmol/Lと基準範囲より高めで

腎機能 CASE 27

あり，継続的な検査値の確認が必要です。

📋 デキサメタゾン

　レナデックス®（デキサメタゾン）は，多発性骨髄腫にのみ適応をもつ副腎皮質ホルモン製剤です。多発性骨髄腫の寛解導入療法の一つにボルテゾミブとデキサメタゾンの併用療法（BD療法）が用いられます（表4）。ボルテゾミブの蓄積毒性として，痺れ，疼痛などの感覚障害や筋力低下などの運動障害があり，このためプレガバリンが処方されていると考えられます。ボルテゾミブの添付文書には末梢神経障害の重症度に応じた減量基準が設けられており，症状に応じて投与量を調節します。

　BD療法ではデキサメタゾンの服用方法が煩雑であるため，患者の投与スケジュールに対する理解が必要です。図1にBD療法の一例を示します。

表4　BD（ボルテゾミブ＋デキサメタゾン）療法における有害事象発現率

副作用名	発現率（%）	Grade 3/4の割合（%）
末梢神経障害	47.0	3
便秘	52.9	0
白血球減少	52.9	23.5
血小板減少	47.1	14.7
悪心／嘔吐	47.1/29.4	0
貧血	73.5	32.4

		1コース							
		day	1	2	8	9	15	16	28
ボルテゾミブ（ベルケイド®）	1.3mg/m²　静注または皮下注		●	●			●		
デキサメタゾン（レナデックス®）	20mg/body　経口		●	●	●	●	●	●	

1コース28日間×8コース

図1　多発性骨髄腫に対するBD（ボルテゾミブ＋デキサメタゾン）療法の一例

ここを疑義照会！

▶ ふらつきの既往に加えて腎機能も低下しているため、プレガバリンの減量を検討するべきではないか？

薬剤師: 検査値を確認したところ、中等度の腎機能低下がみられます。中等度の腎機能低下時にはリリカ®の通常維持量は1日150mgになります。また、日中にふらつきもみられているようです。今回もリリカ®は前回と同じ用量でよろしいですか？

医師: そうでしたか。それでは、1日300mgから150mgに減らして服用するようお伝えください。また、次回受診時に痺れとふらつきの状態を確認します。

この症例のポイント

- プレガバリンは腎機能に応じて減量が必要な薬剤となる
- プレガバリンの副作用は投与開始時や増量時に発現しやすいため、患者説明や症状の確認が重要
- バクタ®は適応症に応じて用法・用量が異なり、腎機能低下時には減量の必要性を確認する
- 多発性骨髄腫に使用するデキサメタゾンは注射剤と併用される場合があり、患者に服用日を説明することが重要である

STEP 4 ケースでわかる検査値の読み方と疑義照会

腎機能 CASE 28

**カペシタビン投与中…適応症は？
検査値のどこが問題？**

73歳女性　身長157cm　体重50kg　体表面積1.48m²

- **Rp.1** ゼローダ®錠（カペシタビン）300mg　　　1回6錠（1日12錠）
  1日2回　朝夕食後　　　　　　　　　　　　14日分
- **Rp.2** ヒルドイド®ローション（ヘパリン類似物質）0.3%　5本
  1日3回程度，手足に塗布
- **Rp.3** マイザー®軟膏（ジフルプレドナート）0.05%　3本
  1日3回程度，手足に塗布

項目	基準範囲	結果	項目	基準範囲	結果
WBC	3.3〜8.6×10³/μL	3.89	T-Bil	0.4〜1.5mg/dL	—
Neut	40.0〜70.0%	60.0	血清Cr	0.46〜0.79mg/dL	0.97
Hb	11.6〜14.8g/dL	11.9	eGFR	90〜110mL/分/1.73m²	43
PLT	158〜348×10³/μL	186	CK	41〜153U/L	—
PT-INR	0.9〜1.1	—	CRP	0.0〜0.14mg/dL	0.72
AST	13〜30U/L	19	K	3.6〜4.8mmol/L	4.0
ALT	7〜23U/L	17	HbA1c	4.9〜6.0%	—

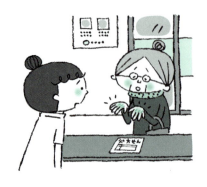

- **患者背景**：結腸がんの手術後，注射抗がん薬の併用はなし
- **前回処方（21日前）**：ゼローダ®錠300mg　1回6錠（1日12錠）　1日2回朝夕食後
- **患者からの情報**：「皮膚の乾燥もあるから保湿剤は寝る前に塗っていますが，指先にひび割れができて，ちょっと痛みが出てきました。先生からは『症状がひどくなってきたのでもう一種類塗り薬を処方する』と言われました」

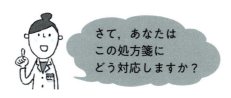

検査値をどう見るか？

血清Cr値0.97mg/dLより，Ccrを算出すると40.8mL/分と中等度の腎機能低下を認めています。Hbは11.9g/dLとやや低い値になっていますが，基準範囲内（11.6〜14.8g/dL）であるため引き続き経過を確認します。

処方薬をチェック！

カペシタビン

カペシタビンは代謝拮抗薬のフッ化ピリミジン系に分類される抗がん薬です。肝臓に局在するカルボキシエステラーゼによって5'-deoxy-5-fluorocytidineに変換された後，肝臓および腫瘍組織で活性の高いシチジンデアミナーゼにより5'-deoxy-5-fluorouridineに変換されます。さらに，腫瘍組織内のチミジンホスホリラーゼにより活性体であるフルオロウラシル（5-FU）へと変換されます。

1 適応症に応じた用法・用量

カペシタビンは適応によって異なる用法・用量で使用されるため，原疾患

腎機能 CASE ㉘

表1 カペシタビンの適応症と用法・用量

	投与スケジュール	体表面積 (m²)	1回用量 (mg)	適応症
A法	21日間連日投与, 7日間休薬	1.31 未満	900	・手術不能または再発乳がん
		1.31 以上 1.64 未満	1,200	
		1.64 以上	1,500	
B法	14日間連日投与, 7日間休薬	1.33 未満	1,500	・手術不能または再発乳がん
		1.33 以上 1.57 未満	1,800	・結腸, 直腸がんにおける術後補助化学療法
		1.57 以上 1.81 未満	2,100	
		1.81 以上	2,400	
C法	14日間連日投与, 7日間休薬	1.36 未満	1,200	・治癒切除不能な進行・再発の結腸・直腸がん (他の抗がん薬と併用)
		1.36 以上 1.66 未満	1,500	・胃がん (白金製剤併用)
		1.66 以上 1.96 未満	1,800	
		1.96 以上	2,100	
D法	5日間連日投与, 2日間休薬	1.31 未満	900	・直腸がんにおける補助化学療法 (放射線照射と併用)
		1.31 以上 1.64 未満	1,200	
		1.64 以上	1,500	

いずれも1日2回 朝夕食後に服用

や他剤併用の有無について確認が必要です (表1)。また, 用量は患者の体表面積を参考に決まります。この症例では結腸がんの術後補助化学療法としてカペシタビン単剤 (B法) が用いられています。

2 Ccrに応じた用量調節

Ccrの低下はカペシタビンの活性代謝物である5-FUのAUC増大を招くため, 副作用に注意が必要です。また, カペシタビン適正使用ガイドでは, Ccr 50mL/分以下の患者において重篤な副作用の発現率が高かったことが報告[1]されているため, 中等度以上の腎機能障害のある患者には慎重投与となっています (表2)[2]。この患者のCcrは40.8mL/分であり中等度の腎機能障害があるため, 1段階減量が推奨されます。

3 副作用の確認・生活指導

カペシタビンの特徴的な副作用として手足症候群が知られています (表3)。

表2 腎機能に応じたカペシタビンの用量調節

腎機能障害	投与開始前のCcr（mL/分）	投与量
重度	30未満	投与禁忌
中等度	30〜50	75％用量（1段階減量）で開始
軽度	51〜80	初回減量は不要

〔中外製薬株式会社：ゼローダ®，適正使用ガイド（結腸・直腸癌）より〕

表3 カペシタビンの添付文書「重大な副作用」

手足症候群（hand-foot syndrome；HFS）
手掌および足底に湿性落屑，皮膚潰瘍，水疱，疼痛，知覚不全，有痛性紅斑，腫脹などの手足症候群があらわれることがあるので観察を十分に行い，異常が認められた場合には，投与を中止し適切な処置を行うこと。

手掌，足底を中心に，水疱，表皮剥離などを伴い，強い痛みを合併することが多く，QOLの低下に結びつくこともあります。手足症候群の予防法として治療開始時から保湿剤の塗布が推奨されており，症状の増悪に応じてステロイドの外用剤を使用します。また，ビタミンB_6製剤などを内服する場合もあります。治療継続のためには，適切な外用薬の使用や日常生活で物理的刺激を避ける工夫についても説明が必要です。

ここを疑義照会！

▶ 腎機能が低下しているため，カペシタビンを減量すべきではないか？

薬剤師：Aさんの検査値を確認したところ，中等度の腎機能低下がみられるようです。ゼローダ®は，中等度の腎機能低下がある場合は1段階減量が推奨されています。1回6錠から5錠への減量はいかがしましょうか？

腎機能 CASE 28

医　師

そうでしたか。ゼローダ®の用量は見直したほうがよさそうですね。今晩から1回5錠に減量しましょう。

この症例のポイント

- カペシタビンは適応症によって用法・用量が異なるため，患者や医師から情報を収集し，体表面積や腎機能に応じた適切な投与量か確認する
- 手足症候群の対策として保湿剤で手足の乾燥を防ぎ，症状に応じてステロイドの外用薬を使用する
- 外用薬の使用方法や物理的刺激を避ける生活上の工夫について指導する

カペシタビンとS-1併用は禁忌

　カペシタビンは初回服用時には7日以内にS-1の服用歴がないか確認する必要があります。両薬剤はともに乳がん，胃がん，結腸・直腸がんに対して適応をもっていますが，血中5-FU濃度の上昇が認められるため併用禁忌となっており，S-1から7日以上間隔を空けてカペシタビンを投与することが添付文書に記載されています(表4)。

表4 カペシタビンの添付文書「重要な基本的注意」と「併用禁忌」

【重要な基本的注意】
テガフール・ギメラシル・オテラシルカリウム配合剤投与中止後，本剤の投与を行う場合は，少なくとも7日以上の間隔をあけること。

【併用禁忌】
薬剤名など
テガフール・ギメラシル・オテラシルカリウム配合剤（ティーエスワン®）

臨床症状・措置方法
早期に重篤な血液障害や下痢，口内炎などの消化管障害などが発現するおそれがあるので，テガフール・ギメラシル・オテラシルカリウム配合剤投与中および投与中止後7日以内は本剤を投与しないこと。

機序・危険因子
ギメラシルがフルオロウラシルの異化代謝を阻害し，血中フルオロウラシル濃度が著しく上昇する。

● 引用文献

1) Cassidy J, et al：First-line oral capecitabine therapy in metastatic colocrectal cancer：a favorable safety profile compared with intravenous 5-fluorouracil/leucovorin. Ann Oncol, 13：566-575, 2002
2) 中外製薬株式会社：ゼローダ®，適正使用ガイド（結腸・直腸癌）

STEP 4 ケースでわかる検査値の読み方と疑義照会

腎機能 CASE 29

> アキシチニブの減量…
> 休薬するときのポイントは？

70歳女性　身長161.6cm　体重47.3kg　体表面積1.48m²

[泌尿器科]

- **Rp.1** インライタ®錠（アキシチニブ）5mg　　1回1錠（1日2錠）
  1日2回　朝夕食後　　28日分
- **Rp.2** アムロジピンOD錠5mg　　1回2錠（1日2錠）
  1日1回　朝食後　　28日分
- **Rp.3** テルミサルタン錠40mg　　1回1錠（1日1錠）
  1日1回　朝食後　　28日分

[歯科]

- **Rp.4** アモキシシリンカプセル250mg　　1回1カプセル（1日3カプセル）
  1日3回　朝夕食後　　3日分

項目	基準範囲	結果	項目	基準範囲	結果
WBC	$3.3〜8.6×10^3/\mu L$	5.22	T-Bil	0.4〜1.5mg/dL	0.5
Neut	40.0〜70.0%	52.7	血清Cr	0.46〜0.79mg/dL	0.84
Hb	11.6〜14.8g/dL	12.4	eGFR	90〜110mL/分/1.73m²	50.64
PLT	$158〜348×10^3/\mu L$	156	CK	41〜153U/L	—
PT-INR	0.9〜1.1	—	CRP	0.0〜0.14mg/dL	0.10
AST	13〜30U/L	23	K	3.6〜4.8mmol/L	4.8
ALT	7〜23U/L	20	HbA1c	4.9〜6.0%	—

- **前回処方**：今回と同じ（28日分）。1週間前に抜歯をしてアモキシシリンを3日間処方された。
- **患者からの情報**：「血圧の薬は飲んでいるけど，最近150/90mmHgくらいになることもあります。尿タンパク（2＋）で，インライタを服用できるギリギリだと言われました。7日前に親知らずを抜いたけど，傷の治りが悪いので，歯科の先生から抗生物質をもう少し処方するので服用するよう言われました」

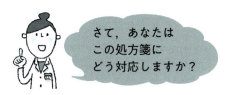

検査値をどう見るか？

血清Cr値が0.84mg/dLと，基準範囲（0.46〜0.79mg/dL）より高値です。eGFRも50.64mL/分/1.73m^{2}と低下しており，慢性腎臓病（CKD）の分類ではG3a（軽度〜中等度低下）に相当します。Cockcroft-Gault式から求めた推定Ccrも47mL/分であり，腎機能低下がみられます。しかし，アキシチニブに腎機能低下時の用量調節はなく，また，用量調節の必要な肝機能低下も認められません（p.23，表6参照）。尿タンパクは（2＋）となっていますが，同一用量で投与継続します。処方箋の検査値の項目には尿タンパクの記載がありませんので，検査の有無を確認して，注意深くモニタリングする必要があります。

それ以外の検査値では，血小板数が156×10^3/μLと基準範囲よりわずかに低いものの，大きな問題はないと思われました。

処方薬をチェック！

📋 アキシチニブ

アキシチニブは腫瘍の血管新生および腫瘍増殖に関連する血管内皮増殖因子受容体（VEGFR-1，-2および-3）を阻害する選択的チロシンキナーゼ阻害

腎機能 CASE 29

薬です。

国内においては，根治切除不能または転移性の腎細胞がんを適応症としています。

1 用量調節

1回5mg 1日2回連続2週間投与し，本剤に忍容性が認められる場合には，1回7mg 1日2回連続2週間投与し，さらに忍容性が認められる場合には1回10mg 1日2回に増量することができます。腎機能低下時にも用量調節なく使用できますが，中等度以上の肝機能障害のある患者には減量を考慮するとともに，患者の状態をより慎重に観察し，有害事象の発現に十分注意する必要があります。また高血圧時，タンパク尿出現時には休薬・減量が必要です。

2 高血圧発現時の用量調節基準と留意点

収縮期血圧＞150mmHgまたは拡張期血圧＞100mmHgのときには降圧薬の追加・増量で最大限の治療を行い，アキシチニブ同一用量で投与継続します。収縮期血圧＞160mmHgまたは拡張期血圧＞105mmHgのときには休薬して，降圧薬の調整を行い，血圧＜150/100mmHgに回復したら1レベル減量（図）して投与再開します。また，来院時の血圧測定値に基づく高血圧の発現時期は中央値で29日でした[1,2]。なお，高血圧は通常，無症候であること

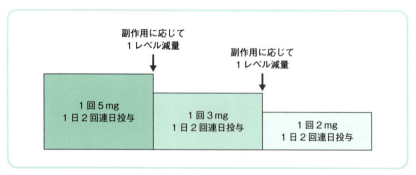

図　減量レベル

が多いですが，抗がん薬治療によって急激に血圧上昇が発現する際，頭痛や倦怠感を訴えることもあります。

③ タンパク尿発現時の用量調節基準と留意点

尿試験紙法において尿タンパク（2＋）以上の場合，24時間蓄尿による尿タンパク値の測定を行い，尿タンパク＜2g/24時間であれば同一用量で投与継続します。尿タンパク≧2g/24時間であれば休薬して，尿タンパク＜2g/24時間に回復してから同一用量，または1レベル減量（図）して投与再開します。24時間蓄尿が困難な場合は，随時尿による尿タンパク/尿中クレアチニン比（UPC比）と24時間蓄尿による1日尿タンパク量がよく相関するため，UPC比を測定します。UPC比＝尿タンパク定量（mg/dL）/尿中クレアチニン濃度（mg/dL）で算出できます。UPC比が0.3〜0.5の場合，尿タンパク排泄量は0.3〜0.5g/日程度と推定できます[3]。また，国内臨床試験および日本人を含む国際共同第Ⅲ相試験では，Grade 3以上（尿タンパク≧3.5g/24時間）のタンパク尿の発現までの中央値は投与開始後55.5日でした[1, 2]。

この症例では24時間蓄尿が行われたかどうかが不明で，尿タンパク定量と尿中Crの情報もなかったため尿タンパク値を把握できず，投与継続か中止かの判断はできませんでしたが，（2＋）であることは必要に応じて医師に情報提供したほうがよいと思われます。

なお，タンパク尿は自覚症状が少なく，患者が発現に気づくことは難しいので，浮腫や体重増加，尿の泡立ちを認める場合には，早めに相談するような患者指導が必要です。

④ 創傷治癒遅延について

アキシチニブのような血管新生阻害薬は，その作用機序から創傷治癒に影響を及ぼす可能性が考えられています。実際にアキシチニブでも報告されており（添付文書では頻度0.6%），創傷治癒遅延が認められた場合には，創傷が治癒するまで本剤の投与を中止します。なお，国際共同第Ⅲ相試験では，創傷

が完全に治癒し，治癒遅延，創傷感染症，瘻孔などが認められないとき，小手術の場合は7日後，大手術の場合は2～3週間後にインライタ®の投与を再開と規定されていました[1]。

5 相互作用について

アキシチニブは主にCYP3A4/5で代謝されます。カルシウム拮抗薬を用いる場合には，アキシチニブの血漿中濃度が上昇する可能性があるので，CYP3A4/5の阻害作用がないまたは阻害作用の程度が低い薬剤（アムロジピン，フェロジピンなど）が好ましいです。

ここを疑義照会！

▶ 降圧薬は服用しているが，アキシチニブの副作用により血圧が上昇しており，降圧薬の増量・追加をすべきではないか？ 歯科治療部位の創傷治癒が遅延しているので，休薬・減量の必要はないのか？

薬剤師

Aさんは降圧薬を服用していますが，血圧が150/90mmHgと高値となることがあるとのことでした。降圧薬の増量は必要ないでしょうか？ また，尿タンパクが（2＋）と伺いました。歯科治療しているところの創傷が治りにくくなっているようですし，休薬や減量の検討が必要かと思われますが，インライタ®を継続服用してもよろしいでしょうか？

医師

そうでしたか。それでは患者さんには2週間インライタ®を休薬してもらいます。2週間後に抜歯した箇所の様子や血圧，尿タンパクの値を確認したうえで，減量して再開するかどうかの判断をします。患者さんには自宅で血圧測定しておくようにと伝えてください。

この症例のポイント

- アキシチニブが処方されていたら採血データ以外に尿タンパクや血圧等も患者から情報を集める
- 副作用発現時には必要に応じて休薬・減量の必要性を確認する
- アキシチニブの活性に影響を及ぼす薬剤も多いため，併用薬にも注意する

文献

1) Rini BI, et al：Axitinib with or without dose titration for first-line metastatic renal-cell carcinoma；a randomised double-blind phase 2 trial. The Lancet Oncology, 14(12)：1233-1242, 2013
2) Tomita Y, et al：Key predictive factors of axitinib (AG-013736)-induced proteinuria and efficacy：a phase II study in Japanese patients with cytokine-refractory metastatic renal cell Carcinoma. Eur J Cancer, 47(17)：2592-2602, 2011
3) Ginsberg JM, et al：Use of single voided urine samples to estimate quantitative proteinuria. N Engl J Med, 309(25)：1543-1546, 1983

STEP 4 ケースでわかる検査値の読み方と疑義照会

筋障害 CASE 30

スタチン系薬剤を開始後にCKが上昇…何を疑う？

43歳男性　身長173cm　体重78.0kg　体表面積1.92m²

Rp.1	リピトール®錠（アトルバスタチン）10mg 1日1回　朝食後	1回1錠（1日1錠） 30日分
Rp.2	ゼチーア®錠（エゼチミブ）10mg 1日1回　朝食後	1回1錠（1日1錠） 30日分

項目	基準範囲	結果	項目	基準範囲	結果
WBC	3.3～8.6×10³/μL	3.59	T-Bil	0.4～1.5mg/dL	0.8
Neut	40.0～70.0%	48.4	血清Cr	0.65～1.07mg/dL	1.22
Hb	13.7～16.8g/dL	13.2	eGFR	90～110mL/分/1.73m²	53
PLT	158～348×10³/μL	175	CK	59～248U/L	1,109
PT-INR	0.9～1.1	—	CRP	0.0～0.14mg/dL	4.62
AST	13～30U/L	65	K	3.6～4.8mmol/L	4.9
ALT	10～42U/L	55	HbA1c	4.9～6.0%	6.6

- 前回処方：約2カ月前よりリピトール®を開始
- 前回検査値：CK 283U/L
- 患者からの情報：「体調に大きな変化はありません。言われてみれば筋肉の痛みが少しありますね。最近，激しい運動をしたことはありません。仕事で重たい荷物を持つことはあるので，ちょっとした肩こりかなと思っていました」

さて，あなたはこの処方箋にどう対応しますか？

検査値をどう見るか❓

　CKが1,109U/Lと基準範囲（59〜248U/L）よりも高値を示しています。激しい運動，外傷や脱水などが原因でCKが上昇しているわけではないようです。HMG-CoA還元酵素阻害薬であるアトルバスタチンを服用しており，副作用である横紋筋融解症の可能性があります。また，ASTとALTに軽度の上昇がみられます。また，血清Crの上昇，eGFRの低下がみられますが，腎機能障害の程度としては軽度と考えられます。

✅ 処方薬をチェック❗

📋 アトルバスタチン

　アトルバスタチンはHMG-CoA還元酵素阻害薬に分類され，スタチン系薬剤ともよばれます。HMG-CoA還元酵素阻害薬は，肝臓でコレステロール合成の律速酵素であるHMG-CoA還元酵素を競合的に阻害し，コレステロール合成を抑制することで効果をあらわします。特にLDLコレステロール低下作用が強く，トリグリセリド低下作用，HDLコレステロール増加作用をもっています（表1）。

1 検査値異常に関連した禁忌，慎重投与

　アトルバスタチンは，肝機能が低下していると考えられる疾患（急性肝炎，慢性肝炎の急性増悪，肝硬変，肝がん，黄疸など）では禁忌となっています。また，肝機能障害，腎機能障害またはその既往がある患者では慎重投与となっています。この症例ではASTやALTの上昇がみられますが，肝機能障害の程度は軽度と考えられます。ただしASTとALTは横紋筋融解症でも上昇します。

2 HMG-CoA還元酵素阻害薬の副作用

　HMG-CoA還元酵素阻害薬の代表的な副作用として，肝機能障害，横紋筋

筋障害 CASE ❸⓪

表1 脂質異常症治療薬の薬効による分類

分類	LDL-C	TG	HDL-C	Non-HDL-C	主な一般名
スタチン	↓↓～↓↓↓	↓	−～↑	↓↓～↓↓↓	プラバスタチン，シンバスタチン，フルバスタチン，アトルバスタチン，ピタバスタチン，ロスバスタチン
小腸コレステロールトランスポーター阻害薬	↓↓	↓	↑	↓↓	エゼチミブ
陰イオン交換樹脂	↓↓	↑	↑	↓↓	コレスチミド，コレスチラミン
プロブコール	↓	−	↓↓	↓	プロブコール
フィブラート系薬	↓	↓↓↓	↑↑	↓	ベザフィブラート，フェノフィブラート，ペマフィブラート，クリノフィブラート，クロフィブラート
n-3系多価不飽和脂肪酸	−	↓	−	−	イコサペント酸エチル，オメガ-3脂肪酸エチル
ニコチン酸誘導体	↓	↓↓	↑	↓	ニセリトロール，ニコモール，ニコチン酸トコフェロール
PCSK9阻害薬	↓↓↓↓	↓～↓↓	−～↑	↓↓↓↓	エボロクマブ，アリロクマブ
MTP阻害薬*	↓↓↓	↓↓↓	↓	↓↓↓	ロミタピド

＊ホモFH患者が適応
↓↓↓↓：-50%以上　↓↓↓：-50～-30%　↓↓：-20～-30%　↓：-10～-20%
↑：10～20%　↑↑：20～30%　−：-10～10%
TC：総コレステロール，TG：トリグリセリド，EPA：イコサペント酸エチル
〔日本動脈硬化学会・編：治療法：B）薬物療法．動脈硬化性疾患予防ガイドライン2017年版．p18, 2017より〕

融解症などがあります。副作用の早期発見のために，肝機能障害については AST，ALT といった肝機能検査値を，横紋筋融解症については主に CK を定期的に検査する必要があります。この症例では上記のように肝機能に大きな問題はなさそうですが，CK が上昇しており，横紋筋融解症の可能性がありま

す。アトルバスタチンの減量または中止などの適切な提案を行う必要がある
と考えられます。

📋 エゼチミブ

1 肝機能障害

　エゼチミブは小腸コレステロールトランスポーター阻害薬に分類されます。HMG-CoA還元酵素阻害薬との併用で，相乗効果を期待して処方されていると考えられます。ただし，エゼチミブは重篤な肝機能障害がある場合，HMG-CoA還元酵素阻害薬との併用は禁忌とされています。この症例では肝機能障害の程度は軽度と考えられるため，併用に関しては問題なさそうです。

🔍 副作用の特徴 ── 横紋筋融解症

　横紋筋融解症は，骨格筋の細胞が融解・壊死することにより筋肉痛や脱力，手足の痺れなどを生じる病態です。骨格筋より流出したミオグロビンにより腎臓の尿細管が損傷を受け，急性腎不全に至ることもあります。検査値では，CK，AST，ALT，乳酸脱水素酵素（LDH）などの上昇がみられます。特にCKの上昇は横紋筋融解症の大きな指標となります。ただし，CKは激しい運動の後や脱水の場合にも上昇するため，それらとの鑑別が必要となります。

　横紋筋融解症を早期に発見するために，患者に対して，①筋肉が痛む，②手足が痺れる，③手足に力が入らない，④全身がだるい，⑤尿の色が赤褐色になる── などの症状に気づいた場合には直ちに医師・薬剤師に相談するように指導する必要があります。HMG-CoA還元酵素阻害薬とフィブラート系薬剤の併用は発症頻度を上昇させるため，原則禁忌となっています。HMG-CoA還元酵素阻害薬と他の横紋筋融解症の危険性がある複数の薬の併用でも発症頻度が上昇することがあるため，注意が必要です（表2）。

筋障害 CASE ㉚

表2　横紋筋融解症の危険性がある主な薬剤

分類	主な薬剤
HMG-CoA還元酵素阻害薬	アトルバスタチン，プラバスタチン，シンバスタチン，フルバスタチン，ピタバスタチン，ロスバスタチン
フィブラート系薬剤	ベザフィブラート，フェノフィブラート，クリノフィブラート
抗菌薬	ニューキノロン系，クラリスロマイシンなど
抗精神病薬	ハロペリドールなど
麻酔薬，筋弛緩薬	セボフルラン，プロポフォール，スキサメトニウムなど
低K血症などの電解質異常を来す薬剤	利尿薬，緩下剤，甘草を含む漢方薬，副腎皮質ステロイドなど

〔厚生労働省：重篤副作用疾患別対応マニュアル；横紋筋融解症．2006より〕

ここを疑義照会！

▶ CKが1,109U/Lと高値を示し，患者からも筋肉の痛みを聴取。横紋筋融解症の可能性があり，被疑薬のアトルバスタチンの減量・中止が必要ではないか？

薬剤師

Aさんの検査値を確認したところ，CKが1,109U/Lと前回より上昇しているようです。ご本人から伺ったところ，数日前から筋肉の痛みが少しあるそうです。リピトール®の副作用である横紋筋融解症の可能性が考えられますが，いかがでしょうか？

医　師

そうでしたか。本日のCKは1,109U/Lですね。確かに高いですね。症状からは重篤な状況ではなさそうですね。Aさんの本日のLDLコレステロールは137mg/dLと基準範囲内（65～163mg/dL）まで低下していますので，リピトール®は中止して様子をみることにしましょう。もし筋肉痛の増強や赤色尿が出たりするようであれば，直ちに受診するように伝えてください。

この症例のポイント

- 脂質異常症治療薬による横紋筋融解症の副作用はまれであるが，高齢者や腎機能障害時は注意が必要である
- 患者との面談から，検査値の異常が薬剤性のものなのかどうか，患者の自覚症状や生活歴を聴取して総合的に判断する

STEP 4 ケースでわかる検査値の読み方と疑義照会

筋障害 CASE 31

芍薬甘草湯の処方を見たらどの検査値に注意する？

68歳女性　身長150cm　体重47.0kg　体表面積1.40m²

- **Rp.1** アーチスト®錠（カルベジロール）2.5mg　1日2回　朝夕食後　　1回1錠（1日2錠）7日分
- **Rp.2** ラシックス®錠（フロセミド）20mg　1日1回　朝食後　　1回1錠（1日1錠）7日分
- **Rp.3** 芍薬甘草湯エキス顆粒 2.5g/包　1日3回　朝昼夕食前　　1回1包（1日3包）7日分
- **Rp.4** スローケー®錠（塩化カリウム）600mg　1日2回　朝夕食後　　1回1錠（1日2錠）7日分

項目	基準範囲	結果	項目	基準範囲	結果
WBC	$3.3～8.6×10^3/\mu L$	5.61	T-Bil	0.4～1.5mg/dL	—
Neut	40.0～70.0%	—	血清Cr	0.46～0.79mg/dL	1.0
Hb	11.6～14.8g/dL	12.0	eGFR	90～110mL/分/1.73m²	43
PLT	$158～348×10^3/\mu L$	212	CK	41～153U/L	328
PT-INR	0.9～1.1	—	CRP	0.0～0.14mg/dL	—
AST	13～30U/L	14	K	3.6～4.8mmol/L	2.9
ALT	7～23U/L	15	HbA1c	4.9～6.0%	—

● **前回処方との比較**：今回よりスローケー®が追加

● **患者からの情報**：「K値が下がっているから，新しい薬を追加すると言われました。ちゃんと食事をとっているけど，最近疲れやすいです。そういえば筋肉痛のような，あちこちが少し痛い気がします」

さて，あなたはこの処方箋にどう対応しますか？

検査値をどう見るか？

K値が2.9mmol/Lと基準範囲（3.6～4.8mmol/L）より低値を示しています。低K血症による不整脈などを防止するため、特に慢性心不全の場合はK値の是正が必要になることがあります。また、CK 328U/Lが基準範囲（41～153U/L）よりも高値を示しています。処方薬との関連や運動の有無、他の疾患の可能性を考慮する必要があります。

処方薬をチェック！

カルベジロール

1 肝機能障害

βブロッカーであるカルベジロールは高血圧や慢性心不全に対して用いられますが、慢性心不全患者の場合、降圧目的ではなく、心保護作用や生命予後の改善を期待して使われることも多く、服薬指導の際には注意が必要です。肝機能障害があると血漿中濃度が上昇するため減量する必要があります。この症例では投与量が1日5mgであり、肝機能検査値（AST，ALT）がいずれも基準範囲に収まっているため問題ないと考えます。

フロセミド

1 低K血症

ループ利尿薬のフロセミドは、降圧作用や浮腫改善効果を期待して用いられますが、この症例では低K血症の原因となっている可能性があります。

芍薬甘草湯

1 低K血症

芍薬甘草湯は抗アロディニア作用があり、急激な筋肉の痙攣を伴う疼痛、筋肉・関節痛、胃痛、腹痛に用いられます。低K血症、低Na血症、体液貯

留による浮腫や頭痛，吐き気，麻痺などの症状を有するためアルドステロン症に注意する必要があります。また，手足の痺れや脱力などを患者が訴えた場合はミオパチーや横紋筋融解症を疑い（p.31，p.260の表2参照），CK値を確認する必要があります。

また，フロセミドとは併用注意となっています。フロセミドは尿細管でのK排泄促進作用があるため，併用により血清K値の低下が促進されると考えられ，偽アルドステロン症やミオパチーが発現しやすくなります。

2 高血圧

芍薬甘草湯の長期投与により，薬剤誘発性の高血圧となる可能性があります。危険因子として投与量，投与期間，年齢（60歳以上）があげられますが，長期にわたり大量服用しなければ，あまり問題となることはありません。

ここを疑義照会！

▶ CK 328U/Lと高値を示しており，芍薬甘草湯によるCK上昇の可能性が考えられる。念のため芍薬甘草湯を中止すべきではないか？

薬剤師

Aさんの処方について，ご本人から筋力低下と筋肉痛の訴えがありました。CK値が上昇しており薬剤性の可能性も考えられますので，いったん芍薬甘草湯の中止を検討していただけないでしょうか？また，芍薬甘草湯には低K血症の副作用もありラシックス®と併用注意となっています。芍薬甘草湯を中止することにより低K血症が改善される可能性もありますが，スローケー®をお渡ししてもよろしいでしょうか？

医師

ご連絡ありがとうございます。今回は芍薬甘草湯を中止して様子をみることにします。スローケー®はこのまま渡してもらって構いません。異常を感じたら次の診察日を待たずに来院するよう伝えてください。

この症例のポイント

- 芍薬甘草湯が処方されていたら，血清K値，CK値を確認する

服薬指導のポイント

- CKは筋組織が壊死すると血中に逸脱する酵素です。CK上昇の原因としては，薬剤性，筋ジストロフィーなどの神経筋疾患，甲状腺疾患，心筋梗塞，手術，運動などさまざまな要因が考えられるため，患者からの情報収集が重要となります。
- 患者からの情報により，わずかでも薬剤性を疑った場合は横紋筋融解症などの転帰を避けるためにも，積極的に疑義照会をしましょう。
- 一般的に甘草の摂取量が1日2.5gを超えると注意が必要です。甘草の主成分であるグリチルリチンは，肝機能改善薬，健康食品，甘味料や化粧品などにも含まれているため，処方薬以外の摂取についても確認をしましょう。

STEP 4 ケースでわかる検査値の 読み方と疑義照会

電解質 CASE 32

便秘に緩下剤…
よくある処方の注意点は？

75歳女性　身長150cm　体重40kg　体表面積1.30m²

Rp.1 メインテート®錠（ビソプロロール）2.5mg　　1回1錠（1日1錠）
　　　1日1回　朝食後　　　　　　　　　　　　　14日分

Rp.2 イグザレルト®錠（リバーロキサバン）10mg　　1回1錠（1日1錠）
　　　1日1回　朝食後　　　　　　　　　　　　　14日分

Rp.3 酸化マグネシウム錠250mg　　　　　　　　　1回2錠（1日4錠）
　　　1日2回　朝夕食後　　　　　　　　　　　　14日分

項目	基準範囲	結果	項目	基準範囲	結果
WBC	$3.3 \sim 8.6 \times 10^3/\mu L$	6.57	eGFR	$90 \sim 110$mL/分/1.73m²	49.6
Neut	$40.0 \sim 70.0$%	68.5	CK	$41 \sim 153$U/L	45
Hb	$11.6 \sim 14.8$g/dL	11.4	CRP	$0.0 \sim 0.14$mg/dL	0.1
PLT	$158 \sim 348 \times 10^3/\mu L$	183	K	$3.6 \sim 4.8$mmol/L	4.5
PT-INR	$0.9 \sim 1.1$	1.1	Na	$138 \sim 145$mmol/L	139
AST	$13 \sim 30$U/L	30	Ca	$8.8 \sim 10.1$mg/dL	9.9
ALT	$7 \sim 23$U/L	21	P	$2.7 \sim 4.6$mg/dL	—
T-Bil	$0.4 \sim 1.5$mg/dL	1.3	Mg	$1.8 \sim 2.7$mg/dL	2.9
血清Cr	$0.46 \sim 0.79$mg/dL	0.85	HbA1c	$4.9 \sim 6.0$%	5.8

- **疾患名**：非弁膜症性心房細動
- **前回処方**：便秘気味のため酸化マグネシウムを開始。その他，内服剤は用法・用量変更なく継続中
- **患者からの情報**：「酸化マグネシウムを飲み始めてから毎日お通じがあります。軟便気味ですが，いまのところは大丈夫です。朝と晩にきちんと飲んでいます」

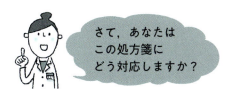

検査値をどう見るか？

血清Cr値が0.85mg/dLと基準範囲（0.46～0.79mg/dL）よりやや高値を示しています。Ccrに換算すると約36mL/分と腎機能が低下していることがわかります。高齢でもあり，薬剤の投与量に注意が必要です。Mg値も2.9mg/dLと基準範囲（1.8～2.7mg/dL）より高値を示しています。前回より酸化マグネシウムの内服が開始されており，関連性が示唆されます。

処方薬をチェック！

📋 ビソプロロール

ビソプロロールはβ₁遮断薬であり，高血圧のほか，狭心症や心不全，頻脈性の心房細動など幅広い効能・効果を有します。

1 腎機能低下時の減量

ビソプロロールは重篤な腎機能障害のある患者については慎重投与となっています。心不全の患者に対しては0.625mg/日と少量から開始し，忍容性をみながら漸増していきます。しかし，高血圧や心房細動に対しては2.5mg～5mg/日より開始されることが多くありますので，腎機能低下の患者では副作

電解質 CASE ㉜

用症状に注意が必要です。腎不全時は 60 〜 70% への減量，透析時は 50% 程度の減量が目安となります[1), 2)]。この症例も腎機能が低下していますが，同用量で継続されており，ふらつきや倦怠感といった症状もみられていないことから，投与量としては問題ないと判断されています。ただし，今後も継続して自覚症状の有無を確認していく必要があります。

② 肝酵素値上昇のリスク

いずれの適応症においても，AST や ALT の上昇が添付文書の副作用欄に比較的高い頻度で記載されています。また，排泄遅延による血中濃度上昇のリスクがあるため，重篤な肝機能障害の患者に対しては慎重投与となっています。AST，ALT の値にも着目しましょう。

📋 リバーロキサバン

リバーロキサバンは新規経口抗凝固薬（NOAC）の一つで，血液凝固第 Xa 因子を選択的に阻害します。その結果トロンビンの生成が抑制され，フィブリンの産生が抑えられることで血栓を予防します。

① 腎機能に関連する減量・禁忌

リバーロキサバンは通常，1日1回15mg を経口投与します。しかし腎排泄性を有することから，腎機能低下の患者（Ccr 49mL/分以下）では血中濃度の上昇により出血のリスクが高くなるため，減量または禁忌となります。必ず Ccr 値を確認しましょう。この症例は Ccr 36mL/分ですので減量基準に該当します（表1〜2）。処方は1日1回10mg となっており，基準どおり減量されていますので問題ありません。ただし，適応症によって減量や禁忌の基準が異なりますので注意が必要です。

📋 酸化マグネシウム

酸化マグネシウムは制酸薬として使用されるほか，特に便秘症に対して頻

表1 リバーロキサバンの添付文書（適応：非弁膜症性心房細動患者における虚血性脳卒中および全身性塞栓症の発症抑制）

用法・用量に関連する使用上の注意
- Ccr 30～49mL/分の患者には，10mgを1日1回投与する。
- Ccr 15～29mL/分の患者では，本剤の血中濃度が上昇することが示唆されており，これらの患者における有効性および安全性は確立していないので，本剤投与の適否を慎重に投与したうえで，投与する場合は，10mgを1日1回投与する。

禁忌
腎不全（Ccr 15mL/分未満）の患者［使用経験がない］

表2 NOACの腎機能に応じた減量・禁忌

一般名（商品名）	用法・用量	腎機能に応じた減量		禁忌
ダビガトラン（プラザキサ）	1回150mg 1日2回	Ccr 30～50mL/分	1回110mg 1日2回を考慮	Ccr 30mL/分未満
リバーロキサバン*1（イグザレルト）	1回15mg 1日1回	Ccr 15～49mL/分（Ccr 15～29mL/分は投与の適否を慎重に検討）	1回10mg 1日1回	Ccr 15mL/分未満
アピキサバン*2（エリキュース）	1回5mg 1日2回	次の基準の2つ以上に該当 ・80歳以上 ・体重60kg以下 ・血清クレアチニン1.5mg/dL以上	1回2.5mg 1日2回	Ccr 15mL/分未満
エドキサバン*3（リクシアナ）	〈体重60kg超〉1回60mg 1日1回 〈体重60kg以下〉1回30mg 1日1回	Ccr 15mL/分以上50mL/分以下（体重60Kg超の場合），Ccr 15mL/分以上30mL/分未満は投与の適否を慎重に判断	1回30mg 1日1回	Ccr 15mL/分未満

＊1：非弁膜症性心房細動患者の場合
＊2：非弁膜症性心房細動患者の場合
＊3：非弁膜症性心房細動患者，静脈血栓塞栓症の場合

用される薬剤です。症状に応じて自己調節が指示されることも多く，内服量が患者の判断に委ねられることも多々あります。

電解質 CASE ㉜

1 高Mg血症に対する注意喚起

　酸化マグネシウムによる高Mg血症については，当初より副作用の一つとして添付文書に記載されていました。しかし，漫然と長期投与されている患者において重篤な高Mg血症が発現したことから，2008年11月に医薬品・医療機器等安全性情報が発出されました[3]。このため添付文書上に新設された「重大な副作用」に高Mg血症が，また「重要な基本的注意」には長期投与の際に血清Mg濃度測定を行うことが記載されました。

　その後も重篤な症例が報告され，2015年12月には再度，医薬品・医療機器安全性情報が発出され[4]，添付文書の改訂が指示されました。このなかでは，医療関係者に対しての注意喚起が「重要な基本的注意」に追記され，初期症状があらわれた場合の対処方法について患者へ指導することや，使用期間を最小限にとどめるよう明記されました。また，高Mg血症の発現は高齢者に多いこと，便秘症に対して用いられた症例が多いことが報告されているため，添付文書の慎重投与に高齢者が追記されました。

2 高Mg血症の回避のために

　酸化マグネシウムを投与されている患者に対しては，年齢や腎機能にかかわらず，Mg値の確認や自覚症状（表3）の確認が必要です。服薬指導時には高Mg血症の自覚症状を含めた注意喚起を十分に行いましょう。

表3　高Mg血症の主な症状

	主な症状
初期症状	悪心・嘔吐，口渇，血圧低下，徐脈，皮膚紅潮，筋力低下，傾眠
重篤な症状	呼吸抑制，意識障害，不整脈，心停止

ここを疑義照会！

▶ Mg値が高値を示している。高齢であり腎機能低下もあることから，酸化マグネシウムを減量または中止したほうがよいのではないか？

薬剤師

Aさんの処方についてですが，今回の検査値でMg値が高めのようです。腎機能も低下しているようですし，酸化マグネシウムの内服による上昇が考えられます。ご本人に伺ったところ，便通は良好であるものの軟便気味とのことでしたので，減量して様子をみられてはいかがでしょうか？

医師

そうでしたか。では，酸化マグネシウムは1日4錠から2錠に減量してください。次回の外来で採血結果を確認して，再度用量を調整します。

この症例のポイント

- 酸化マグネシウムの処方をみたら腎機能を確認し，高Mg血症のリスクがないか確認する
- 酸化マグネシウムを継続服用している腎機能低下患者で，長期にMg値の測定がない場合は，医師へ測定を依頼することも考慮する
- リバーロキサバンが腎機能に応じた適切な投与量であることを確認する

● 引用文献

1) 乾　賢一, 他：改訂3版 腎機能別薬剤使用マニュアル. じほう, 2010
2) 平田純生・編：ステージ・病態別に学ぶ！CKDの治療と薬Q&A. じほう, 2010
3) 厚生労働省医薬食品局：医薬品・医療機器等安全性情報 No.252. 2008
4) 厚生労働省医薬食品局：医薬品・医療機器等安全性情報 No.328. 2015

STEP 4 ケースでわかる検査値の読み方と疑義照会

電解質 CASE 33

利尿薬の減量後もナトリウム値の低下が続くのはなぜ？

77歳男性　身長170cm　体重55kg　体表面積1.63m²

- Rp.1　レニベース®錠（エナラプリル）5mg　　1回1錠（1日1錠）
  　　　1日1回　朝食後　　　　　　　　　　　7日分
- Rp.2　ラシックス®錠（フロセミド）20mg　　　1回1錠（1日1錠）
  　　　1日1回　朝食後　　　　　　　　　　　7日分
- Rp.3　セララ®錠（エプレレノン）50mg　　　　1回1錠（1日1錠）
  　　　1日1回　朝食後　　　　　　　　　　　7日分

項目	基準範囲	結果	項目	基準範囲	結果
WBC	$3.3〜8.6×10^3/\mu L$	4.8	eGFR	90〜110mL/分/1.73m²	46.8
Neut	40.0〜70.0%	57.1	CK	59〜248U/L	90
Hb	13.7〜16.8g/dL	15.9	CRP	0.0〜0.14mg/dL	—
PLT	$158〜348×10^3/\mu L$	151	K	3.6〜4.8mmol/L	4.7
PT-INR	0.9〜1.1	1.05	Na	138〜145mmol/L	126
AST	13〜30U/L	27	Ca	8.8〜10.1mg/dL	9.2
ALT	10〜42U/L	15	P	2.7〜4.6mg/dL	4.0
T-Bil	0.4〜1.5mg/dL	1.1	Mg	1.8〜2.7mg/dL	2.0
血清Cr	0.65〜1.07mg/dL	0.89	HbA1c	4.9〜6.0%	5.3

- 前回処方：ラシックス®が40mg/日⇒20mg/日に減量された
- 前回検査値：Na値129mmol/L，前々回のNa値130mmol/L
- 患者からの情報：「特に変わりなく過ごしています。むくみもそんなに出ていません」

さて，あなたはこの処方箋にどう対応しますか？

検査値をどう見るか？

Na値が126mmol/Lと基準範囲（138〜145mmol/L）より低値を示しています。フロセミドによる利尿効果が強く出たことが最も考えやすい状況ですが、他の要因も考慮しておきます。血清Cr値から算出されたCcrは54mL/分と少し低めではありますが、正常範囲と考えてよいでしょう。その他の検査値項目については、目立った異常はみられません。

処方薬をチェック！

エナラプリル

アンジオテンシン変換酵素（ACE）阻害薬であるエナラプリルは、高血圧や慢性心不全に対して用いられます。副作用としては空咳などがあげられますが、電解質にも注意が必要な薬剤です。

1 高K血症

エナラプリルは、高K血症を増悪させる可能性があります。高K血症では知覚異常、脱力感、動悸などが起こり、重篤になると致死的不整脈が発現し、心停止となることもあるため注意が必要です。また、K値が基準範囲でも内服後は上昇がみられることもあるため、内服開始後はK値の推移に注目しておきましょう。この患者では血清K値4.7mmol/Lと基準範囲であり、現時点では問題ないと判断されます。

2 抗利尿ホルモン不適合分泌症候群（SIADH）

抗利尿ホルモン不適合分泌症候群（syndrome of inappropriate secretion of antidiuretic hormone；SIADH）は、低Na血症にもかかわらず抗利尿ホルモンが過剰分泌し、低Na血症や低浸透圧性血症の持続、また重篤になると痙攣や意識障害を引き起こします。発現する要因は疾患や薬剤などさまざまで

電解質 CASE 33

表1 SIADHの診断基準

Ⅰ. 主症候
  1. 脱水の所見を認めない
  2. 倦怠感，食欲低下，意識障害などの低Na血症の症状を呈することがある
Ⅱ. 検査所見
  1. 低Na血症：血清Na濃度は135mEq/Lを下回る
  2. 血漿バゾプレシン値：血清Na濃度が135mEq/L未満で，血漿バゾプレシン濃度が測定感度以上である
  3. 低浸透圧血症：血漿浸透圧は280mOsm/kgを下回る
  4. 高張尿：尿浸透圧は300mOsm/kgを上回る
  5. Na利尿の持続：尿中Na濃度は20mEq/L以上である
  6. 腎機能正常：血清Crは1.2mg/dL以下である
  7. 副腎皮質機能正常：早朝空腹時の血清コルチゾールは6μg/dL以上である

〔診断基準〕確実例：Ⅰの1およびⅡの1～7を満たすもの

〔厚生労働科学研究費補助金 難治性疾患克服研究事業 間脳下垂体機能障害に関する調査研究（主任研究者：大磯ユタカ）：バゾプレシン分泌過剰症（SIADH）の診断と治療の手引き（平成22年度改訂）. 2011より〕

す。エナラプリルを含む一部のACE阻害薬では副作用としてSIADHが報告されており，添付文書にも記載されています。診断基準（表1）[1]を満たすとSIADHと診断され，薬剤の減量や中止を検討する必要があります。この症例の検査項目では，診断基準に含まれる検査値をすべて確認することはできませんが，低Na血症が持続している場合は注意が必要と考えます[2]。この症例では，悪心，倦怠感，頭痛，記銘力低下などの低Na血症の自覚症状[3]はみられないようですが，Na値が継続的に低下しており副作用を疑う必要があります。ACE阻害薬以外にもSIADHを起こす可能性のある薬剤があります（表2）。

📋 フロセミド

フロセミドはループ利尿薬の一つであり，ヘンレループ上行脚のNa^+-K^+-$2Cl^-$共輸送体の作用を阻害し，Na^+の再吸収を抑制して尿量を増加させます。強力な利尿作用を示し，前負荷を軽減することで浮腫を改善します。

表2 SIADHを発現する可能性のある主な薬剤

分類		薬剤名
ACE阻害薬		エナラプリル，リシノプリル
抗てんかん薬		バルプロ酸，カルバマゼピン
抗精神病薬		リスペリドン，ハロペリドール，クロルプロマジン
抗がん薬		イホスファミド，シクロホスファミド，シスプラチン，ドセタキセル，ビノレルビン
抗うつ薬	SSRI	フルボキサミン，パロキセチン，セルトラリン
	SNRI	ミルナシプラン，デュロキセチン
	三環系	アミトリプチリン，アモキサピン，イミプラミン，クロミプラミン

① 低Na血症

　ループ利尿薬では比較的起こりにくいともいわれていますが，Na^+の再吸収を抑制するため，低Na血症を引き起こす可能性があります（低Na血症はp.39参照）。この症例では低Na血症が持続していることから，まずフロセミドの影響が考えられ前回減量となっていました。しかし，減量後もNaは低値のまま推移していますので，フロセミドと今回の低Na血症の因果関係は低いと考えられます。ただし，低Na血症では悪心，食欲不振，傾眠傾向や，重篤になると痙攣や精神症状が発現することもあり，自覚症状の確認は必要です。

② 低K血症

　ループ利尿薬は集合管より上流のヘンレループでNa^+の再吸収を抑制します。これにより集合管に多くのNa^+が到達し，集合管でのNa^+再吸収が亢進します。結果，集合管内が負の電位となり，K^+の分泌が増え，低K血症が起こります（Grade分類はp.38参照）。低K血症では不整脈の出現や筋力低下，筋肉痛，脱力感，痺れ，倦怠感などの症状が現れます。この症例ではK値は基準範囲を示しており，フロセミドによる低K血症は発現していません。

📋 エプレレノン

　エプレレノンはK保持性利尿薬の抗アルドステロン薬に分類されます。集合管や遠位尿細管のアルドステロン受容体を阻害し，Na^+再吸収を抑制することで利尿効果を示します。また，心筋のリモデリングを抑制する作用が知られており，その効果を期待して使用されることも多くあります。

1 高K血症

　抗アルドステロン薬は二次的にNa^+/K^+-ATPaseを抑制するため，血中のK^+が保たれたままとなります。そのため高K血症を発現しやすくなり，注意が必要です。投与開始時に血清K値が5.0mmol/Lを超えている場合は禁忌となります。この患者では基準範囲であり問題ありません。前述したようにループ利尿薬では低K血症の発現リスクが高いため，お互いの副作用を予防する目的で併用されることもあります。また，抗アルドステロン薬は高K血症のリスクが高くなることから，一部の薬剤とは併用注意または禁忌となっていますので，併用薬にも着目して処方監査を行いましょう。

2 肝機能障害患者に対する投与

　エプレレノンは，重度の肝機能障害患者には禁忌です。また，軽度～中等度の肝障害については慎重投与となっています。電解質異常が発現するおそれがあることと，副作用としてASTやALTなどの肝酵素値が上昇する可能性があるためです。この患者ではAST，ALTともに基準範囲を示しており，内服継続が可能と判断されます。

 ここを疑義照会！

▶ フロセミドを減量しても血清Na値は低下傾向である。もしかしたらACE阻害薬によるSIADHの可能性もあるのではないか？

薬剤師：Aさんの処方について，前回よりラシックス®が減量となっていますが，Na値がさらに低下しているようです．ACE阻害薬には副作用として低Na血症を起こすSIADHがあります．レニベース®の副作用の可能性も否定できないと思われますが，内服は継続でよろしいですか？

医師：そうなのですね．現在は低Na血症の自覚症状はないようですので，来週の受診時にSIADHの診断基準になる検査を追加してみます．今回はそのまま交付してください．ありがとうございます．

この症例のポイント

- この患者は心不全の内服加療中であり，Na低下はフロセミドによる脱水が原因と考えられたため，フロセミドが減量されていた
- フロセミド減量後もNa値の低下を認めており，別の要因を考慮する必要があった
- 利尿薬のみならずACE阻害薬でも電解質異常を引き起こすため，検査値の推移に着目するとともに，服薬指導時に自覚症状を確認する
- 医師へ副作用情報を提供することにより，副作用の早期発見につなげる

● 引用文献

1) 厚生労働科学研究費補助金 難治性疾患克服研究事業 間脳下垂体機能障害に関する調査研究（主任研究者：大磯ユタカ）：バゾプレシン分泌過剰症（SIADH）の診断と治療の手引き（平成22年度改訂）．2011
2) 奥原祥貴，他：難治性低Na血症を来たした心不全の1症例．日本心臓病学会誌，7：96-101，2012
3) 内田俊也：Primers of Nephrology-3；水電解質異常．日本腎臓学会誌，44：18-28，2002

STEP 4 ケースでわかる検査値の読み方と疑義照会

電解質 CASE 34

がん骨転移患者の処方…
注目すべき薬と検査値は？

70歳女性　身長160cm　体重55kg　体表面積1.56m^2

Rp.1 フェマーラ®錠（レトロゾール）2.5mg
1日1回　朝食後
1回1錠（1日1錠）
28日分

Rp.2 セレコックス®錠（セレコキシブ）200mg
1日2回　朝夕食後
1回1錠（1日2錠）
28日分

Rp.3 デノタス®チュアブル配合錠
1日1回　朝食後
1回2錠（1日2錠）
28日分

項目	基準範囲	結果	項目	基準範囲	結果
WBC	$3.3 \sim 8.6 \times 10^3/\mu L$	5.08	eGFR	90〜110mL/分/1.73m^2	40.2
Neut	40.0〜70.0%	63.0	CK	41〜153U/L	—
Hb	11.6〜14.8g/dL	12.0	CRP	0.0〜0.14mg/dL	0.04
PLT	$158 \sim 348 \times 10^3/\mu L$	257	K	3.6〜4.8mmol/L	4.5
PT-INR	0.9〜1.1	—	Na	138〜145mmol/L	142
AST	13〜30U/L	28	Ca	8.8〜10.1mg/dL	8.5
ALT	7〜23U/L	18	P	2.7〜4.6mg/dL	—
T-Bil	0.4〜1.5mg/dL	0.6	Mg	1.8〜2.7mg/dL	—
血清Cr	0.46〜0.79mg/dL	1.05	HbA1c	4.9〜6.0%	—

- **前回処方**：今回と同じ
- **疾患名**：乳がん，骨病変あり
- **前回検査値**：Ca値8.5mg/dL
- **患者からの情報**：「骨の治療で月に1回ランマーク®（デノスマブ）というお薬を注射しています。今日は3回目でした」

さて，あなたはこの処方箋にどう対応しますか？

検査値をどう見るか？

　血清Cr値が1.05mg/dLと基準範囲（0.46〜0.79mg/dL）よりも高くなっています。今回の値から算出される推定Ccr値は43mL/分ですので，腎排泄型の薬剤については投与量の確認が必要です。また，Ca値が8.5mg/dLと基準範囲（8.8〜10.1mg/dL）よりも低く推移しています。Ca値が変動するような薬剤を使用している場合は注意が必要です。

処方薬をチェック！

レトロゾール

　レトロゾールは，副腎由来のアンドロゲンがアロマターゼを介してエストロゲンに変換されるのを抑制する，非ステロイド性のアロマターゼ阻害薬です。閉経後乳がんに用いられます。

1 肝機能に関連する注意

　レトロゾールは軽度〜中等度の肝機能障害でのAUC増加はみられませんが，重度の肝機能障害者ではAUCが2倍に上昇することが報告されています。副作用の発現リスクが高くなるため，十分な注意が必要です。

電解質 CASE ㉞

② 腎機能に関連する注意

　レトロゾールはCcr 9mL/分未満の患者に対する使用経験がなく，安全性が確立していないことから，重度の腎障害を有する患者に対しては慎重投与となっています。基本的には腎機能正常患者と同用量で投与されますが[1]，副作用モニタリングはより注意深く行いましょう。この症例についてはCcr 43mL/分ですので，特に問題ないと考えます。

📋 セレコキシブ

　セレコキシブはシクロオキシゲナーゼ（COX）-2選択的阻害薬で，関節リウマチなどの消炎・鎮痛や術後の創部痛に対して用いられる薬剤です。COX-2を選択的に阻害するため，消化管や血小板に関連する副作用が比較的少ないことが特徴ですが，心血管系の副作用には注意が必要です。

① 腎機能低下患者における注意

　重篤な腎機能障害のある患者に対しては禁忌となっています。これは腎血流量低下により水やNaが体内に貯留することで，腎障害の悪化の可能性があるためです。ただし，透析の有無によって減量や中止の判断が異なりますので[1]，患者の状況を把握しておきましょう。この症例は軽～中等度の腎機能障害と判断されますので，疼痛コントロールや副作用の発現状況を随時確認し，必要に応じて減量の提案をする必要もあります。

② 肝機能低下患者における注意

　肝障害のある患者，また肝障害の既往のある患者に対しては慎重投与です。血中濃度が上昇する可能性があるため減量して投与するなどの対応が求められます。また重篤な肝障害のある患者に対しては禁忌ですので，検査値のチェックを必ず行いましょう。

表1　デノタス®チュアブル配合錠の効能・効果および用法・用量

成分 （1錠あたり）	カルシウムとして305mg コレカルシフェロール0.005mg（200IU） マグネシウムとして15mg
効能・効果	RANKL阻害薬〔デノスマブ（遺伝子組換え）など〕投与に伴う低Ca血症の治療および予防
用法・用量	通常，1日1回2錠を経口投与 ※患者の状態または検査値に応じて適宜増減

📋 デノタス®

デノタス®は沈降炭酸カルシウム・天然型ビタミンD・炭酸マグネシウムの配合剤です。後述するRANKL阻害薬投与に伴う低Ca血症の治療・予防に用いられます（表1）。天然型ビタミンDは腎臓で活性型ビタミンDに変換され，小腸でのCaの吸収を促進します。さらに腎臓においてもCaの再吸収を促進します。また，MgはCaの代謝系に関与し，血清Ca値を上げる作用があります。チュアブルですので，かみ砕いて内服するよう患者への服薬指導が必要です。

1 腎機能低下患者における注意

腎機能障害のある患者では，ビタミンDの活性化が阻害されるため，十分な効果が得られない場合があります。明確な減量や中止などの判断基準は添付文書に記載されていないので，デノタス®の開始時に十分な検討が必要です。活性型ビタミンDとカルシウム製剤の併用も候補の一つです。この症例では腎機能低下があり，さらにデノタス®を内服しているにもかかわらず血清Ca値が低く推移していることから，薬剤の追加や切り替えなどを検討する必要があると考えられます。

📋 デノスマブ

デノスマブはヒト型抗RANKLモノクローナル抗体製剤であり，RANKL阻

電解質 CASE ③

害作用によって破骨細胞の形成を抑制することから，多発性骨髄腫や固形がん骨転移などによる骨病変に対して用いられます。また，骨粗鬆症予防薬としての効能・効果をもつ製剤もあります。製剤や適応症によって投与量や投与間隔が異なるため，患者の疾患について把握しておく必要があります (表2)。

1 低Ca血症

本剤投与による低Ca血症については，臨床試験における発現状況を踏まえ，承認時より添付文書や適正使用ガイドにて注意喚起が行われていましたが，2012年4月のランマーク®販売開始から約4カ月の間に重篤な低Ca血症の副作用報告が相次ぎ，2012年9月に低Ca血症に関する安全性速報，また同年10月には医薬品・医療機器等安全性情報が発出されました。これにより添付文書に警告欄が設けられ，Ca値の定期的な測定とカルシウムおよびビタミンDの経口投与について追記されました。特に「用法・用量に関連する使用上の注意」では，カルシウムとビタミンDの投与量についても言及されています。

この症例では，処方内容や患者からの情報より，乳がんの骨転移に対してデノスマブを4週に1回投与されていることがわかります。今回の検査値では血清Ca値8.5mg/dLと基準範囲より低く推移しているため，低Ca血症が発現していると考えられます（低Ca血症についてはp.40参照）。

表2　RANKL阻害薬デノスマブの比較

	効能・効果	用法・用量
ランマーク® 皮下注 120mg	多発性骨髄腫による骨病変および固形がん骨転移による骨病変	デノスマブとして120mgを4週間に1回，皮下投与
	骨巨細胞腫	デノスマブとして120mgを第1日，第8日，第15日，第29日，その後は4週間に1回，皮下投与
プラリア® 皮下注60mg シリンジ	骨粗鬆症	デノスマブとして60mgを6カ月に1回，皮下投与
	関節リウマチに伴う骨びらんの進行抑制	デノスマブとして60mgを6カ月に1回，皮下投与。以後，骨びらんの進行が認められる場合，3カ月に1回，皮下投与可

282

2 腎機能低下時の対応

　重度の腎機能障害患者では低Ca血症を起こしやすいため慎重投与となっています。Ccr 30mL/分未満の患者や透析患者での使用経験が少ないため，使用の際は血清Ca値の十分なモニタリングと低Ca血症の初期症状（表3）に注意して観察する必要があります。

表3　低／高Ca血症の主な症状

	主な症状
低Ca血症	痺れ，テタニー，痙攣，脳症，心不全，QT延長 など
高Ca血症	嘔気・嘔吐，多尿，便秘，筋力低下，錯乱，昏睡，尿路結石 など

ここを疑義照会！

▶ RANKL阻害薬が開始されておりデノタス®も併用しているが，低Ca血症が発現している。カルシウム製剤の追加・変更や活性型ビタミンDの投与は不要か？

薬剤師

Aさんの処方について，ランマーク®による低Ca血症予防のためデノタス®を処方されていますが，現在血清Ca値は基準範囲より低く推移しています。腎機能が少し低下しているため，ビタミンDの活性化が低いことが予想されます。カルシウム製剤の変更や活性型ビタミンDの追加は必要ないでしょうか。

医師

そうなのですね。次回の外来まで1カ月ほど空きますので，活性型ビタミンD₃を少量追加して様子をみましょう。アルファカルシドール0.25μgを朝に追加してください。次回の外来にて採血結果を確認します。

この症例のポイント

- デノタス®は適応症が限られているため,処方監査時にはRANKL阻害薬投与の有無を確認する
- 患者との面談や処方内容から,骨転移に対してデノスマブが投与されていることを把握する
- デノスマブ投与による低Ca血症のリスクがあるため,Ca値を定期的に確認する。同時にデノタス®による高Ca血症発現の可能性もあるため,Ca値の急激な上昇にも注意する
- デノスマブ投与の際は,カルシウム製剤やビタミンD製剤の投与がなされているか確認する。投与がない場合は,Ca値や腎機能を確認のうえ医師へ情報提供を行う
- 腎機能低下時にはビタミンDの活性化が低下しているため,Ca値が上がりにくいことがある

症例の転帰

1カ月後の来院時における臨床検査の結果,Ca値は8.9mg/dLまで増加していました。なお,この症例ではデノタス®に活性型ビタミンDを追加することとなりましたが,状況に応じてデノタス®を中止し,活性型ビタミンDと他のカルシウム製剤に切り替えることもあります。

● 引用文献
1) 平田純生・編:ステージ・病態別に学ぶ! CKDの治療と薬Q&A. じほう, 2010

Memo

STEP 4　ケースでわかる検査値の読み方と疑義照会

電解質 CASE 35

効果不十分で高リン血症治療薬が増量に…どこに注意する？

60歳男性　身長180cm　体重70kg　体表面積1.89m²

Rp.1 カルタン®OD錠（沈降炭酸カルシウム）500mg　　　1回2錠（1日6錠）
　　　1日3回　朝昼夕食直後　　　　　　　　　　　　　　28日分

Rp.2 レナジェル®錠（セベラマー塩酸塩）250mg　　　　　　1回4錠（1日12錠）
　　　1日3回　朝昼夕食直前　　　　　　　　　　　　　　28日分

Rp.3 アーチスト®錠（カルベジロール）2.5mg　　　　　　　1回2錠（1日2錠）
　　　1日1回　朝食後　　　　　　　　　　　　　　　　　28日分

項目	基準範囲	結果	項目	基準範囲	結果
WBC	$3.3 \sim 8.6 \times 10^3/\mu L$	4.64	CK	$59 \sim 248$U/L	112
Neut	$40.0 \sim 70.0$%	51.5	CRP	$0.0 \sim 0.14$mg/dL	0.06
Hb	$13.7 \sim 16.8$g/dL	13.8	K	$3.6 \sim 4.8$mmol/L	4.5
PLT	$158 \sim 348 \times 10^3/\mu L$	162	Na	$138 \sim 145$mmol/L	140
PT-INR	$0.9 \sim 1.1$	—	Ca	$8.8 \sim 10.1$mg/dL	9.0
AST	$13 \sim 30$U/L	13	P	$2.7 \sim 4.6$mg/dL	6.1
ALT	$10 \sim 42$U/L	10	Mg	$1.8 \sim 2.7$mg/dL	2.5
T-Bil	$0.4 \sim 1.5$mg/dL	0.4	HbA1c	$4.9 \sim 6.0$%	—
血清Cr	$0.65 \sim 1.07$mg/dL	9.61	Alb	$4.1 \sim 5.1$g/dL	3.2
eGFR	$90 \sim 110$mL/分/1.73m²	5			

- **前回処方**：カルタン®OD錠500mg　1回1錠（1日3錠）
  　　　　　　1日3回　朝昼夕食直後
  　　　　　　それ以外は今回と同じ
- **疾患名**：慢性腎不全，週3回血液透析施行中
- **患者からの情報**：「医師から『リンの値がなかなか下がらないから薬を増やしましょう』と言われました。お腹が張るからレナジェル®ではなくて，カルタン®のほうを増やすことになりました。朝は血圧の薬もあるからきちんと飲めるのですが，カルタン®もレナジェル®も昼と夕は忘れがちです。でも，忘れても後から飲んで，1日の量は守るようにしています」

検査値をどう見るか？

　血清Cr値が9.61mg/dLと基準範囲（0.65〜1.07mg/dL）より高値を示しており，Ccrに換算すると約8.1mL/分です。eGFRは5mL/分/1.73m^{2}でありStage5の慢性腎不全で，血液透析が導入されています。

　血清Ca値は9.0mg/dLですが，アルブミン（Alb）が3.2g/dLと4g/dL未満ですので，補正Ca値を計算（表1）すると9.8mg/dLとなります。

　血清リン（P）値は6.1mg/dLで，基準範囲（2.7〜4.6mg/dL）より高値を示しています。その他の検査値については，処方薬との関連性を考えても大きな問題はなさそうです。

表1　補正Ca値の計算式（Payneの式）

補正Ca値（mg/dL）＝血清Ca値（mg/dL）＋［4－血清Alb値（g/dL）＊］
＊：血清Alb値＜4.0g/dLの患者でのみ補正

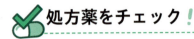

沈降炭酸カルシウム

　沈降炭酸カルシウムは消化管内でリン酸イオンと結合し，不溶性のリン酸化合物として体外に排泄することでPの吸収を阻害し，血清P濃度を低下させます。

1 定期的な血清PおよびCaの測定と管理目標

　カルタン®の添付文書の重要な基本的注意には「血中Ca濃度の上昇を来すことがあるため，投与にあたっては，定期的に血中PおよびCa濃度を測定しながら慎重に投与すること」と記載されています。治療効果として血清P値を，副作用として血清Ca値をモニタリングすることが大切です。また，低Alb血症では血清Ca値を補正する必要があるので，Alb値も把握しておきましょう。

　血清P濃度は，①小腸からの吸収，②細胞内外の移動，③腎からの排泄によって調節されています。そのため腎機能の低下とともに血清P濃度は上昇します。持続的な高P血症は二次性副甲状腺機能亢進症や関節周囲・心血管系の異所性石灰化を引き起こし，骨病変や心血管系疾患など種々の障害をもたらします。血清P値が高値であるほど慢性腎臓病（CKD）患者の生命予後は不良であることが明らかになっており，CKDにおいて，血清P値を基準範囲内に保つことが推奨されています[1]。しかし，透析によるP除去と食事療法によるP摂取制限のみでは過剰なPの是正は不十分であることが多く，高P血症治療薬の投与が必要になります。一方，高Ca血症が長期にわたると血清Ca・P積の上昇により異所性石灰化を招くことから，沈降炭酸カルシウム服用によるCa負荷には注意が必要です。

　日本透析医学会による「慢性腎臓病に伴う骨・ミネラル代謝異常の診療ガイドライン」[2]には，CKDに伴う骨・ミネラル代謝異常（CKD-MBD）における血清P，Ca濃度を適正に保つための治療と薬剤の調整法が解説されています（表2，図1）。なお，血清P，Ca濃度は食事などのさまざまな因子により変化するため，病態の評価や治療方針の決定においては1回の検査結果ではな

表2 透析患者の血清P, Ca濃度の管理

測定頻度	1. 血清P, Ca濃度は最低月に1〜2回の測定が妥当である 2. 血清P, Ca濃度が管理目標値から著しく逸脱した場合, あるいはその危険性が高い場合には, その値が安定するまでより頻回の測定が望ましい
管理目標値	1. 血清P濃度の目標値：3.5〜6.0mg/dL 2. 血清補正Ca濃度の目標値：8.4〜10.0mg/dL

〔日本透析医学会：日本透析医学会雑誌, 45：301-356, 2012より〕

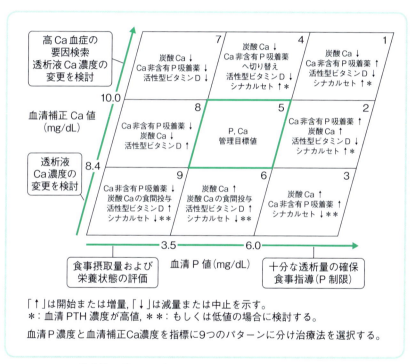

図1 P, Caの治療管理法：9分割図

〔日本透析医学会：日本透析医学会雑誌, 45：301-356, 2012より〕

く, 検査値の動向から判断することが推奨されています。

　この症例は図1の区分2に相当しています。これまでの検査値の経過や患者に副作用を確認したうえで, 沈降炭酸カルシウムが増量されたものと考えられます。

電解質 CASE 35

② アドヒアランスと治療効果

沈降炭酸カルシウムは，胃酸で溶解し遊離 Ca となって P と結合し，不溶性塩を形成して体外に排出されます。そのため，食後しばらくしてから服用しても胃内 pH が上昇しており，沈降炭酸カルシウムの溶解性が低くなり作用低下につながる可能性があります。また，空腹時に服用した場合では P を下げる効果が期待できないだけでなく，Ca のみが吸収されて高 Ca 血症となるリスクもあります。十分な効果を得て，副作用を軽減させるためには，食直後に服用する必要があります。

近年，新しい高 P 血症治療薬が承認・発売されていますが，その作用機序はいずれも，消化管内での薬剤と食物中のリン酸との結合による消化管からの P 吸収抑制です。Ca を含まない高 P 血症治療薬では，空腹時に服用しても高 Ca 血症のリスクはありませんが，食物中からのリン酸吸収を抑制することができません。Ca 含有の有無にかかわらず，高 P 血症治療薬は食直前から食直後の服用が最も効果的であるといえます。

高 P 血症治療薬は，服用錠数が多いことや用法が複雑であること，また治療に対する理解不足などから，服薬アドヒアランス不良となることがあります。高 P 血症治療薬の効果を正しく得るためには，血清 P 値が高いことのリスクと服薬意義，用法について患者が十分理解できるよう服薬指導を行うことが重要です。表3に高 P 血症治療薬の一覧を示しています。各薬剤の特徴を把握しておくとよいでしょう。

この症例では，沈降炭酸カルシウムの誤った用法により十分な治療効果が得られていないことが考えられます。用法を守ったうえで沈降炭酸カルシウムを増量すると高 Ca 血症になる可能性も否定できません。まずは患者のアドヒアランス向上を図る必要があります。

📋 セベラマー塩酸塩

ポリカチオン性ポリマーであるセベラマー塩酸塩は，消化管内で食物から遊離したリン酸イオンと結合した後，吸収されることなくそのまま糞便中に

表3 高P血症治療薬の特徴

薬剤名	剤形・規格	効能・効果	1日用量	用法	主な特徴と注意点
沈降炭酸カルシウム	錠：250mg・500mg 口腔内崩壊錠：250mg・500mg	下記患者における高リン血症の改善 保存期および透析中の慢性腎不全患者	3g	食直後	・食欲低下時には高Ca血症の原因になりやすい ・胃酸分泌抑制薬との併用により効果が減弱する ・他剤に比べて消化器系副作用が少ない ・比較的安価
クエン酸第二鉄水和物	錠：250mg	慢性腎臓病患者における高リン血症の改善	1.5〜6g	食直後	・鉄吸収による貧血改善効果 ・長期投与における鉄蓄積の懸念 ・使用経験が少なく，長期的評価が不十分 ・比較的高価
スクロオキシ水酸化鉄	チュアブル錠：250mg・500mg	透析中の慢性腎臓病患者における高リン血症の改善	0.75〜3g	食直前（噛み砕いて服用）	・鉄吸収による貧血改善効果 ・長期投与における鉄蓄積の懸念 ・使用経験が少なく，長期的評価が不十分 ・比較的高価
炭酸ランタン水和物	チュアブル錠：250mg・500mg 顆粒：250mg/包・500mg/包 口腔内崩壊錠：250mg・500mg	慢性腎臓病患者における高リン血症の改善	0.75〜2.25g	食直後（チュアブル錠は噛み砕いて服用）	・Caを含まない ・リン吸着能に優れる ・吐き気，嘔吐などの消化器症状がある ・長期投与におけるエビデンスの蓄積が十分とはいえない
ビキサロマー	カプセル：250mg	慢性腎臓病患者における高リン血症の改善	1.5〜7.5g	食直前	・セベラマー塩酸塩に比べ胃腸障害が低頻度または軽度 ・アシドーシスを来しにくい ・血管石灰化や生命予後への効果が不明 ・大量の服用が必要であり服薬アドヒアランスに問題
セベラマー塩酸塩	錠剤：250mg	下記患者における高リン血症の改善 透析中の慢性腎不全患者	3〜9g	食直前	・Caを含まない ・血管石灰化の進展を抑制する効果が期待される ・LDLコレステロール低下作用がある ・便秘・腹部膨満感などの消化器系症状が多い ・大量の服用が必要であり服薬アドヒアランスに問題

排泄され，Pの体内への吸収を抑制して高P血症を治療する薬剤です。

　セベラマー塩酸塩の投与にあたっては，沈降炭酸カルシウムと同様に，血

表4 セベラマー塩酸塩の用法・用量における使用上の注意

	投与量の目安	
沈降炭酸カルシウムを使用していない場合	血清P濃度が8.0mg/dL未満の場合は1回1gから，8.0mg/dL以上の場合は1回2gから投与を開始し，その後血清P濃度の程度により適宜増減する	
沈降炭酸カルシウムから切り替える場合	沈降炭酸カルシウムの投与量が1日3g未満の場合は1回1gから，1日3g以上の場合は1回2gから投与を開始し，その後血清P濃度の程度により適宜増減する	
投与量の増減方法（血清P濃度が6.0mg/dL未満となるよう，右の基準を目安に適宜増減する）	【血清P濃度】	【投与量増減方法】
	6.0mg/dL以上	1回0.25～0.5g増量
	4.0～6.0mg/dL	投与量維持
	4.0mg/dL未満	1回0.25～0.5g減量

中PおよびCa濃度を定期的に測定することが添付文書に記載されています。その管理については前述のとおりです。なお，本剤はCaを含有しないため，本剤が原因で血清Ca濃度が上昇することはありません。

　セベラマー塩酸塩の開始用量は沈降炭酸カルシウム併用の有無によって異なり，また血清P濃度により投与量漸減方法が異なります（表4）。添付文書の情報と前述のガイドラインの情報いずれも確認するようにしましょう。

　本剤を空腹時に服用しても十分な効果が得られないのは，前述のとおりです。本症例では昼と夕の分を忘れたり空腹時に飲んだりすることがあるようです。患者指導が必要です。

ここを疑義照会！

▶ 血清P値が下がらないため沈降炭酸カルシウムが増量されたが，高P血症治療薬のアドヒアランスが不良。一方で補正Ca値は管理目標の上限に近く，沈降炭酸カルシウムを増量するとCa値が上昇し上限値を超える可能性がある。沈降炭酸カルシウムは増量せず，まずは患者に用法を守って服用するよう指導すべきでは？

薬剤師

Aさんの処方について、ご本人から伺ったところ、カルタン®もレナジェル®も飲み忘れたり、食間に服用したりすることが多いようです。血清P値が下がらないのはアドヒアランス不良が原因かもしれません。カルタン®を増量した場合、P値は低下すると思われますが、Ca値が上昇する可能性も否定できません。患者さんには用法を守って服薬いただくよう説明しましたが、このままお渡ししてもよろしいでしょうか？

医師

そうでしたか。では増量せずに、前回と同じ用量の1日3錠で様子をみましょう。患者さんには必ず食直後に服用するように伝えてください。それでも下がらなかった場合は増量を検討します。

この症例のポイント

- 腎不全患者では血清P値とともに血清Ca値も確認する
- 低Alb血症では補正Ca値を用いる
- 血清P値とCa値の上昇は心血管疾患リスクを増大させるため、厳格なコントロールが必要である
- 高P血症治療薬は空腹時に服用すると十分な効果が得られない
- 沈降炭酸カルシウムは空腹時に服用すると十分な効果が得られないだけでなく、高Ca血症のリスクが上昇する
- 高P血症治療薬の必要性や用法について患者が十分理解できるよう服薬指導を行い、患者アドヒアランス向上を図る

● 引用文献
1) 日本腎臓学会・編：エビデンスに基づくCKD診療ガイドライン2018. 東京医学社, 2018
2) 日本透析医学会：慢性腎臓病に伴う骨・ミネラル代謝異常の診療ガイドライン. 日本透析医学会雑誌, 45：301-356, 2012

STEP 4 ケースでわかる検査値の読み方と疑義照会

電解質 CASE 36

免疫抑制薬，降圧薬の処方に利尿薬が追加…何を考える？

70歳女性　身長155cm　体重45kg　体表面積1.40m²

Rp.1 ネオーラル®カプセル（シクロスポリン）25mg　1回4カプセル（1日4カプセル）
1日1回　夕食後　　　　　　　　　　　　　7日分

Rp.2 アルダクトン®A錠（スピロノラクトン）25mg　1回1錠（1日1錠）
1日1回　朝食後　　　　　　　　　　　　　7日分

Rp.3 ラシックス®錠（フロセミド）20mg　　　　1回1錠（1日1錠）
1日1回　朝食後　　　　　　　　　　　　　7日分

Rp.4 ブロプレス®錠（カンデサルタン）4mg　　1回1錠（1日1錠）
1日1回　朝食後　　　　　　　　　　　　　7日分

項目	基準範囲	結果	項目	基準範囲	結果
WBC	$3.3 \sim 8.6 \times 10^3/\mu L$	8.03	eGFR	$90 \sim 110 mL/分/1.73m^2$	65.6
Neut	$40.0 \sim 70.0\%$	68.5	CK	$41 \sim 153 U/L$	67
Hb	$11.6 \sim 14.8 g/dL$	13.0	CRP	$0.0 \sim 0.14 mg/dL$	0.05
PLT	$158 \sim 348 \times 10^3/\mu L$	200	K	$3.6 \sim 4.8 mmol/L$	4.8
PT-INR	$0.9 \sim 1.1$	—	Na	$138 \sim 145 mmol/L$	141
AST	$13 \sim 30 U/L$	13	Ca	$8.8 \sim 10.1 mg/dL$	9.0
ALT	$7 \sim 23 U/L$	8	P	$2.7 \sim 4.6 mg/dL$	4.0
T-Bil	$0.4 \sim 1.5 mg/dL$	0.7	Mg	$1.8 \sim 2.7 mg/dL$	2.1
血清Cr	$0.46 \sim 0.79 mg/dL$	0.67	HbA1c	$4.9 \sim 6.0\%$	5.7

- **前回処方との比較**：今回よりアルダクトン®Aが追加。それ以外は前回と同じ
- **前回検査値**：K値4.0mmol/L，血清Cr値0.69mg/dL
- **患者からの情報**：「心臓の調子が悪いのか，むくみがひどいので新しい利尿薬が追加されることになりました。先生からは『しばらくは1週間に1回通院するように』と言われました。むくみ以外は特に気になることはありません。ネオーラル®は『血中濃度も問題ないし調子も変わりないので，今回も同じ量にしましょう』と言われています」

さて，あなたはこの処方箋にどう対応しますか？

検査値をどう見るか？

　検査値はeGFRを除いていずれも基準範囲を示しており，目立った異常はみられません。血清Cr値0.67mg/dLからCcrを計算すると55.5mL/分と若干低めですが，前回値から著明な変化はなく大きな問題とはならないと考えられます。電解質に着目すると，血清K値は基準範囲ですが，前回4.0mmol/Lから今回4.8mmol/Lと上昇傾向にあるようです。

処方薬をチェック！

シクロスポリン

　シクロスポリンは，主としてT細胞によるインターロイキン-2などのサイトカン産生を阻害することにより強力な免疫抑制作用を示す薬剤で，臓器移植後の拒絶反応の抑制や自己免疫疾患に用いられます。

1 高K血症

　シクロスポリンの副作用の一つに，尿細管機能への影響としてK排泄減少による高K血症があります。K保持性利尿薬などを併用すると，そのリスク

電解質 CASE 36

表1 高K血症に関連したカルシニューリン阻害薬の薬物相互作用

	薬剤名	臨床症状・措置方法	機序・危険因子
シクロスポリン【併用注意】	K保持性利尿薬，エプレレノン，カリウム製剤，ACE阻害薬，β遮断薬，ARB，ヘパリン，ジゴキシン，非ステロイド性消炎鎮痛薬	高K血症があらわれるおそれがあるので，血清K値に注意すること	高K血症の副作用が相互に増強されると考えられる
タクロリムス【併用禁忌】	K保持性利尿薬	高K血症が発現することがある	本剤と相手薬の副作用が相互に増強される
タクロリムス【併用注意】	エプレレノン	血清K値が上昇する可能性があるので，血清K値を定期的に観察するなど十分に注意すること	本剤と相手薬の副作用が相互に増強される

がさらに上昇するおそれがあります。また，シクロスポリンと同じカルシニューリン阻害薬のタクロリムスでも高K血症の発現頻度が高いことが知られており，こちらは併用禁忌の薬剤もあります。シクロスポリン，タクロリムスそれぞれの併用禁忌，併用注意薬を確認することが重要です（表1）。また，服薬指導の際には手先や口唇の痺れ，筋力低下，胸が苦しい，体がだるい，嘔吐や下痢といった高K血症の症状に注意が必要であることを患者へ伝えておくのも大切でしょう。

　この症例ではもともとシクロスポリンとカンデサルタンが併用されていましたが，さらにスピロノラクトンが追加されました。現時点ではK値は基準範囲ですが，前回からは上昇傾向にあるようです（高K血症のGrade分類については p.37参照）。スピロノラクトンを追加することにより，さらにK値が上昇する可能性も否定できません。

② シクロスポリンによる重大な副作用と関連した検査値

　シクロスポリンの添付文書では，多数の重大な副作用について記載があります。副作用の早期発見や重篤化回避のためには，初期症状とともに関連し

た検査値の推移を確認していくことが大切です。腎障害，特にCr値上昇，BUN上昇は比較的高頻度にみられるため，腎機能障害患者には慎重投与になっています（BUN/Cr比から推測される疾患・要因についてはp.28参照）。他の薬剤との併用により腎障害が発現しやすい，または重症化することがありますので，併用薬も確認しておきましょう。

　一方，肝障害はシクロスポリンを高用量で投与した患者に多く報告されており，高ビリルビン血症やAST，ALT，ALP，乳酸脱水素酵素（LDH）の上昇などがみられています。特に移植後では過度の免疫抑制によるウイルス性肝炎などの可能性もあり，十分な注意が必要です。また，肝機能障害患者への投与では，シクロスポリンの代謝あるいは胆汁中への排泄が遅延するおそれがあります。シクロスポリンはTDM対象薬で厳密な用量調節を要しますので，血中濃度も把握しておくことが重要です。

スピロノラクトン

　スピロノラクトンは，主として遠位尿細管のアルドステロン依存性Na-K交換部位に働き，アルドステロン拮抗作用によりNaおよび水の排泄を促進し，Kの排泄を抑制します。そのため，K保持性利尿薬とよばれます。単独での降圧・利尿効果は弱いものの，ループ利尿薬のような他の利尿薬と併用することで，利尿効果の増強や低K血症の軽減ができます。原発性・二次性アルドステロン症に対しては第一選択となり，単独投与されることもあります。

1 高K血症

　スピロノラクトンは高K血症を発現しやすい薬剤です。高齢者，腎機能が低下している患者，高K血症を誘発しやすい薬剤を併用している患者では特に注意が必要です（表2）。無尿または急性腎不全の患者，高K血症の患者には投与禁忌となっています。スピロノラクトン調剤時には，K値と併用薬の確認を必ず行いましょう。

電解質 CASE 36

表2 高K血症に関連したスピロノラクトンの薬物相互作用

	薬剤名	臨床症状・措置方法	機序・危険因子
併用禁忌	タクロリムス，エプレレノン	高K血症が発現することがある	相加・相乗作用により血清K値が上昇する
併用注意	カリウム製剤，ACE阻害薬，ARB，アリスキレン，K保持性利尿薬，シクロスポリン，ドロスピレノン	高K血症を誘発することがあるので，血清K値を観察するなど十分注意する	これらの薬剤と本剤の相加・相乗作用による血清K値の上昇 危険因子：腎障害患者，高齢者

📋 カンデサルタン

　主に血管平滑筋のアンジオテンシンⅡタイプ1（AT$_1$）受容体においてアンジオテンシンⅡと拮抗してAT$_1$受容体を遮断し，アンジオテンシンⅡの血管収縮作用を抑制します。高血圧や心不全に用いられます。

1 高K血症

　カンデサルタンの投与により高K血症が起こることがあります。腎機能障害，コントロール不良の糖尿病などにより血清K値が高くなりやすい患者では特に注意が必要です。また，アリスキレンを併用する場合では高K血症のリスク増加が報告されているため，患者の状態を観察しながら慎重に投与すべきですが，eGFRが60mL/分/1.73m^{2}未満では治療上やむをえない場合を除き併用禁忌です。その他の高K血症を起こす薬剤との併用については，タクロリムス，スピロノラクトンと同様に注意が必要です。

2 肝機能障害患者に対する投与

　カンデサルタンは肝障害患者には慎重投与となっています。これはAST，ALT，γ-GTPの上昇などの肝機能障害，黄疸があらわれる場合があることや，活性代謝物カンデサルタンのクリアランスが低下することが推定されているためです。AST，ALTの値を確認するとともに，血中濃度上昇による副作用の増強がないかも確認する必要があります。

ここを疑義照会！

▶ 高K血症を起こす可能性のあるシクロスポリン，カンデサルタンを併用しているところに，さらに同作用を有するスピロノラクトンが追加されている。患者のK値は基準範囲だが前回より上昇。3剤併用により今後，高K血症が起こる可能性があるのでは？

薬剤師

> Aさんの処方について，K値を上昇させる作用のあるネオーラル®とブロプレス®が併用されていますが，本日さらにK保持性利尿薬のアルダクトン®Aが追加されています。添付文書ではいずれも併用注意とされています。本日の検査結果ではK値は基準範囲ですが，前回よりも値が上がっていますし，今後さらに上昇する可能性もあります。いかがしましょうか？

医師

> そうですね。添付文書の内容とK値は私のほうでも把握しています。しかし浮腫が増悪しているのでアルダクトン®Aが必要です。K値は頻回に検査を行うことで経過を観察する予定にしています。ですから，今回はこのまま調剤・交付をしてください。高K血症と次回の受診については，私から患者さんに説明してはいますが，薬剤師さんからも再度説明をお願いします。

この症例のポイント

- シクロスポリンでは多くの重大な副作用が発現する可能性があるため，初期症状，検査値の推移を確認する
- シクロスポリンによる電解質異常では，腎障害による高K血症および低Mg血症に注意する
- カルシニューリン阻害薬，K保持性利尿薬，ARBでは高K血症に注意が必要であり，それぞれを併用する際は特に注意する

STEP 4 ケースでわかる検査値の読み方と疑義照会

電解質 CASE 37

アビラテロン投与中にカリウム値が低下…注意すべき点は？

70歳男性　身長170.0cm　体重60.0kg　体表面積1.70m²

- Rp.1 ザイティガ®錠（アビラテロン）250mg　1回4錠（1日4錠）
  1日1回　朝食間　14日分
- Rp.2 プレドニン®錠（プレドニゾロン）5mg　1回1錠（1日2錠）
  1日2回　朝夕食後　14日分
- Rp.3 ラシックス®錠（フロセミド）20mg　1回1錠（1日1錠）
  1日1回　朝食後　14日分

項目	基準範囲	結果	項目	基準範囲	結果
WBC	3.3〜8.6×10³/μL	5.0	T-Bil	0.4〜1.5mg/dL	0.8
Neut	40.0〜70.0%	65.0	血清Cr	0.65〜1.07mg/dL	0.9
Hb	13.7〜16.8g/dL	12.5	eGFR	90〜110mL/分/1.73m²	—
PLT	158〜348×10³/μL	240	CK	59〜248U/L	—
PT-INR	0.9〜1.1	—	CRP	0.0〜0.14mg/dL	—
AST	13〜30U/L	25	K	3.6〜4.8mmol/L	3.3
ALT	10〜42U/L	32	HbA1c	4.9〜6.0%	5.1

- 前回処方：フロセミド錠の処方なし
- 前回検査値：K 4.0mmol/L
- 患者からの情報：「医師にむくみが気になることを伝えたところ，フロセミド錠が追加となりました」

さて，あなたはこの処方箋にどう対応しますか？

検査値をどう見るか

　K値が前回の4.0mmol/Lから3.3mmol/Lに低下しています。アビラテロンはCYP17阻害作用により抗腫瘍効果を発揮する一方で、鉱質コルチコイド過剰状態をもたらします。鉱質コルチコイド過剰に伴って、高血圧、浮腫、そして低K血症などの症状が現れやすくなるため注意が必要です。

　また、今回からむくみの症状に対してフロセミドが追加となっており、今後さらにK値が低下する可能性があります。フロセミドのようなループ利尿薬はKの排泄を促し低K血症を促す可能性があるからです。

　アビラテロンは肝障害にも注意が必要ですが、AST, ALT, T-Bilのいずれも基準範囲を示しており、特に問題はなさそうです。

　アビラテロンに併用が必要なプレドニゾロンに関しても検査値確認に注意を要します。プレドニゾロンによって、易感染症、糖尿病などの症状が現れる可能性があります。今回の検査値では、WBC, Neut, HbA1cのいずれも基準範囲を示しています。

処方薬をチェック！

アビラテロン

　アビラテロンはCYP17の活性を不可逆的かつ選択的に阻害することで、テストステロンなどのアンドロゲンの合成を阻害し、去勢抵抗性の前立腺がんに対して抗腫瘍効果を発揮します。

　用法が空腹時であったり、プレドニゾロンの併用が必要だったりと、処方監査にはさまざまな注意を要します。

電解質 CASE 37

1 低K血症における処置

　アビラテロンの投与による低K血症は鉱質コルチコイドの増加に起因しています。低K血症は重大な副作用に分類され，重症の場合，死に至る可能性もあり本剤投与中におけるK値のモニタリングは必須です。この症例ではK値が3.3mmol/Lであり，CTCAE v5.0においてGrade 1に分類されます。国内臨床試験でのアビラテロンにおける副作用の管理において，当該Gradeの状態では「経口投与によるカリウム補給の開始」が推奨されています (表)。

📋 プレドニゾロン

　アビラテロン投与における鉱質コルチコイド過剰に伴う高血圧，体液貯留/浮腫，そして低K血症などの症状を予防・緩和するため，糖質コルチコイドであるプレドニゾロンの併用を行います。プレドニゾロンを長期に投与した場合，易感染症，ステロイド性骨粗鬆症，糖尿病等が現れることがあるため注意が必要です。

表　国内臨床試験における副作用の管理—低カリウム血症

Grade	定義	処置	更なる処置および/または維持
—	低カリウムまたは低カリウム血症の既往あり	・週に1回以上の電解質評価のための臨床検査	血清カリウム値を≧3.5mEq/Lかつ≦5.0mEq/Lに維持する（≧4.0mEq/Lの維持が推奨される）
Grade 1	血清カリウム値≧3.0mEq/L～<3.5mEq/L	・経口投与によるカリウム補給の開始	
Grade 3	血清カリウム値≧2.5mEq/L～<3.0mEq/L	・治験薬の投与中断 ・静脈内投与によるカリウム補給の開始 ・心臓モニタリングのための入院を検討	
Grade 4	血清カリウム値<2.5mEq/L		

GradeはCTCAE v3.0に基づく

〔ヤンセンファーマ株式会社：ザイティガ®適正使用ガイド. p60（2018年2月作成）より引用〕

📋 フロセミド

　ループ利尿薬に分類され，高血圧症の治療に加え，浮腫への治療にも使われています。その作用機序において，腎尿細管全域でのNaの再吸収抑制作用とそれに基づくK排泄亢進が認められています。そのためフロセミドにおける副作用において低K血症には注意を要します。

📞 ここを疑義照会！

▶ アビラテロンの副作用によってK値が3.3mmol/Lに低下している。また，むくみへの対処としてフロセミドが追加されており，さらに低下する懸念もある。経口投与におけるK補給の開始が必要ではないか？

薬剤師

> Aさんの今回の検査結果ではK値が3.3mmol/Lを示しており，前回の4.0mmol/Lから低下傾向です。さらにむくみの対処でラシックス®錠が追加となっていますが，ラシックス®錠に関してもK値が低下する懸念があります。Aさんの今回のK値の結果では，経口投与におけるK補給の開始が推奨されますがいかがいたしましょうか？

医　師

> そうでしたか。では，スローケー®錠600mg 1回2錠 1日2回 朝夕食後を追加してください。

💡 この症例のポイント

- アビラテロン錠が処方されたら，K値を確認する
- K値の低下状況によってはK補給が必要である

STEP 4 ケースでわかる検査値の読み方と疑義照会

電解質 CASE 38

透析患者でPTH上昇…注意すべきポイントは？

48歳男性　身長172cm　体重64kg　体表面積1.76m²

- **Rp.1** オルケディア®錠（エボカルセト）1mg　1回1錠（1日1錠）
  1日1回　朝食後
- **Rp.2** アルファロール®カプセル（アルファカルシドール）0.25μg　1回1カプセル
  1日1回　朝食後　（1日1カプセル）
- **Rp.3** フェブリク®錠（フェブキソスタット）10mg　1回1錠（1日1錠）
  1日1回　朝食後
- **Rp.4** ニューロタン®錠（ロサルタンカリウム）25mg　1回1錠（1日1錠）
  1日1回　朝食後

項目	基準範囲	結果	項目	基準範囲	結果
WBC	3.3〜8.6×10³/μL	6.40	CK	59〜248U/L	89
Neut	40.0〜70.0%	73.7	CRP	0.0〜0.14mg/dL	0.02
Hb	13.7〜16.8g/dL	13.3	K	3.6〜4.8mmol/L	4.5
PLT	158〜348×10³/μL	203	Na	138〜145mmol/L	142
PT-INR	0.9〜1.1	―	Ca	8.8〜10.1mg/dL	8.4
AST	13〜30U/L	20	P	2.7〜4.6mg/dL	3.7
ALT	10〜42U/L	15	Mg	1.8〜2.7mg/dL	1.8
T-Bil	0.4〜1.5mg/dL	0.5	HbA1c	4.9〜6.0%	―
血清Cr	0.65〜1.07mg/dL	7.24	Alb	4.1〜5.1g/dL	4.0
eGFR	90〜110mL/分/1.73m²	7	intact PTH	15.0〜65.0pg/mL	564.6

- **前回処方との比較**：今回よりオルケディア®が追加
- **疾患名**：慢性腎臓病（原疾患：メサンギウム増殖性腎炎），腹膜透析施行中
- **前回検査値（1カ月前）**

項目	基準範囲	結果	項目	基準範囲	結果
WBC	$3.3〜8.6×10^3/\mu L$	8.42	CK	59〜248U/L	91
Neut	40.0〜70.0%	86.2	CRP	0.0〜0.14mg/dL	0.69
Hb	13.7〜16.8g/dL	12.1	K	3.6〜4.8mmol/L	4.7
PLT	$158〜348×10^3/\mu L$	165	Na	138〜145mmol/L	142
PT-INR	0.9〜1.1	―	Ca	8.8〜10.1mg/dL	9.1
AST	13〜30U/L	12	P	2.7〜4.6mg/dL	5.3
ALT	10〜42U/L	7	Mg	1.8〜2.7mg/dL	1.9
T-Bil	0.4〜1.5mg/dL	0.7	HbA1c	4.9〜6.0%	―
血清Cr	0.65〜1.07mg/dL	7.46	Alb	4.1〜5.1g/dL	3.9
eGFR	90〜110mL/分/1.73m²	7	intact PTH	15.0〜65.0pg/mL	407.7

- **患者からの情報**：「先日まで入院していて，腹膜透析が始まりました。今回が退院してから初めての受診だったのですが，医師より『徐々に副甲状腺ホルモンの値が上昇してきているのでお薬を追加します。新しい薬が出ているので試してみましょう』と言われました。自分では特に気になる症状はないのに，検査値は悪くなっているのですね」

さて，あなたはこの処方箋にどう対応しますか？

検査値をどう見るか❓

　副甲状腺ホルモン（PTH）の評価にはintact PTHが一般的に用いられています。腎機能が低下し，二次性副甲状腺機能亢進症になるとintact PTH濃度が上昇します。この患者でも基準範囲（15.0〜65.0pg/mL）を大幅に上回っており，前回の検査値と比較しても上昇していることがわかります。

一方で，血清Ca値は基準範囲（8.8〜10.1mg/dL）未満となっています。

処方薬をチェック！

📋 エボカルセト

　エボカルセトの適応は「維持透析下の二次性副甲状腺機能亢進症」となっています。副甲状腺細胞表面のCa受容体に作用し，主としてPTHの分泌を抑制することで血中PTH濃度を低下させます。

1 PTHの働き

　PTHは甲状腺背面にある副甲状腺で産生・分泌されるホルモンでCaを骨から血液中に溶出させたり（この際にCaとペアで貯蔵されているPも溶出します），腎臓や腸から吸収させることで血中Ca濃度を上昇させる働きがあります。

　副甲状腺細胞にはCa受容体があり，血中Ca濃度によりPTHの分泌が制御されています。（血中Ca濃度高→PTH分泌↓，血中Ca濃度低→PTH分泌↑）

2 透析患者の慢性腎臓病に伴う骨・ミネラル代謝異常（CKD-MBD）管理

　腎機能の低下に伴い，PやCaなどのミネラルを正常な状態に保つことができなくなり，副甲状腺細胞が肥大・増殖してPTHが過剰に産生されます。過剰なPTHにより，骨から多量のPやCaが溶出し血中P，Ca濃度が著しく上昇します。これを二次性副甲状腺機能亢進症といいます。骨から多量のP，Caが溶け出すことで骨密度が低下し骨が脆くなるとともに，血中に増加したP，Caが血管や関節周囲などの組織に沈着，石灰化（異所性石灰化）することで，心筋梗塞などの重大な疾患を引き起こします。慢性腎不全によるこれらの骨・ミネラル代謝異常のことをCKD-MBD（chronic kidney disease-mineral and bone disorder）といい，生命予後改善のためにもP，Ca，PTHの包括的管理を行うことが重要です。

表1 透析患者の血清PTH濃度の管理

測定頻度	通常3カ月に1回測定する
管理目標値	intact PTHを60 pg/mL以上240 pg/mL以下の範囲に管理することが望ましい（あるいはwhole PTHを35 pg/mL以上150 pg/mL以下の範囲に管理することが望ましい）

　日本透析医学会による「慢性腎臓病に伴う骨・ミネラル代謝異常の診療ガイドライン」には，CKD-MBDに対する治療，薬剤の調整について記載がなされています。PTHに関しては「原則として，血清P濃度，血清補正Ca濃度を管理した上で，血清PTH濃度を管理目標値内に保つよう活性型ビタミンD製剤もしくはシナカルセト塩酸塩の投与を調整することが望ましい」となっています（表1）。なお，エボカルセトはガイドライン作成時点では上市前であったためシナカルセトのみ記載されていますが，エボカルセトも同様の位置づけの薬剤です（P，Caの治療管理法はp289の図1参照）。

③ 低Ca血症

　今回処方されたオルケディア®は先述した作用機序で血中PTH濃度を低下させますが，添付文書の用法・用量に関連する使用上の注意には「本剤は血中Caの低下作用を有するので，血清Ca濃度が低値でないこと（目安として8.4mg/dL以上）を確認して投与を開始すること」と記載されています。つまり，治療効果として血清PTH濃度はもちろん，血清Ca濃度の推移にも注意が必要になります。

　また，添付文書には「血清カルシウム濃度は、本剤の開始時及び用量調整時は週1回以上測定し、維持期には2週に1回以上測定すること」と記載されており，8.4mg/dL未満に低下した際には対応が必要になります（表2）。

📄 アルファカルシドール

　アルファカルシドールは活性型ビタミンD製剤であり，肝臓で25位が水酸化されることで作用を発現し，腸管からのCa吸収促進作用，骨塩溶解作用，

電解質 CASE ㊳

表2　オルケディアの添付文書「用法・用量に関連する使用上の注意」より

血清カルシウム濃度	対応			
	処置		検査	増量・再開
	本剤の投与			
8.4mg/dL未満	原則として本剤の増量は行わない。（必要に応じて本剤の減量を行う。）	カルシウム剤やビタミンD製剤の投与を考慮する。	血清カルシウム濃度を週1回以上測定する．心電図検査を実施することが望ましい．	増量する場合には，8.4mg/dL以上に回復したことを確認後，増量すること。
7.5mg/dL以下	直ちに休薬する。			再開する場合には8.4mg/dL以上に回復したことを確認後，休薬前の用量か，それ以下の用量から再開すること。

骨形成作用を示します。本来ビタミンDは腎臓で1位が，肝臓で25位が水酸化されることで活性型となり上記のような作用を示しますが，腎機能低下患者ではこの活性化がうまく行えないため，腸管からのCa吸収不全が起こり，血清Ca濃度の低下につながります。このため，アルファカルシドールのような活性型ビタミンD製剤を用いて血中Ca濃度を高める必要があります。血清Ca濃度が上昇すると，先述したように副甲状腺のCa受容体に作用することでPTHの分泌が抑制されます。

　今回使用されているアルファカルシドール以外にも，1位，25位ともにあらかじめ水酸化されたビタミンD製剤であるカルシトリオールなどが用いられることがあります。一方，同じビタミンD製剤でもエルデカルシトールの適応は骨粗鬆症のみですので注意が必要です。

① 活性型ビタミンD製剤とCa受容体作動薬の使い分け

　血清PTHが高値で，血清Pもしくは血清Ca値が正常もしくは高値の場合にはCa受容体作動薬投与を，血清Pもしくは血清Caが正常もしくは低値である場合には活性型ビタミンDの投与を考慮することとなっています（図1）。なお，こちらについてもガイドラインにはシナカルセトのみ記載されています

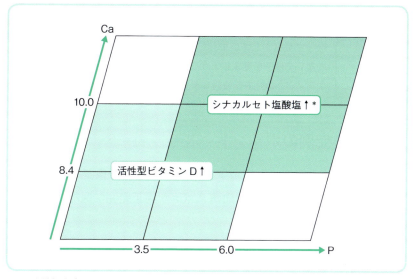

図1 活性型ビタミンDとシナカルセト塩酸塩の使い分け

＊PTH濃度が高値の場合

が，エボカルセトも同様の位置づけの薬剤です。

ここを疑義照会！

▶ 血清PTHが上昇しているためエボカルセトが開始となったが，血清Caが低値であり，エボカルセト開始基準の下限。このままエボカルセトを開始すると低Ca血症となるおそれがある。まずはアルファカルシドールを増量するなどして血清Caを適正範囲に保ったうえで，エボカルセトの使用を検討すべきではないか？

薬剤師

> Aさんの本日の血液検査結果は血清Caが8.4mg/dLと低値でした。オルケディア®開始基準は満たしていますが，このままオルケディア®を開始すると低Ca血症になる可能性があります。まずはアルファロール®を増量し，血清Ca値およびPTH値の推移を確認し，効果不十分な場合にオルケディア®開始としてはどうでしょうか？

電解質 CASE 38

医師

そうでしたか。前回のCa値は正常だったので今回も問題ないと思って見落としていました。今回はアルファロール®を0.5μgに増量して様子を見ましょう。次回の血液検査結果を確認して、オルケディア®の処方を検討します。ありがとうございました。

💡 この症例のポイント

- 慢性腎臓病患者ではP，Ca，PTHの包括的管理が重要である
- Ca受容体作動薬使用前に血清P，Caが適正範囲に保たれているかを確認する必要がある
- 血液検査結果に応じて活性型ビタミンD製剤とCa受容体作動薬を使い分ける必要がある

Memo

STEP 4 ケースでわかる検査値の読み方と疑義照会

CASE 38

STEP 4 ケースでわかる検査値の読み方と疑義照会

血糖 CASE 39

糖尿病患者に抗精神病薬が処方されたら？

35歳男性　身長165cm　体重78kg　体表面積1.85m²

Rp.1	オランザピン錠2.5mg	1回1錠（1日1錠）
	1日1回　夕食後	28日分
Rp.2	アムロジピンOD錠2.5mg	1回1錠（1日1錠）
	1日1回　朝食後	28日分

項目	基準範囲	結果	項目	基準範囲	結果
WBC	3.3〜8.6×10³/μL	5.91	T-Bil	0.4〜1.5mg/dL	—
Neut	40.0〜70.0%	—	血清Cr	0.65〜1.07mg/dL	0.6
Hb	13.7〜16.8g/dL	13.8	eGFR	90〜110mL/分/1.73m²	122
PLT	158〜348×10³/μL	212	CK	59〜248U/L	—
PT-INR	0.9〜1.1	0.9	CRP	0.0〜0.14mg/dL	—
AST	13〜30U/L	14	K	3.6〜4.8mmol/L	4.1
ALT	10〜42U/L	15	HbA1c	4.9〜6.0%	6.8

- **前回処方（他院にて初回処方）**：オランザピン錠2.5mg　1回1錠（1日1錠）
  1日1回　夕食後
- **前回検査値（処方箋に記載なく，患者から聴取した情報）**：HbA1c 6.5%，体重70kg
- **患者からの情報**：「引っ越してきたので病院が変わりました。前回より体重がかなり増えました。実は他の病院で糖尿病と診断されて，通院していました。薬物療法は行っていませんが，先生からは食事療法と運動療法を頑張るように言われていました。HbA1cは前回6.5%だったと思います」

さて，あなたはこの処方箋にどう対応しますか？

検査値をどう見るか❓

HbA1cが6.8%と基準範囲(4.9〜6.0%)より高く，糖尿病の疑いがあります(表1)。また患者からの聴取によると，前回値からHbA1cが上昇しており糖尿病の増悪が疑われます。その他の検査所見はおおむね基準範囲です。

処方薬をチェック❗

📋 オランザピン

オランザピンは非定型抗精神病薬（第二世代抗精神病薬）です。セロトニン・ドパミン受容体を主として，さまざまな神経伝達物質の受容体に働きかけるため，多受容体作用物質（multi-acting-receptor-targeted antipsychotics；MARTA）とよばれています。旧来の定型抗精神病薬に比べて錐体外路症状（ふるえ，こわばり）の副作用が少ない反面，脂質代謝異常，高血糖，体重増加，抗コリン作用に基づく副作用を起こすことがあるので注意が必要です。

1 糖尿病に関連する禁忌

第二世代抗精神病薬であるオランザピン，クエチアピン投与中の血糖上昇による糖尿病性ケトアシドーシスおよび糖尿病性昏睡について，2002年に緊急安全性情報が出されました。その後，催糖尿病作用があることが添付文書の警告に記載され(表2)，糖尿病や糖尿病の既往歴のある患者へは添付文書上，禁忌とされています。同様の理由からクロザピンは原則禁忌，他の第二

表1　血糖コントロールの目標

目標	コントロール目標値		
	血糖正常化を目指す際の目標	合併症予防のための目標	治療強化が困難な際の目標
HbA1c	6.0%未満	7.0%未満	8.0%未満

〔日本糖尿病学会・編：糖尿病治療ガイド2018-2019. 文光堂, p29, 2018 より〕

血糖 CASE 39

表2　オランザピンの添付文書「警告」

- 著しい血糖値の上昇から，糖尿病性ケトアシドーシス，糖尿病性昏睡などの重大な副作用が発現し，死亡に至る場合があるので，本剤投与中は，血糖値の測定などの観察を十分に行うこと。
- 投与にあたっては，あらかじめ上記副作用が発現する場合があることを患者およびその家族に十分に説明し，口渇，多飲，多尿，頻尿などの異常に注意し，このような症状があらわれた場合には，直ちに投与を中断し，医師の診察を受けるよう指導すること。

世代抗精神病薬も慎重投与とされています。

　この症例では患者からの聴取でHbA1cが前回値より上昇しており，体重も前回より増加していることから，オランザピンによる高血糖，体重増加が起きていることが示唆されます。

② 肝機能障害

　オランザピンの代謝にはチトクロムP450（CYP）1A2，CYP2D6が関与しており，肝機能障害が起こると副作用発現のリスクが上昇するため注意が必要です。この症例ではAST，ALTいずれも基準範囲であり，問題ないと考えられます。

③ CKの上昇

　オランザピンの重大な副作用である悪性症候群，横紋筋融解症の指標の一つとしてCKの上昇がありますので，投与中は定期的なフォローが必要です。この症例では前回値と比較はできませんが，基準範囲であり問題はありません。

④ 無顆粒球症，白血球減少

　オランザピンの重大な副作用に無顆粒球症，白血球減少があります。投与中は定期的なフォローが必要です（無顆粒球症についてはp.13参照）。

📋 アムロジピン

1 肝機能障害

　Ca拮抗薬であるアムロジピンは主に肝臓で代謝されるため，肝機能障害があると消失半減期の延長やAUCが増大します。この症例ではAST，ALTがいずれも基準範囲に収まっていることから問題ないと考えられます。

ここを疑義照会！

▶ **HbA1c 6.8％で糖尿病と診断。糖尿病患者にオランザピンは禁忌のため変更すべきではないか？**

薬剤師

本日のAさんのHbA1cが6.8％でした。Aさんにお伺いしたところ，他院で糖尿病と診断され，食事療法・運動療法に取り組んでいることがわかりました。オランザピンは糖尿病や糖尿病の既往歴のある患者さんへの投与は禁忌となっています。このままお渡ししてもよろしいでしょうか？

医　師

そうでしたか。糖尿病治療薬は服用していらっしゃらなかったので気づきませんでした。では，オランザピンではなくレボメプロマジン5mgに変更しましょう。

この症例のポイント

- オランザピン，クエチアピンは糖尿病患者に禁忌のため，HbA1cを確認し，HbA1cが高ければ病歴（糖尿病の診断）の聴取が重要

血糖 CASE **39**

ワンポイントアドバイス

　この患者は糖尿病でしたが，薬物療法を行っておらず食事療法・運動療法のみで治療を行っていたため，処方箋では糖尿病と気づきにくい症例です。そのためHbA1cが重要な指標となります。ただし，HbA1c≧6.5%のみでは糖尿病の診断にはつながりませんので，必ず患者から情報を収集するようにしましょう。なお，透析中の患者やHb低値の患者はHbA1cが低めに出るため正確な指標にはならない可能性があります。

　また，血糖値が上がりやすい薬剤を表3に示します。特に糖尿病治療中の患者へ使用している際には注意が必要です。高血糖症状として，口渇，多飲，多尿，頻尿，体重減少などが報告されています。

表3　**血糖上昇・血糖降下作用減弱の可能性がある主な薬剤**

血糖上昇の可能性のある主な薬剤	降圧利尿薬	サイアザイド系
	精神神経用薬	アリピプラゾール，オランザピン，クエチアピン
	ホルモン薬	黄体ホルモン，グルカゴン，甲状腺ホルモン，副腎皮質ホルモン，リュープロレリン
	抗がん薬	L-アスパラギナーゼ
	その他	アトルバスタチン，インターフェロン製剤，アドレナリン，シクロスポリン，タクロリムス，テオフィリン，β刺激薬
血糖降下作用を減弱させる薬剤		アドレナリン，ピラジナミド，フェノチアジン系抗精神病薬，フェニトイン，副腎皮質ホルモン，卵胞ホルモン，利尿薬，リファンピシン

〔池田千恵子：薬剤師のための臨床検査の知識 改訂5版. じほう, p133, 2013 より〕

Memo

STEP 4 ケースでわかる検査値の読み方と疑義照会

血糖 CASE 40

SU薬服用中にDPP-4阻害薬が開始されたら？

70歳男性　身長168cm　体重61.0kg　体表面積1.69m²

- **Rp.1** グリメピリド錠1mg　　　　　　　　1回3錠（1日3錠）
  1日1回　朝食後　　　　　　　　　　28日分
- **Rp.2** エクア®錠（ビルダグリプチン）50mg　1回1錠（1日1錠）
  1日1回　朝食後　　　　　　　　　　28日分
- **Rp.3** オルメテック®OD錠（オルメサルタン）20mg　1回0.5錠（1日0.5錠）
  1日1回　朝食後　　　　　　　　　　28日分

項目	基準範囲	結果	項目	基準範囲	結果
WBC	$3.3 \sim 8.6 \times 10^3/\mu L$	4.5	T-Bil	0.4～1.5mg/dL	0.4
Neut	40.0～70.0%	—	血清Cr	0.65～1.07mg/dL	0.90
Hb	13.7～16.8g/dL	13.7	eGFR	90～110mL/分/1.73m²	64
PLT	$158 \sim 348 \times 10^3/\mu L$	196	CK	59～248U/L	72
PT-INR	0.9～1.1	1.0	CRP	0.0～0.14mg/dL	0.02
AST	13～30U/L	14	K	3.6～4.8mmol/L	4.2
ALT	10～42U/L	22	HbA1c	4.9～6.0%	7.0

● **前回処方との比較**：今回よりエクア®，オルメテック®を開始

● **患者からの情報**：「HbA1cがなかなか下がらないので，新しくお薬が追加になりました。でも朝1回だけなので飲み忘れなく飲めそうです。血圧はそんなに高くないですが，血圧の薬が始まりました」

さて，あなたはこの処方箋にどう対応しますか？

検査値をどう見るか？

　HbA1cが7.0%（基準範囲4.9〜6.0%）と高値であり，以前よりグリメピリド3mg/日を服用中です。高齢者では薬物動態や効果発現の個人差が大きいため，個々の症例に応じた治療方針を立てる必要があります(表1)。本症例は70歳ですがHbA1cが6.9%を超えており，血糖コントロールがやや不良であることが示唆されます。その他の検査値は基準範囲内であり，特に問題はありません。

処方薬をチェック！

グリメピリド

　グリメピリドはスルホニル尿素（SU）薬の一つで，膵β細胞膜上のSU受容体に結合しインスリン分泌を促進させます。服用後短時間で血糖降下作用を発揮するのが特徴です。インスリン分泌能は比較的保たれていますが，食事療法・運動療法によっても良好な血糖コントロールが得られないインスリン非依存状態の患者に用います。服用により体重増加を来しやすいので注意が必要です。

表1　高齢者の血糖管理目標値

- 身体・認知機能が良好で，低血糖の対処が可能な場合
  空腹時血糖140mg/dL未満，HbA1c 7.4%未満（前期高齢者では6.9%未満）
- 身体・認知機能が不良である，かつ/または低血糖の対処が不可能な場合
  HbA1c 8.4%未満を目標にするが個体差が大きいため個別に治療目標を定める
- 高度の認知症や寝たきりでターミナルの場合
  脱水や糖尿病性昏睡を防ぐ観点からHbA1cは9.4%未満を目指す
- 急性期疾患や糖毒性解除のためにインスリン治療が必要な場合
  後期高齢者でもHbA1c 8.4以上で糖毒性に陥っている例は強化インスリン療法の適応となることがある

〔早川明子：高齢糖尿病患者と治療薬.改訂版 糖尿病治療薬ハンドブック（河盛隆造，他・監），羊土社，pp244-245, 2012より〕

血糖 CASE ④

① 腎機能に関連する禁忌・減量

グリメピリドは腎排泄型の薬物で，重篤な腎機能障害患者では作用増強による低血糖のリスクがあるため添付文書では禁忌とされています。重篤な肝機能障害も禁忌です。

📋 ビルダグリプチン

ビルダグリプチンはDPP-4阻害薬の一つです。食事摂取に応じて小腸下部より分泌されるインクレチン（GLP-1）の分解を阻害し，内因性活性型GLP-1濃度を増加させることで血糖降下作用を発揮します。血糖依存的にインスリン分泌を促進し，グルカゴン分泌を抑制するのが特徴です。

① 腎機能に関連する禁忌・減量

ビルダグリプチンは中等度以上の腎機能障害患者では慎重投与として減量を考慮しますが，Cockcroft-Gault式によるこの症例の推定Ccrは65.8mL/分のため該当しません（DPP-4阻害薬の腎機能による用量調節については p.186を参照）。

② 肝機能に関連する慎重投与

ビルダグリプチンは肝機能障害のある患者には添付文書上，慎重投与となっており，重度の肝機能障害のある患者では禁忌とされていますが，この症例のAST 14U/L（基準範囲13～30U/L），ALT 22U/L（基準範囲10～42U/L）は基準範囲内であり問題ないと考えられます。しかし，投与開始後1年間は少なくとも3カ月ごとに，その後も定期的に肝機能検査を行う必要があることが添付文書の「重要な基本的注意」に明記されています。

③ SU薬とDPP-4阻害薬との併用による低血糖

SU薬とDPP-4阻害薬との併用で，重篤な低血糖による意識障害を起こす症例が報告されています。そのためビルダグリプチンの添付文書にはSU薬と

の併用に関する注意が記載されており（表2），日本糖尿病学会の適正使用委員会のもと，表3〜4のような留意点があげられ注意喚起がなされています。

　DPP-4阻害薬を含む処方箋を応需した場合は，臨床検査値，患者の年齢の確認とともに併用薬にも注意する必要があります。

オルメサルタン

1 腎機能障害時の減量

　ARBのオルメサルタンは高血圧症に対して使われますが，重篤な腎機能障害患者（添付文書では血清Cr 3mg/dL以上）では，投与量を半量にしたり投与間隔を延ばしたりするなど慎重に投与することが必要です。この症例では前述のとおり腎機能に問題がないので減量の必要はありません。

表2　ビルダグリプチンの添付文書「重要な基本的注意」

スルホニルウレア剤またはインスリン製剤と併用する場合，低血糖のリスクが増加するおそれがある。スルホニルウレア剤またはインスリン製剤による低血糖のリスクを軽減するため，これらの薬剤と併用する場合には，スルホニルウレア剤またはインスリン製剤の減量を検討すること。

表3　重篤な低血糖を起こすケースの特徴

- 高齢者
- 軽度腎機能低下
- SU薬の高用量内服
- SU薬ベースで他剤併用
- シタグリプチン内服追加後早期に低血糖が出現

〔日本糖尿病学会：インクレチン（GLP-1受容体作動薬とDPP4-阻害薬）の適正使用に関する委員会（旧「インクレチンとSU薬の適正使用に関する委員会」），2011年9月29日より〕

血糖 CASE ❹

表4 インクレチンとSU薬の適正使用に関するRecommendation

> 高齢者（65歳以上），軽度腎機能低下者（血清Cr 1.0mg/dL以上），あるいは両者が併存する場合，シタグリプチン・ビルダグリプチン・アログリプチン追加の際にSU薬の減量を必須とする。
> グリメピリド：2mg/日以下
> グリベンクラミド：1.25mg/日以下
> グリクラジド：40mg/日以下

〔日本糖尿病学会：インクレチン（GLP-1受容体作動薬とDPP4-阻害薬）の適正使用に関する委員会
（旧「インクレチンとSU薬の適正使用に関する委員会」）．2011年9月29日より〕

2 高K血症

　高K血症の患者では，オルメサルタン投与により高K血症を増悪させるおそれがあるので，治療上やむをえない場合を除き使用は避けることとされています。この症例では4.2mmol/Lと基準範囲内（3.6～4.8mmol/L）のため問題ないと考えられます。

ここを疑義照会！

▶ 70歳と高齢のため，ビルダグリプチン開始に伴いグリメピリドを2mg/日以下に減量すべきではないか？

薬剤師：今回からエクア®が開始されていますが，Aさんは70歳と高齢であり低血糖を起こすおそれが高くなるため，グリメピリドを2mg/日以下へ減量することが推奨されています。このままお薬をお渡ししてもよいでしょうか？

医師：そうでしたか。それではグリメピリドは2mg/日に減量にしましょう。もし低血糖の症状が頻回に出るようでしたら，必ず受診するようにお伝えください。ありがとうございました。

> **この症例のポイント**
> - SU薬服用中にDPP-4阻害薬が開始された場合，患者の年齢が65歳以下であることや血清Crが1mg/dL未満であることを確認する
> - 高齢患者の血糖管理は必ずしも一般的な基準どおりではないことを理解する

ワンポイントアドバイス

　患者からの情報で「血圧はそんなに高くないのに降圧薬が始まった」という話がありました。ARBはインスリン抵抗性を改善し，脂質代謝に影響がない薬剤です。腎保護作用を有するため早期糖尿病性腎症の第一選択薬となっています。患者には服用意義を説明するとともに，服用後血圧の低下によるめまいやふらつきなどの症状があらわれることがありますので，これらの症状についてもきちんと説明することが大切です。

　また，血糖値が低下しやすい薬剤として表5に示す薬剤があります。特に糖尿病治療中の患者へ使用しているときには注意が必要です。低血糖症状として空腹感，倦怠感，冷汗，動悸，頭痛，無気力などが報告されていますので，患者にもこれらの症状をきちんと説明することが大切です。

表5　血糖値が低下しやすい主な薬剤

- β遮断薬
- アルコール
- ニューモシスチス肺炎治療薬（ペンタミジン）*
- ニューキノロン系抗菌薬*
- 抗不整脈薬（ジソピラミド，シベンゾリンなど）

＊：低血糖・高血糖ともに起こす可能性あり
〔厚生労働省：重篤副作用疾患別対応マニュアル：低血糖．2018より作成〕

STEP 4 ケースでわかる検査値の読み方と疑義照会

血糖 CASE 41

糖尿病治療中の患者にシベンゾリン…注意すべきポイントは？

70歳女性　身長148cm　体重60kg　体表面積1.53m²

A病院処方
- Rp.1 シベノール®錠（シベンゾリン）50mg　1回1錠（1日3錠）
  1日3回　毎食後　7日分

B病院処方
- Rp.1 グルコバイ®錠（アカルボース）50mg　1回1錠（1日3錠）
  1日3回　毎食直前　7日分
- Rp.2 トレシーバ®注フレックスタッチ®（インスリン デグルデグ）12単位
  1日1回　朝食前

項目	基準範囲	結果	項目	基準範囲	結果
WBC	3.3〜8.6×10³/μL	5.76	eGFR	90〜110mL/分/1.73m²	48.9
Neut	40.0〜70.0%	50	CK	41〜153U/L	40
Hb	11.6〜14.8g/dL	12.0	CRP	0.0〜0.14mg/dL	0.10
PLT	158〜348×10³/μL	153	K	3.6〜4.8mmol/L	4.2
PT-INR	0.9〜1.1	1.1	Na	138〜145mmol/L	138
AST	13〜30U/L	24	Ca	8.8〜10.1mg/dL	9.9
ALT	7〜23U/L	21	P	2.7〜4.6mg/dL	—
T-Bil	0.4〜1.5mg/dL	1.1	Mg	1.8〜2.7mg/dL	2.9
血清Cr	0.46〜0.79mg/dL	1.2	HbA1c	4.9〜6.0%	7.2

- 前回処方：不整脈の診断によりシベノール®錠が開始となった。糖尿病薬の用量は変更なし
- 疾患名：発作性心房細動，2型糖尿病

朝食前　血糖自己測定値

シベンゾリン内服開始前

日付	11/12	11/13	11/14	11/15	11/16	11/17
血糖値 (mg/dL)	115	122	126	120	132	114

シベンゾリン内服開始後（11/17夕食後より開始）

日付	11/18	11/19	11/20	11/21	11/22	11/23	11/24
血糖値 (mg/dL)	125	112	101	72	96	70	65

患者からの情報
「最近，動悸がしてＡ病院に通い始め，不整脈の薬が追加になりました。追加になってから糖尿病の薬は変わっていないし，生活習慣も変わっていないのに低血糖になることが増えました。Ａ病院の先生には糖尿病の話はしていません」

さて，あなたはこの処方箋にどう対応しますか？

検査値をどう見るか❓

血清クレアチニン値が基準値より高値を示しています。クレアチニンクリアランスに換算すると約41mL/分と腎機能が低下していることがわかります。薬剤の投与量に注意が必要です。

HbA1cは過去1～2カ月の血糖値を反映し，合併症予防の観点から7.0％未満を目標としますが，高齢者で，重症低血糖が危惧される薬剤（インスリン製剤，SU薬など）を使用している場合には7.5％未満（下限6.5％）とすることが推奨されています。

血糖値が70mg/dL未満になると低血糖と診断されます。高齢者では70mg/dLであっても無症状であることもあり，注意が必要です。

今回の症例はHbA1cから血糖コントロールは良好である一方で，低血糖を

血糖 CASE 41

頻回に起こしていることがわかります。

処方薬をチェック！

📋 シベンゾリン

　シベンゾリンはVaughan Williams分類のⅠa群に分類されるNaチャネル遮断薬で，上室性，心室性の両疾患に有効な抗不整脈薬です。抗コリン作用があり，緑内障や尿貯留傾向の患者では禁忌となります。既往歴についても確認しましょう。

1 治療中の糖尿病患者に関する注意

　治療中の糖尿病患者ではシベンゾリンは慎重投与となっています。シベンゾリンによる低血糖の発現率は血中濃度に依存して上昇します。したがって，糖尿病治療中の患者では低血糖の発現に注意が必要です。抗不整脈薬についても，血中濃度依存性の副作用の回避には血中濃度測定が有用です。シベンゾリンでは，トラフ値（投与直前）70〜250ng/mL，ピーク値（投与2時間後）800ng/mLを上回らないように用いるべきとする報告があります[1]。

　今回の症例では，自己血糖測定値から70mg/dL未満の低血糖を複数回来しており，シベンゾリンの血中濃度が上昇している可能性があります。

2 腎機能に関連する注意

　シベンゾリンは腎排泄型薬剤です。腎機能障害のある患者においては慎重投与となっており，投与量に注意が必要です。特に，透析では除去されず，透析中の患者では禁忌となっています。高齢者では腎機能が低下していることが多く，血中濃度が上昇しやすいため少量から開始するなど投与量に注意が必要です（表1，2）。

　今回の症例はクレアチニンクリアランスが41mL/分で，低血糖も発現していることから血中濃度が上昇している可能性があり，減量を検討する必要が

表1　シベノール®の用法・用量に関連する使用上の注意

本剤は下記のとおり腎機能障害患者では血中濃度が持続するので，血梢クレアチニン値（Scr）を指標とした障害の程度に応じ投与量を減じるなど用法・用量の調整をすること。なお，透析を必要とする腎不全患者には投与しないこと。（本剤は透析ではほとんど除去されない。）
- 軽度～中等度障害例（Scr：1.3～2.9mg/dL）：消失半減期が腎機能正常例に比し約1.5倍に延長する。
- 高度障害例（Scr：3.0mg/dL以上）：消失半減期が腎機能正常例に比し約3倍に延長する。

〔トーアエイヨー株式会社：シベノール®添付文書（2016年4月改訂）より引用〕

表2　シベノール®の投与量の目安

クレアチニンクリアランス	投与量
10～50mL/分	50～100mg　分1～2
10mL/分未満	25mg　分1
透析	禁忌

〔平田純生・編：腎不全と薬の使い方Q&A：腎不全時の薬物投与一覧．じほう．2005〕

あります。

③ 肝機能障害に関連する注意

　重篤な肝障害のある患者に対しては慎重投与となっています。特に基礎心疾患のある患者では，心抑制作用による循環不全によって肝機能障害が現れる場合もあります。検査値の確認を行いましょう。

アカルボース

　アカルボースは，小腸で二糖類を単糖に分解する酵素であるαグルコシダーゼを阻害し，食後高血糖を改善します。

① 肝機能に関連する注意

　肝機能障害のある患者には慎重投与となっています。内服開始後，肝機能障害を起こすことがあります。開始後6カ月は月1回程度，その後も定期的な

血糖 CASE ㊶

肝機能値の確認をしましょう。

📋 インスリン デグルデグ

持効型インスリン製剤で，インスリン基礎分泌を補います。作用時間が長く，低血糖を来しにくいですが，特に高齢者では生理機能が低下しており，低血糖を生じるおそれがあります。HbA1cや自己血糖の測定をしている場合は，測定値も確認しましょう。

📞 ここを疑義照会！

▶ 糖尿病薬の変更や生活習慣の変化もないが，低血糖になりやすくなっている。高齢であり腎機能低下もあることから，シベンゾリンの用量を減量したほうがよいのではないか？

薬剤師

Aさんの処方についてですが，B病院で糖尿病の治療をしています。糖尿病の薬は変わっていませんが，低血糖になることが増えているようです。腎機能も低下していることから，シベノール®の血中濃度が上昇し，低血糖を引き起こしていると考えられます。減量や他の薬剤に変更など可能でしょうか。

医師

そうでしたか。糖尿病の治療中だとは聞いていませんでした。
では，シベノール®50mg錠は2錠分2に減量して，次回の外来で血中濃度の測定も依頼してみましょう。

この症例のポイント

- シベンゾリンの血中濃度上昇により低血糖が現れやすくなる
- 糖尿病治療中の患者では低血糖症状の発現リスクが高くなるため注意が必要である
- シベンゾリンは腎排泄型薬剤であり，高齢者など腎機能低下例では，血中濃度が上昇しやすく，少量から開始するなど用量に注意が必要である
- シベンゾリン投与中は腎機能・肝機能・血糖値の定期的な確認を行うこと，必要に応じて血中濃度を測定することが必要である

文献

1) 大塚　実：コハク酸シベンゾリンのTDM，その治療血漿中濃度の基準について．Phrma Medica, 14 (9)：155-166, 1996
2) 平田純生・編：腎不全と薬の使い方Q&A；腎不全時の薬物投与一覧．じほう，2005
3) 日本循環器学会, 日本TDM学会：循環器薬の薬物血中濃度モニタリングに関するガイドライン2015年版．2015
4) 日本糖尿病学会・編：糖尿病治療ガイド2018-2019. 文光堂，2018
5) 医薬情報科学研究所・編：薬がみえるVol.1. メディックメディア，2014
6) アステラス製薬株式会社，トーアエイヨー株式会社：シベノール®錠適正使用のお願い（2012年7月）

STEP 4 ケースでわかる検査値の読み方と疑義照会

血糖 CASE 42

血糖管理不良の高齢患者にメトホルミンが追加されたら？

83歳女性　身長159cm　体重49kg　体表面積1.48m²

- **Rp.1** トラゼンタ®錠（リナグリプチン）5mg　　1回1錠（1日1錠）
  1日1回　朝食後　　28日分
- **Rp.2** メトグルコ®錠（メトホルミン）250mg　　1回1錠（1日2錠）
  1日2回　朝夕食後　　28日分

項目	基準範囲	結果	項目	基準範囲	結果
TC	142～248mg/dL	126	LDL-C	65～163mg/dL	73
TG	30～117mg/dL	86	HDL-C	48～103mg/dL	53
AST	13～30U/L	20	血清Cr	0.46～0.79mg/dL	1.01
ALT	7～23U/L	13	eGFR	90～110mL/分/1.73m²	40
γ-GTP	9～32U/L	8	食後血糖	73～109mg/dL	187
尿タンパク	陰性（-）	（-）	HbA1c	4.9～6.0%	9.8

● **患者からの情報**：「先生から，血糖値がどんどん上がっているので薬を追加するって言われました」

さて，あなたはこの処方箋にどう対応しますか？

検査値をどう見るか？

　患者は糖尿病治療中で，食後血糖値，HbA1cとも高い状態です。また，血清Crも基準範囲(0.46〜0.79mg/dL)を超えており，eGFRも40mL/分/1.73m^{2}と低下しています。このことから腎機能低下が疑われます。

　血糖値の上昇が続いているため，医師は今回メトホルミンを追加しました。83歳という高齢者に糖尿病治療薬を用いる場合，どのようなことに注意しなければならないでしょうか。本症例で確認しておきたい項目としては年齢に加えて腎機能，HbA1cが考えられます。以下では添付文書とともに，日本糖尿病学会による「メトホルミンの適正使用に関するRecommendation」[1]などを参考に考えていきましょう。

処方薬をチェック！

メトホルミン

　メトホルミンは肝臓からの糖の放出抑制作用のほか，インスリン抵抗性の改善による筋肉・脂肪組織での糖の取り込み促進作用，小腸における糖の吸収抑制作用といった複数の作用を有し，ADA（米国糖尿病学会）と欧州糖尿病学会（EASD）の共同声明では，「禁忌でない場合はメトホルミンが第一選択薬」と明記されています[2]。

1 メトホルミンによる乳酸アシドーシスの特徴

　注意しなければならない副作用として乳酸アシドーシスが知られています。しばしば予後不良に陥り，死亡例も報告されているため迅速な対応が必要ですが，発生頻度は3例/100,000例/年と極めてまれであり，禁忌となる症例に使用しなければ比較的安全とされています。

　上述のRecommendationでは，乳酸アシドーシスの症例に多く認められた特徴として，腎機能障害患者，脱水状態，心血管・肺機能障害，手術前後，

血糖 CASE 42

表1　メトホルミンによる乳酸アシドーシス発症の特徴とRecommendationの記載

乳酸アシドーシスの症例に多く認められた特徴

・腎機能障害患者（透析患者を含む）
・脱水，シックデイ，過度のアルコール摂取など，患者への注意・指導が必要な状態
・心血管・肺機能障害，手術前後，肝機能障害などの患者
・高齢者

腎機能障害患者（透析患者を含む）に対するRecommendation

・腎機能をeGFRで評価し，eGFRが30（mL/分/1.73m^2）未満の場合にはメトホルミンは禁忌。
・eGFRが30〜45の場合にはリスクとベネフィットを勘案して慎重投与。脱水，ショック，急性心筋梗塞，重症感染症の場合などやヨード造影剤の併用などではeGFRが急激に低下することがあるので注意を要する。
・eGFRが30〜60の患者では，ヨード造影剤検査の前あるいは造影時にメトホルミンを中止して48時間後にeGFRを再評価して再開する。
・eGFRが45以上また60以上の場合でも，腎血流量を低下させる薬剤（レニン・アンジオテンシン系の阻害薬，利尿薬，NSAIDsなど）の使用などにより腎機能が急激に悪化する場合があるので注意を要する。

高齢者に対するRecommendation

・メトホルミンは高齢者では慎重に投与する。高齢者では腎機能，肝機能の予備能が低下していることが多いことから，定期的に腎機能（eGFR），肝機能や患者の状態を慎重に観察し，投与量の調節や投与の継続を検討しなければならない。
・特に75歳以上の高齢者ではより慎重な判断が必要である。

〔日本糖尿病学会 ビグアナイド薬の適正使用に関する委員会：メトホルミンの適正使用に関する
Recommendation（2016年5月12日改訂）より〕

表2　メトホルミンの添付文書「重要な基本的注意」

・ヨード造影剤を用いて検査を行う患者においては，本剤の併用により乳酸アシドーシスを起こすことがあるので，検査前は本剤の投与を一時的に中止すること（ただし，緊急に検査を行う必要がある場合を除く）。
・ヨード造影剤投与後48時間は本剤の投与を再開しないこと。なお，投与再開時には，患者の状態に注意すること。

高齢者などをあげています[1]。そのため腎機能障害患者において，eGFR 30mL/分/1.73m^{2}未満の場合は禁忌，30〜45mL/分/1.73m^{2}の場合は慎重投与としています（表1）。本症例のeGFRは40mL/分/1.73m^{2}のため，慎重投与に相当します。

また，ヨード造影剤の併用により乳酸アシドーシスが起きやすくなるため，造影剤検査時前後2日間ずつはメトホルミンを休薬する必要があると考えられています（表2）。

② 高齢糖尿病患者への投与

表1にもあるように，乳酸アシドーシスは高齢者で多く報告されています。高齢者では腎・肝機能の予備能の低下が起きやすいため，定期的に腎機能・肝機能を観察する必要があります。特に75歳以上の患者については，投与の適否を慎重に判断するよう添付文書では警告されています。本症例も83歳ですので，やはり慎重な判断が求められます。

近年，高齢の糖尿病患者が増え続けていることを踏まえ，日本糖尿病学会と日本老年医学会は「高齢者糖尿病診療ガイドライン2017」[3]を発表しました。より安全な糖尿病薬物治療を実践するうえで，こうしたガイドラインも参考にしてみましょう。

③ 注意しておきたいメトホルミン配合錠

近年，経口血糖降下薬にも配合剤が増えてきました。他科受診による併用薬のなかにメトホルミン配合錠が処方されていても，医療機関によっては医療スタッフが名称を知らずに気づかないケースもあるため，各名称，配合されている成分，成分量をしっかりと把握し，処方鑑査を行う必要があります（表3）。特に血管造影検査を行う場合は，上述したようにメトホルミンとヨード造影剤との併用で乳酸アシドーシスを起こす可能性があるため，メトホルミンを中止する必要がありますが，これは配合剤でも同様に注意が必要です。

📋 リナグリプチン

DPP-4阻害薬であるリナグリプチンは，食事に応じて小腸下部から分泌されるインクレチン（GLP-1）の分解を阻害し，内因性活性型GLP-1濃度を増加させることで血糖降下作用を発揮します。

多くのDPP-4阻害薬では腎機能障害に応じた用量調節が必要ですが，リナグリプチンは胆汁排泄型薬剤であり，中等度および重度腎機能障害患者に対しても通常用量の5mg 1日1回で処方できます。肝機能障害患者に対しても用量調節の必要はありません。

血糖 CASE 42

表3 メトホルミンを配合した経口血糖降下薬

一般名	商品名	1錠中の含有量
ピオグリタゾンとの配合剤		
ピオグリタゾン(Pio) メトホルミン(Met)	メタクト®配合錠LD メタクト®配合錠HD	Pio 15mg＋Met 500mg Pio 30mg＋Met 500mg
DPP-4阻害薬との配合剤		
ビルダグリプチン(Vil) メトホルミン	エクメット®配合錠LD エクメット®配合錠HD	Vil 50mg＋Met 250mg Vil 50mg＋Met 500mg
アナグリプチン(Ana) メトホルミン	メトアナ®配合錠LD メトアナ®配合錠HD	Ana 100mg＋Met 250mg Ana 100mg＋Met 500mg
アログリプチン(Alo) メトホルミン	イニシンク®配合錠	Alo 25mg＋Met 500mg

ここを疑義照会！

▶ 患者は83歳と高齢で腎機能も低下している。メトホルミンの追加は禁忌には該当しないが，より安全な薬物治療を進めていくため，処方意図を確認しておく必要がある。

薬剤師:
Aさんの処方について，今回メトグルコ®250mg 1回1錠が処方されています。eGFRは40mL/分/1.73m^2 と禁忌ではありませんが，「メトホルミンの適正使用に関するRecommendation」では，75歳以上の投与はより慎重に判断することとあります。このままお薬をお渡ししてもよろしいでしょうか？

医師:
確認ありがとうございます。確かにメトグルコ®を高齢者に開始することには注意が必要です。しかしながら血糖値をうまくコントロールできず，HbA1cが上昇してしまいました。Aさんにはメトグルコ®が必要だと考えています。腎機能はこれからも注意深く確認していきますし，造影剤を使用する検査のオーダーを出す際には休薬の指示を出しますので，今回はこのまま調剤をしてください。

薬剤師さんも引き続き,腎機能などの検査結果をチェックしていってください。お願いいたします。

> **この症例のポイント**
>
> - 検査結果だけではなく,「年齢」によって慎重投与となる糖尿病治療薬がある
> - 糖尿病患者が年を重ね,高齢者になるにつれて腎機能などの心身機能の変化が起きていくことを考慮する
> - 添付文書の情報だけでなく,学会や委員会から発表されるRecommendationやガイドラインも確認する

 ## 症例の転帰

メトホルミンの処方は継続され,HbA1cも7.7%前後で安定されています。造影CTを行う際には検査前後でメトホルミンを中止するために処方日数が変更されていることから,薬袋に中止期間を明記したりするなど,患者が簡単に服薬管理をできるように指導しています。患者も薬局を訪れた際は処方箋と一緒に糖尿病連携手帳を提示し,薬剤師に検査結果の確認を求めてきます。医師と薬剤師の両方の目で確認してもらうことで安心できるそうです。

● 文献

1) 日本糖尿病学会 ビグアナイド薬の適正使用に関する委員会:メトホルミンの適正使用に関するRecommendation(2016年5月12日改訂)
2) Inzucchi SE, et al:Management of hyperglycemia in type 2 diabetes, 2015:a patient-centered approach:update to a position statement of the American Diabetes Association and the European Association for the Study of Diabetes. Diabetes Care, 38:140-149, 2015
3) 日本糖尿病学会・日本老年医学会・編著:高齢者糖尿病診療ガイドライン2017. 南江堂, 2017

STEP 4 ケースでわかる検査値の読み方と疑義照会

尿酸 CASE 43

降圧薬服用中に尿酸値が上昇…何を考えるべき？

53歳男性　身長168cm　体重61.0kg　体積面積1.69m²

- **Rp.1** エカード®配合錠HD　1回1錠（1日1錠）
  1日1回　朝食後　　　　　　　　30日分
- **Rp.2** クレストール®錠（ロスバスタチン）5mg　1回1錠（1日1錠）
  1日1回　夕食後　　　　　　　　30日分
- **Rp.3** ザイロリック®錠（アロプリノール）100mg　1回1錠（1日1錠）
  1日1回　朝食後　　　　　　　　30日分

項目	基準範囲	結果	項目	基準範囲	結果
WBC	3.3〜8.6×10³/μL	6.2	eGFR	90〜110mL/分/1.73m²	114
Neut	40.0〜70.0%	—	CK	59〜248U/L	150
Hb	13.7〜16.8g/dL	13.3	CRP	0.0〜0.14mg/dL	—
PLT	158〜348×10³/μL	212	K	3.6〜4.8mmol/L	4.1
PT-INR	0.9〜1.1	0.9	Na	138〜145mmol/L	136
AST	13〜30U/L	21	HbA1c	4.9〜6.0%	5.5
ALT	10〜42U/L	15	UA	3.7〜7.8mg/dL	8.1
T-Bil	0.4〜1.5mg/dL	—	TC	142〜248mg/dL	192
血清Cr	0.65〜1.07mg/dL	0.82			

- **前回処方との比較**：今回よりザイロリック®が追加。それ以外は前回と同じ
- **患者からの情報**：「今日の血圧は151/95mmHgでした。先生から，もう少し下げたいところだねと言われました。お酒も週2回程度に減らして，日々健康的な食事や生活を心がけています。でも，尿酸値が前回は7.0mg/dLだったのが今回上がっていたので，今日から尿酸値を下げる薬を始めることになりました。父も兄も痛風持ちだから気をつけないといけないですね」

検査値をどう見るか？

　尿酸値（UA）が前回値7.0mg/dLから8.1mg/dLへ上がっており，基準範囲（3.7〜7.8mg/dL）を超えています。腎機能は問題なく食生活にも配慮していることから，高血圧の治療で投与されているエカード®配合錠HDのサイアザイド系利尿薬（ヒドロクロロチアジド）による影響かもしれません。

処方薬をチェック！

エカード®

　エカード®配合錠は，アンジオテンシンⅡ受容体拮抗薬（ARB）のカンデサルタンと，サイアザイド系利尿薬のヒドロクロロチアジド（HCTZ）の2成分からなる配合錠です。昇圧物質であるアンジオテンシンⅡの受容体に拮抗して末梢血管の抵抗を低下させるほか，腎臓でNaや水分の再吸収を抑えて尿の量を増やし血圧を下げます。利尿薬は単独で第一選択薬として処方されることはまれであり，併用薬の第二選択薬として広く推奨されます。特に少量の利尿薬は副作用軽減の点から，他の降圧薬との最も良い組み合わせです。

尿酸 CASE ④

① ARB

ARBは高血圧の第一選択薬として，単独もしくはCa拮抗薬や利尿薬と併用されます。体液量減少や明らかな血清Na値，血清K値の減少が認められる患者では禁忌となります。また，慢性腎臓病（chronic kidney disease；CKD）患者では腎機能が悪化することがあるので，投与開始後はeGFRや血清K値を2週間～1カ月以内に測定するとともに，継続的なモニタリングが必要です。この症例では腎機能や電解質に問題なく投与を継続しています。

② サイアザイド系利尿薬

遠位尿細管でのNa再吸収を抑制することにより循環血液量を減少させ，長期的には末梢血管抵抗を低下させることにより，降圧作用を示す利尿薬です。腎機能障害や低Na血症，低K血症などの電解質異常に加え，耐糖能低下や高尿酸血症など代謝系に影響を与えるため，高血糖患者や高尿酸血症患者に投与される場合，特に注意が必要です。この症例では血清尿酸値の上昇があるため，サイアザイド系利尿薬による影響が示唆されます。

③ 高血圧と高尿酸血症

高血圧患者では，血圧が適正にコントロールされていても，血清尿酸値が高値の場合は脳・心血管のイベント発生のリスクとなります。この症例では高血圧治療中に血清尿酸値が8.1mg/dLと上昇したことから，尿酸生成抑制薬であるアロプリノールが追加されています。エカード®配合錠の薬効成分であるサイアザイド系利尿薬による血清尿酸値の上昇が推察される場合，尿酸値低下薬の追加や，尿酸値上昇の原因となっている薬剤を他剤に変更することが考えられます。表1に示すように血清尿酸値低下作用も兼ね備えた降圧薬がいくつかあります。今回，痛風の家族歴があることや，薬剤の種類を増やさないという観点から，この症例では尿酸値を上げない降圧薬に変更することを検討します。

④ 併用療法（配合剤）

　Ca拮抗薬，ARB，ACE阻害薬，利尿薬，β遮断薬（αβ遮断薬を含む）の5種類の主要降圧薬は，いずれも心血管病抑制効果が証明されています。一方，それぞれ禁忌や慎重投与となる病態が存在し，これらの病態がある場合はそれに合致した降圧薬を選択することが大切です（表2）。

　わが国では2019年7月現在，ARBと利尿薬の配合剤，およびARBとCa拮

表1　降圧薬が血清尿酸値に及ぼす影響

	血清尿酸値に及ぼす影響
サイアザイド系利尿薬	上昇
β遮断薬	上昇
α₁遮断薬	下降
αβ遮断薬	上昇
ACE阻害薬	下降
αメチルドパ	不変
Ca拮抗薬	下降
ロサルタン	下降
他のARB	不変

〔日本痛風・核酸代謝学会ガイドライン改訂委員会・編：高尿酸血症・痛風の治療ガイドライン 第2版 2012年追補. メディカルレビュー社, 2012より〕

表2　主要降圧薬の禁忌や慎重投与となる病態

	Ca拮抗薬	ARB	ACE阻害薬	利尿薬（サイアザイド系）	β遮断薬
禁忌	徐脈（非ジヒドロピリジン系）	妊娠	妊娠，血管新生性浮腫，特定の膜を用いるアフェレーシス/血液透析	体液中のNa, Kが明らかに減少している病態	喘息，高度徐脈，未治療の褐色細胞腫
慎重使用例	心不全	腎動脈狭窄症[*1]，高K血症	腎動脈狭窄症[*1]，高K血症	痛風，妊娠，耐糖能異常	耐糖能異常，閉塞性肺疾患，末梢動脈疾患

＊1：両側性腎動脈狭窄症の場合は原則禁忌

〔日本高血圧学会高血圧治療ガイドライン作成委員会・編：高血圧治療ガイドライン2019. ライフサイエンス出版, p77, 2019より〕

尿酸 CASE ㊸

抗薬の配合剤，ARBとCa拮抗薬と利尿薬の配合剤が使用可能となっています。ARBと利尿薬との併用は降圧効果があり，ARBとCa拮抗薬との併用は降圧効果や心血管病発症の抑制効果を増強させ，Ca拮抗薬による浮腫を軽減します。

📋 ロスバスタチン

① 腎機能障害時の減量

HMG-CoA還元酵素阻害薬であるロスバスタチンは，高コレステロール血症に対して処方されますが，腎機能障害患者では初回投与量を減量する必要があります。具体的には，Ccr 30mL/分未満の腎機能障害のある患者では，2.5mgより投与を開始し，1日最大投与量は5mgとします。この症例では前述のとおり腎機能は正常であり，ロスバスタチンを減量する必要はありません。

② 横紋筋融解症

HMG-CoA還元酵素阻害薬投与時における横紋筋融解症は，腎機能障害を有する患者で多くみられるとされています。血液検査ではクレアチンキナーゼ（CK）値が上昇し，筋肉痛・皮膚の痛みなどの自覚症状があります。この症例ではCK値が150U/Lと基準範囲内（59〜248U/L）であり，問題ありません。

📞 ここを疑義照会！

▶ エカード®配合錠の主成分の一つであるヒドロクロロチアジドの影響により尿酸値が上昇しているのでは？　まずは配合剤の種類を変更すべきではないか？

薬剤師

Aさんの処方について，尿酸値が上がっているため今日からザイロリック®が開始されたとのことでした。これはエカード®配合錠HDのサイアザイド系利尿薬が影響しているとも考えられます。まずは配合錠の種類を変更して様子をみるのはいかがでしょうか？

医師: 確かにそうかもしれませんね。では，今日から開始予定だったザイロリック®は中止していただいて，まずはエカード®配合錠HDをユニシア®配合錠HD（カンデサルタン8mg＋アムロジピン5mg）に変更すると患者さんに伝えてください。

 この症例のポイント

- サイアザイド系利尿薬では尿酸値上昇の副作用に注意が必要である
- 家族歴に痛風や糖尿病がある場合などは，サイアザイド系利尿薬の選択を避けたほうがよい
- 降圧薬の配合剤は配合成分の組み合わせが複数あるため，必要に応じて他の組み合わせの配合剤への変更を検討する

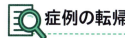 症例の転帰

1カ月後の来院時における臨床検査の結果，尿酸値は7.1mg/dLまで低下しており，血圧もコントロールされていました。

STEP 4 ケースでわかる検査値の読み方と疑義照会

血圧 CASE 44

血圧が上昇，尿タンパクも（2＋）…何が考えられる？

70歳女性　身長162cm　体重52kg　体表面積1.54m^2

- **Rp.1** ソラフェニブトシル酸塩錠200mg　　　　　1回2錠（1日4錠）
  　　　1日2回　朝夕食間　　　　　　　　　　　28日分
- **Rp.2** ヘパリン類似物質ローション0.3%　　　　　50g2本
  　　　1日3回程度　手足・体に塗布
- **Rp.3** ジフルプレドナート軟膏0.05%　　　　　　5g2本
  　　　1日2回　炎症部位に塗布

項目	基準範囲	結果	項目	基準範囲	結果
WBC	3.3～8.6×10^3/μL	6.7	T-Bil	0.4～1.5mg/dL	0.4
Neut	40.0～70.0%	64.5	血清Cr	0.65～1.07mg/dL	0.49
Hb	13.7～16.8g/dL	13.2	eGFR	90～110mL/分/1.73m^2	92
PLT	158～348×10^3/μL	195	CK	59～248U/L	―
PT-INR	0.9～1.1	―	CRP	0.0～0.14mg/dL	0.08
AST	13～30U/L	23	K	3.6～4.8mmol/L	4.2
ALT	10～42U/L	18	HbA1c	4.9～6.0%	―

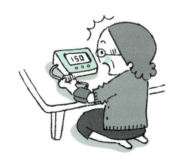

- **患者背景**：切除不能な肝細胞がん。ソラフェニブ服用5週目
- **前回処方**：今回と同じ
- **患者からの情報**：「指導されたとおり，自宅で血圧を測っています。今日は156/90mmHgでした。普段は130〜140/60〜70mmHgくらいだから，びっくりしたよ。塩分のとりすぎとかはないけど…。尿タンパクも，前回（4週間前）は（−）だったけど今回は（2＋）でした」
- **血圧手帳からの情報**：院内投与でソラフェニブ投与が開始され，外来投与となった3週目の前回受診時血圧は132/67mmHgだったが，ソラフェニブの副作用で12週までに高血圧が起きる可能性があることを考慮し，自宅でも血圧を測るように指導。渡していた血圧手帳を確認したところ，血圧は155〜165/80〜90mmHgを推移していた。

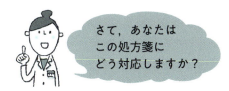

検査値をどう見るか？

処方箋に記載されている検査項目に特に異常はみられませんでしたが，前回は正常であった血圧が今回140/90mmHg以上に上昇しています。また，尿タンパクが前回は（−）だったのに今回（2＋）になっていることにも注意する必要があります。

処方薬をチェック！

ソラフェニブ

ソラフェニブは，細胞増殖や血管新生に関わる複数のキナーゼを標的とする経口の抗悪性腫瘍薬/キナーゼ阻害薬です。「根治切除不能または転移性の腎細胞がん」，「切除不能な肝細胞がん」，「根治切除不能な分化型甲状腺がん」，「根治切除不能な甲状腺がん」に対する適応が承認されています。

血圧 CASE ④

表1　ソラフェニブの減量基準（非血液学的毒性[a]の場合）

	Grade 0〜2	Grade 3	Grade 4
投与継続の可否	投与継続	Grade0〜2に軽快するまで休薬[b]	投与中止
用量調節	変更なし	1段階下げる[c]	投与中止

a：薬物治療を行っていない嘔気/嘔吐または下痢は除く
b：30日を超える休薬が必要となり，投与の継続について臨床的に意義がないと判断された場合，投与中止とする
c：2段階を超える減量が必要な場合，投与中止とする

　主な副作用としては，手足症候群，皮膚症状，出血，肝機能障害・黄疸，間質性肺疾患，高血圧，心筋虚血・心筋梗塞，消化管穿孔，血液学的検査値異常などの発現が認められています[1, 2]。

1 高血圧

　海外第Ⅲ相臨床試験における高血圧の副作用（安全性解析対象例）で，ソラフェニブ群では5.1%（15/297例）に高血圧の副作用が認められましたが，Grade 4以上の報告はありませんでした。また，投与開始から12週までに高血圧のほとんどが発現しました。

　ソラフェニブ投与中に高血圧が現れた場合は降圧薬の投与など適切な処置を行います。重症，持続性あるいは通常の降圧治療でコントロールできない高血圧の場合にはソラフェニブの投与を中止し，適切な処置を行うこととなっています[1]。ソラフェニブの減量基準を表1に，CTCAE v5.0における高血圧のGrade分類を表2に示しました。非血液学的毒性の場合，Grade 0〜2であれば投与を継続し，用量変更の必要もありませんが，Grade 3以上になるとGrade 0〜2に軽快するまで休薬する必要があります。本症例はGrade 2にあたるため，現時点で減量・中止の必要はありませんが，単剤の薬物治療が必要になります。

　高血圧が認められた患者には，血圧自己測定を最低週1回（できれば毎日）行うことと，測定結果を記録して来院時に持参するように指導しましょう。

表2 高血圧のGrade分類（成人）（CTCAE v5.0-JCOG）

Grade 1	Grade 2	Grade 3
収縮期血圧120～139mmHg または拡張期血圧80～89 mmHg	ベースラインが正常範囲の場合は収縮期血圧140～159 mmHgまたは拡張期血圧90～99mmHg；ベースラインで行っていた内科的治療の変更を要する；再発性または持続性(≧24時間)；症状を伴う＞20mmHg(拡張期血圧)の上昇または以前正常であった場合は＞140/90mmHgへの上昇；単剤の薬物治療を要する	収縮期血圧≧160mmHgまたは拡張期血圧≧100mmHg；内科的治療を要する；2種類以上の薬物治療または以前よりも強い治療を要する
Grade 4	**Grade 5**	**定義**
生命を脅かす(例：悪性高血圧，一過性または恒久的な神経障害，高血圧クリーゼ)緊急処置を要する	死亡	病的な血圧の上昇

＊「；」は「または」を意味する

表3 尿タンパクのGrade分類（成人）（CTCAE v5.0-JCOG）

Grade 1	Grade 2	Grade 3	Grade 4	Grade 5
尿タンパク1＋；尿タンパク≧ULN～＜1.0g/24時間	尿タンパク2＋～3＋；尿タンパク1.0～＜3.5g/24時間；	成人：尿タンパク≧3.5g/24時間；尿タンパク4＋	—	—

＊尿タンパク／クレアチニン比：尿タンパク／クレアチニン比＝尿タンパク定量結果(mg/dL)／尿中クレアチニン濃度(mg/dL)。尿タンパク／クレアチニン比は，1日タンパク自排泄量(g/日)とほぼ等しいか，よく相関することが知られている。尿タンパク／クレアチニン比が0.3～0.5の場合，尿タンパク排泄量は0.3～0.5g/日程度と推定できる。
＊ULN：(施設)基準範囲上限
＊「；」は「または」を意味する

2 タンパク尿

　ソラフェニブの副作用として，ネフローゼ症候群，タンパク尿が報告されています。ネフローゼ症候群では腎機能障害（急性腎障害含む）のほか，タンパク喪失に伴う合併症として浮腫，脂質異常症，血液凝固異常（血栓傾向），内分泌異常，免疫不全，易感染性などさまざまな異常を生じます[1, 3]。

　ソラフェニブ投与中は観察を十分に行い，異常が認められた場合には，投与を中止するなど，適切な処置を行う必要があります（表1の減量基準を参

血圧 CASE 44

照)。この症例は尿タンパク(2＋)のためGrade 2に該当し(表3)、現時点では減量・中止の必要はありません。

ここを疑義照会！

▶ 血圧が上昇し，高血圧のGrade 2と判断されるため降圧薬による治療が必要である。さらに尿タンパクが(2＋)と腎障害の可能性があるため、降圧薬は腎保護作用のあるARBを追加するとよいのではないか？

薬剤師

自宅での血圧測定を指導していますが、血圧手帳を確認すると155〜165/80〜90mmHgを推移していました。JCOGのCTCAE v 5.0によるとGrade 2と判断でき、降圧薬による単剤治療を要します。現在、血圧の薬の併用はありません。尿タンパク(2＋)もGrade 2です。適正使用ガイドによると、ソラフェニブは用量変更の必要はありませんが、腎機能障害も考えられるため腎保護作用のある降圧薬のARBの投与を考慮いただければと思います。ご検討ください。

医師

そうでしたか。血圧については確認できていませんでした。それでは、アジルサルタン20mg1錠 朝食後28日分を追加してください。

この症例のポイント

- 高血圧は服用12週までに起きることが多いため、服用時から自宅での血圧測定と記録を指導する
- 副作用の初期症状としての症状を観察する
- JCOGのCTCAEv5.0に沿って、副作用をグレーディングする
- 検査値がソラフェニブの「休薬・減量基準」に該当しないかを確認する

この症例の転帰

　処方された降圧薬を服用することで，その後は血圧が130/80mmHg台になり安定しました。尿タンパクも（±）または（1＋）を推移しており，ソラフェニブを同量にて継続できています。

● 文献

1）バイエル薬品株式会社：ネクサバール®適正使用ガイド　肝細胞癌編（第6版, 2016年3月）

2）バイエル薬品株式会社：ネクサバール®添付文書（第16版, 2016年2月改訂）

3）丸山彰一・監：エビデンスに基づくネフローゼ症候群診療ガイドライン2017. 東京医学社, 2017

● 主な参考文献

- 各医薬品の添付文書, インタビューフォーム
- 厚生労働省：重篤副作用疾患別対応マニュアル（以下の項目）
  偽アルドステロン症（2006年11月），再生不良性貧血（汎血球減少症）（2007年6月），薬剤性貧血（2007年6月），無顆粒球症（2007年6月），血小板減少症（2007年6月），薬剤性肝障害（2008年4月），横紋筋融解症（2006年11月），薬剤性膵炎（2009年5月）
- 日本腎臓学会・編：CKD診療ガイド2012. 東京医学社
- 平田純生, 他：透析患者への投薬ガイドブック慢性腎臓病（CKD）の薬物治療改訂3版. じほう, 2017
- 日本循環器学会：心房細動治療（薬物）ガイドライン2013年改訂版
- 日本循環器学会：循環器疾患における抗凝固・抗血小板療法に関するガイドライン2009年改訂版
- 日本循環器学会：肺血栓塞栓症および深部静脈血栓症の診断, 治療, 予防に関するガイドライン2009年改訂版
- 日本糖尿病学会・編：糖尿病治療ガイド2016-2017. 文光堂, 2016
- 石井勝・編：腫瘍マーカーハンドブック改訂版. 医薬ジャーナル社, 2009
- 橋本信也・監：最新 臨床検査のABC；日医師会誌, 135（S2）, 2006
- 髙久史麿・監：臨床検査データブック2007－2008. 医学書院, 2007
- 櫻林郁之介, 他・監：最新 臨床検査項目辞典. 医歯薬出版, 2008
- 鈴木英一郎, 他：PIVKA-Ⅱ. 臨床雑誌内科, 111（6）：1592, 2013
- 清水康, 他：腫瘍マーカーの評価. 臨牀と研究, 90（7）：863-867, 2013
- 文部科学省：五訂増補日本食品標準成分表　2) 収載成分項目等（5）無機質（8）コレステロール. 2005

- 日本動脈硬化学会：動脈硬化性疾患予防のための脂質異常症治療ガイド2018年版．杏林舎
- 日本痛風・核酸代謝学会ガイドライン改訂委員会・編：高尿酸血症・痛風の治療ガイドライン第3版．メディカルレビュー社，2018

- 各医薬品の添付文書，インタビューフォーム
- 田中 敏章，他：潜在基準値抽出法による小児臨床検査基準範囲の設定．日本小児科学会雑誌，112（7）：1117-1132，2008
- 佐藤 さやか，他：当院患者データを用いた血液検査小児基準範囲設定の試み．医学検査，58（1）：67-71，2009
- 田中 敏章：成人と異なる小児の検査基準値の考え方．月刊薬事，54（2）：223-228，2012
- 高柳 正樹：血液・生化学検査　小児の基準値の考え方　こどもは小さなおとなではない．JOHNS，29（9），1373-1376，2013
- 西田　陽，他：迅速高感度定量法Latex Photometric Immunoassay（LPIA）による新生児感染症の早期診断法に関する研究．日本小児科学会雑誌，90（5）：1116-1122，1986
- 日本腎臓学会・編：エビデンスに基づくCKD診療ガイドライン2018．東京医学社，2018

付録①

小児の主な
基準範囲一覧

- 各月齢・年齢群ごとに上限値（97.5パーセンタイル），下限値（2.5パーセンタイル）を表形式で掲載した（一部の表を除く）。

- 基準範囲の由来は以下の5通りのいずれかである。

  1) 田中敏章, 他：潜在基準値抽出法による小児臨床検査基準範囲の設定. 日本小児科学会雑誌, 112：1117-1132, 2008

  2) 小児基準値研究班・編：日本人小児の臨床検査基準値. 日本公衆衛生協会, 1997

  3) 上村　治：腎機能の評価法：小児. 医学のあゆみ, 243：753-757, 2012

  4) Uemura O, et al：Age, gender, and body length effects on reference serum creatinine levels determined by an enzymatic method in Japanese children：a multicenter study. Clin Exp Nephrol, 15：694-699, 2011

  5) 九州大学病院で用いられている値

白血球数

単位　×1,000/μL

年齢	男		女		年齢	男		女	
	下限値	上限値	下限値	上限値		下限値	上限値	下限値	上限値
0カ月	4.80	18.45	4.80	18.45	5歳	4.1	17.5	4.1	16.2
1カ月	4.70	18.60	4.70	18.60	6歳	4.1	16.3	4.1	15.0
2カ月	4.60	18.80	4.60	18.80	7歳	4.1	14.8	4.0	13.5
3カ月	4.56	18.90	4.56	18.90	8歳	4.1	13.7	4.0	12.8
4カ月	4.50	19.00	4.50	19.00	9歳	4.1	12.7	4.0	12.0
5カ月	4.50	19.00	4.50	19.00	10歳	4.0	11.9	3.9	11.2
6カ月	4.40	19.10	4.40	19.10	11歳	4.0	11.2	3.9	10.7
7カ月	4.40	19.10	4.40	19.10	12歳	4.0	10.7	3.8	10.1
8カ月	4.40	19.20	4.40	19.20	13歳	3.9	10.2	3.8	9.7
9カ月	4.40	19.40	4.40	19.40	14歳	3.9	10.0	3.8	9.5
10カ月	4.39	19.50	4.39	19.50	15歳	3.9	9.8	3.8	9.4
11カ月	4.50	19.51	4.50	19.51	16歳	3.8	9.6	3.7	9.4
1歳	4.3	19.6	4.3	19.1	17歳	3.8	9.5	3.7	9.4
2歳	4.2	19.5	4.2	18.8	18歳	3.8	9.5	3.7	9.4
3歳	4.2	19.0	4.2	18.3	19歳	3.8	9.5	3.7	9.4
4歳	4.2	18.5	4.2	17.5	20歳	3.8	9.5	3.7	9.4

〔田中敏章，他：日本小児科学会雑誌, 112：1117-1132, 2008 より〕

赤血球数

単位　×10^4/μL

年齢	男		女		年齢	男		女	
	下限値	上限値	下限値	上限値		下限値	上限値	下限値	上限値
0カ月	290	410	290	410	5歳	410	528	410	525
1カ月	298	440	298	440	6歳	410	529	410	520
2カ月	314	470	314	470	7歳	410	530	410	520
3カ月	340	500	340	500	8歳	410	530	410	520
4カ月	360	513	360	513	9歳	410	530	410	518
5カ月	371	519	371	519	10歳	410	530	410	515
6カ月	380	523	380	523	11歳	410	535	410	510
7カ月	382	525	382	525	12歳	415	540	407	510
8カ月	386	530	386	530	13歳	418	545	405	510
9カ月	388	532	388	532	14歳	420	550	402	510
10カ月	390	535	390	535	15歳	425	560	400	510
11カ月	392	535	392	535	16歳	428	565	395	508
1歳	393	538	393	538	17歳	430	570	393	505
2歳	400	540	400	535	18歳	430	573	390	500
3歳	405	535	405	530	19歳	430	575	385	495
4歳	410	530	410	528	20歳	430	580	380	490

〔田中敏章，他：日本小児科学会雑誌, 112：1117-1132, 2008 より〕

Hb

単位 g/dL

年齢	男		女		年齢	男		女	
	下限値	上限値	下限値	上限値		下限値	上限値	下限値	上限値
0カ月	8.7	13.5	8.7	13.5	5歳	11.4	14.3	11.3	14.3
1カ月	9.0	13.5	9.0	13.5	6歳	11.5	14.4	11.5	14.4
2カ月	9.3	13.6	9.3	13.6	7歳	11.7	14.5	11.6	14.5
3カ月	9.5	13.7	9.5	13.7	8歳	11.8	14.6	11.7	14.6
4カ月	9.7	13.9	9.7	13.9	9歳	11.9	14.8	11.8	14.7
5カ月	9.8	14.1	9.8	14.1	10歳	12.0	15.0	11.8	14.8
6カ月	10.0	14.2	10.0	14.2	11歳	12.1	15.4	11.9	14.9
7カ月	10.1	14.2	10.1	14.2	12歳	12.2	15.7	11.9	14.9
8カ月	10.2	14.3	10.2	14.3	13歳	12.3	16.0	11.9	14.9
9カ月	10.3	14.3	10.3	14.3	14歳	12.5	16.2	11.9	14.9
10カ月	10.4	14.3	10.4	14.3	15歳	12.6	16.5	11.8	14.9
11カ月	10.4	14.3	10.4	14.3	16歳	12.8	16.7	11.8	14.8
1歳	10.5	14.1	10.7	14.1	17歳	13.0	16.8	11.7	14.7
2歳	10.7	14.2	10.9	14.2	18歳	13.2	17.0	11.6	14.6
3歳	11.0	14.2	11.1	14.2	19歳	13.4	17.1	11.6	14.6
4歳	11.2	14.2	11.2	14.2	20歳	13.7	17.2	11.5	14.6

〔田中敏章, 他：日本小児科学会雑誌, 112：1117-1132, 2008 より〕

血小板数

単位 ×10⁴/μL

年齢	男女とも		年齢	男女とも	
	下限値	上限値		下限値	上限値
0カ月	28.0	91.0	5歳	18.0	53.0
1カ月	27.0	88.0	6歳	18.0	51.0
2カ月	26.0	85.0	7歳	18.0	50.0
3カ月	25.0	82.0	8歳	18.0	49.0
4カ月	24.0	80.0	9歳	18.0	48.0
5カ月	23.0	78.0	10歳	18.0	47.0
6カ月	22.0	76.0	11歳	18.0	46.0
7カ月	21.0	75.0	12歳	18.0	44.0
8カ月	20.0	74.0	13歳	17.5	43.0
9カ月	20.0	72.0	14歳	17.0	42.0
10カ月	19.0	71.0	15歳	17.0	41.0
11カ月	18.5	69.5	16歳	17.0	40.0
1歳	16.8	65.0	17歳	17.0	39.0
2歳	18.0	62.0	18歳	16.5	38.0
3歳	18.0	58.0	19歳	16.0	37.0
4歳	18.0	55.0	20歳	16.0	37.0

〔田中敏章, 他：日本小児科学会雑誌, 112：1117-1132, 2008 より〕

AST

単位　U/L

年齢	男		女		年齢	男		女	
	下限値	上限値	下限値	上限値		下限値	上限値	下限値	上限値
0カ月	19.9	62.0	19.9	62.0	5歳	24.0	38.7	24.0	39.0
1カ月	21.0	64.0	21.0	64.0	6歳	24.0	37.5	24.0	37.5
2カ月	22.0	65.0	22.0	65.0	7歳	24.0	36.0	24.0	35.5
3カ月	22.3	66.0	22.3	66.0	8歳	22.5	34.8	22.5	33.5
4カ月	23.0	67.0	23.0	67.0	9歳	19.0	33.0	18.5	32.0
5カ月	24.0	68.0	24.0	68.0	10歳	17.0	32.0	17.0	31.0
6カ月	24.5	68.0	24.5	68.0	11歳	16.0	31.5	16.0	30.0
7カ月	25.0	67.5	25.0	67.5	12歳	15.0	31.0	15.0	29.5
8カ月	24.5	66.5	24.5	66.5	13歳	14.5	31.0	14.0	29.0
9カ月	24.0	65.5	24.0	65.5	14歳	14.0	30.0	13.5	28.0
10カ月	23.5	63.9	23.5	63.9	15歳	14.0	30.0	13.0	28.0
11カ月	23.0	61.5	23.0	61.5	16歳	14.0	30.0	12.5	28.0
1歳	23.0	56.5	24.0	57.0	17歳	14.0	30.0	12.0	28.0
2歳	24.0	49.0	24.0	50.0	18歳	14.0	30.0	12.0	28.0
3歳	24.0	43.0	24.0	44.0	19歳	14.0	31.0	12.0	27.5
4歳	24.0	40.8	24.0	41.5	20歳	14.0	32.0	12.0	27.0

〔田中敏章, 他：日本小児科学会雑誌, 112：1117-1132, 2008 より〕

ALT

単位　U/L

年齢	男		女		年齢	男		女	
	下限値	上限値	下限値	上限値		下限値	上限値	下限値	上限値
0カ月	11.0	45.0	11.0	45.0	5歳	9.0	28.0	9.0	27.0
1カ月	11.7	50.0	11.7	50.0	6歳	9.0	28.0	9.0	27.0
2カ月	12.5	54.5	12.5	54.5	7歳	9.0	28.0	9.0	27.0
3カ月	13.0	56.0	13.0	56.0	8歳	9.0	28.5	9.0	27.0
4カ月	13.0	56.0	13.0	56.0	9歳	9.0	29.0	9.0	27.0
5カ月	12.9	55.5	12.9	55.5	10歳	9.0	30.0	9.0	27.0
6カ月	12.5	54.5	12.5	54.5	11歳	9.0	31.0	9.0	27.5
7カ月	12.3	53.0	12.3	53.0	12歳	9.0	32.0	9.0	28.0
8カ月	12.0	50.5	12.0	50.5	13歳	9.0	33.0	9.0	28.0
9カ月	11.5	48.0	11.5	48.0	14歳	9.0	34.0	9.0	28.5
10カ月	10.5	45.0	10.5	45.0	15歳	9.0	35.0	9.0	29.0
11カ月	9.5	42.0	9.5	42.0	16歳	9.0	36.0	9.0	29.5
1歳	9.4	38.4	9.4	38.4	17歳	9.0	37.0	9.0	30.0
2歳	9.0	34.0	9.0	34.0	18歳	9.0	38.0	9.0	30.5
3歳	9.0	30.0	9.0	30.0	19歳	9.0	39.0	9.0	31.0
4歳	9.0	28.0	9.0	28.0	20歳	9.0	41.0	9.0	32.0

〔田中敏章, 他：日本小児科学会雑誌, 112：1117-1132, 2008 より〕

T-Bil

単位　mg/dL

年齢	男女とも	
	下限値	上限値
0カ月	0.40	3.20
1カ月	0.25	2.30
2カ月	0.15	1.35
3カ月	0.13	0.80
4カ月	0.12	0.62
5カ月	0.11	0.60
6カ月	0.11	0.59
7カ月	0.11	0.59
8カ月	0.12	0.59
9カ月	0.12	0.59
10カ月	0.13	0.59
11カ月	0.14	0.59
1歳	0.16	0.67
2歳	0.23	0.80
3歳	0.25	0.85
4歳	0.25	0.85

年齢	男女とも	
	下限値	上限値
5歳	0.25	0.85
6歳	0.25	0.85
7歳	0.25	0.85
8歳	0.25	0.85
9歳	0.25	0.90
10歳	0.25	0.95
11歳	0.25	1.00
12歳	0.25	1.10
13歳	0.25	1.20
14歳	0.25	1.25
15歳	0.25	1.30
16歳	0.25	1.35
17歳	0.25	1.40
18歳	0.25	1.40
19歳	0.25	1.40
20歳	0.25	1.40

〔田中敏章, 他：日本小児科学会雑誌, 112：1117-1132, 2008 より〕

ALP

単位　U/L

年齢	男		女	
	下限値	上限値	下限値	上限値
0カ月	530	1610	530	1610
1カ月	510	1620	510	1620
2カ月	490	1630	490	1630
3カ月	480	1620	480	1620
4カ月	460	1605	460	1605
5カ月	440	1600	440	1600
6カ月	420	1580	420	1580
7カ月	410	1560	410	1560
8カ月	400	1550	400	1550
9カ月	395	1520	395	1520
10カ月	390	1490	390	1490
11カ月	388	1450	388	1450
1歳	395	1339	395	1289
2歳	410	1250	410	1150
3歳	420	1200	420	1130
4歳	430	1200	430	1150

年齢	男		女	
	下限値	上限値	下限値	上限値
5歳	430	1200	450	1200
6歳	440	1230	460	1250
7歳	450	1250	470	1300
8歳	450	1300	470	1350
9歳	460	1400	480	1400
10歳	460	1450	470	1450
11歳	470	1500	400	1450
12歳	455	1500	300	1380
13歳	400	1450	220	1250
14歳	350	1350	180	1120
15歳	270	1200	155	900
16歳	220	1050	130	730
17歳	200	850	120	570
18歳	170	660	120	430
19歳	160	500	120	370
20歳	150	410	120	340

〔田中敏章, 他：日本小児科学会雑誌, 112：1117 1132, 2008 より〕

γ-GTP

単位　U/L

年齢	男		女		年齢	男		女	
	下限値	上限値	下限値	上限値		下限値	上限値	下限値	上限値
0カ月	50.0	350.0	50.0	350.0	5歳	6.5	18.0	6.5	18.0
1カ月	29.9	250.0	29.9	250.0	6歳	7.0	20.0	7.0	19.5
2カ月	20.0	190.0	20.0	190.0	7歳	7.0	23.0	7.5	22.0
3カ月	15.0	150.0	15.0	150.0	8歳	8.0	25.0	8.0	24.0
4カ月	10.7	125.0	10.7	125.0	9歳	8.0	28.0	8.0	27.0
5カ月	9.0	100.0	9.0	100.0	10歳	8.0	31.0	8.0	29.0
6カ月	8.1	90.0	8.1	90.0	11歳	8.0	34.0	8.0	32.0
7カ月	7.5	80.0	7.5	80.0	12歳	8.0	37.0	8.0	34.0
8カ月	7.0	72.0	7.0	72.0	13歳	8.5	40.0	8.0	36.0
9カ月	6.9	69.0	6.9	69.0	14歳	8.7	44.0	8.0	38.0
10カ月	6.5	65.0	6.5	65.0	15歳	9.0	48.0	8.0	40.5
11カ月	6.5	60.0	6.5	60.0	16歳	9.0	53.0	8.0	43.0
1歳	6.1	45.0	6.1	45.0	17歳	9.0	57.0	8.0	46.0
2歳	6.0	34.0	6.0	34.0	18歳	9.5	62.0	8.0	48.5
3歳	6.0	20.0	6.0	20.0	19歳	10.0	68.0	8.0	50.0
4歳	6.0	18.0	6.0	17.5	20歳	10.0	74.0	8.0	52.0

〔田中敏章,他：日本小児科学会雑誌,112：1117-1132, 2008 より〕

BUN

単位　mg/dL

年齢	男女とも		年齢	男女とも	
	下限値	上限値		下限値	上限値
0カ月	3.7	15.5	5歳	6.5	19.5
1カ月	2.8	14.5	6歳	6.6	19.6
2カ月	2.5	14.1	7歳	6.8	19.6
3カ月	2.2	14.1	8歳	6.8	19.4
4カ月	2.3	14.3	9歳	6.8	19.4
5カ月	2.3	14.7	10歳	6.8	19.3
6カ月	2.3	15.0	11歳	6.8	19.3
7カ月	2.5	15.4	12歳	6.8	19.2
8カ月	2.6	15.8	13歳	6.8	19.1
9カ月	2.7	16.1	14歳	6.8	19.0
10カ月	2.9	16.7	15歳	6.8	18.8
11カ月	3.1	17.5	16歳	6.8	18.7
1歳	3.7	18.6	17歳	6.8	18.6
2歳	4.5	19.0	18歳	6.8	18.6
3歳	5.5	19.3	19歳	6.8	18.6
4歳	6.0	19.5	20歳	6.8	18.6

〔田中敏章,他：日本小児科学会雑誌,112：1117-1132, 2008 より〕

CK

単位 U/L

年齢	男 下限値	男 上限値	女 下限値	女 上限値	年齢	男 下限値	男 上限値	女 下限値	女 上限値
0カ月	44	310	44	310	5歳	45	240	45	240
1カ月	44	315	44	315	6歳	46	230	46	230
2カ月	43	320	43	320	7歳	47	230	46	230
3カ月	43	321	43	321	8歳	48	230	47	230
4カ月	43	321	43	321	9歳	49	240	47	230
5カ月	42	321	42	321	10歳	50	250	47	220
6カ月	42	321	42	321	11歳	51	260	46	220
7カ月	42	320	42	320	12歳	51	270	45	210
8カ月	41	318	41	318	13歳	51	270	43	200
9カ月	41	317	41	317	14歳	50	270	42	190
10カ月	40	315	40	315	15歳	50	275	41	180
11カ月	40	310	40	300	16歳	49	280	40	180
1歳	39	299	39	295	17歳	49	275	39	170
2歳	43	293	43	290	18歳	48	265	38	170
3歳	43	270	43	270	19歳	48	250	38	170
4歳	44	250	44	250	20歳	48	240	37	160

〔田中敏章, 他：日本小児科学会雑誌, 112：1117-1132, 2008 より〕

K

単位 mEq/L

年齢	男女とも 下限値	男女とも 上限値	年齢	男女とも 下限値	男女とも 上限値
0カ月	4.08	6.02	5歳	3.60	4.70
1カ月	4.20	5.90	6歳	3.60	4.70
2カ月	4.18	5.72	7歳	3.60	4.70
3カ月	4.10	5.60	8歳	3.60	4.70
4カ月	4.02	5.53	9歳	3.60	4.70
5カ月	4.00	5.45	10歳	3.60	4.70
6カ月	3.95	5.40	11歳	3.60	4.70
7カ月	3.90	5.33	12歳	3.60	4.70
8カ月	3.85	5.25	13歳	3.62	4.70
9カ月	3.83	5.20	14歳	3.68	4.70
10カ月	3.80	5.10	15歳	3.70	4.70
11カ月	3.75	5.08	16歳	3.70	4.70
1歳	3.64	5.05	17歳	3.70	4.70
2歳	3.60	4.90	18歳	3.70	4.70
3歳	3.60	4.80	19歳	3.70	4.70
4歳	3.60	4.75	20歳	3.70	4.70

〔田中敏章, 他：日本小児科学会雑誌, 112：1117 1132, 2008 より〕

Na

単位　mEq/L

年齢	男女とも	
	下限値	上限値
0カ月	134.9	142.7
1カ月	134.9	142.8
2カ月	134.9	142.8
3カ月	134.9	142.8
4カ月	134.9	142.8
5カ月	134.9	142.9
6カ月	134.9	142.9
7カ月	134.9	142.9
8カ月	134.9	143.0
9カ月	135.0	143.0
10カ月	135.0	143.0
11カ月	135.0	143.0
1歳	135.0	143.0
2歳	135.3	143.3
3歳	135.8	143.5
4歳	136.0	143.8

年齢	男女とも	
	下限値	上限値
5歳	136.3	144.0
6歳	136.5	144.0
7歳	136.8	144.0
8歳	137.0	144.0
9歳	137.3	144.0
10歳	137.7	144.0
11歳	138.0	144.0
12歳	138.0	144.0
13歳	138.0	144.0
14歳	138.0	144.0
15歳	138.0	144.0
16歳	138.0	144.0
17歳	138.0	144.0
18歳	138.0	144.0
19歳	138.0	144.0
20歳	138.0	144.0

〔田中敏章, 他：日本小児科学会雑誌, 112：1117-1132, 2008 より〕

Ca

単位　mg/dL

年齢	男女とも	
	下限値	上限値
0カ月	9.00	11.02
1カ月	9.00	11.01
2カ月	8.99	11.00
3カ月	8.98	10.99
4カ月	8.98	10.98
5カ月	8.98	10.97
6カ月	8.98	10.97
7カ月	8.97	10.95
8カ月	8.95	10.93
9カ月	8.93	10.90
10カ月	8.91	10.89
11カ月	8.87	10.84
1歳	8.81	10.64
2歳	8.79	10.45
3歳	8.77	10.32
4歳	8.75	10.28

年齢	男女とも	
	下限値	上限値
5歳	8.74	10.24
6歳	8.73	10.23
7歳	8.73	10.20
8歳	8.73	10.18
9歳	8.73	10.14
10歳	8.73	10.13
11歳	8.72	10.10
12歳	8.72	10.08
13歳	8.72	10.05
14歳	8.72	10.05
15歳	8.72	10.03
16歳	8.72	10.03
17歳	8.72	10.03
18歳	8.70	10.03
19歳	8.70	10.03
20歳	8.70	10.03

〔田中敏章, 他：日本小児科学会雑誌, 112：1117-1132, 2008 より〕

リン

単位　mg/dL

年齢	男女とも	
	下限値	上限値
0カ月	5.00	7.70
1カ月	4.80	7.50
2カ月	4.60	7.30
3カ月	4.48	7.10
4カ月	4.38	6.95
5カ月	4.27	6.80
6カ月	4.18	6.70
7カ月	4.10	6.63
8カ月	4.01	6.58
9カ月	3.95	6.50
10カ月	3.90	6.41
11カ月	3.90	6.40
1歳	3.86	6.23
2歳	3.80	6.00
3歳	3.80	5.90
4歳	3.85	5.80

年齢	男女とも	
	下限値	上限値
5歳	3.90	5.80
6歳	3.90	5.80
7歳	3.90	5.80
8歳	3.85	5.80
9歳	3.80	5.80
10歳	3.75	5.80
11歳	3.70	5.80
12歳	3.60	5.80
13歳	3.50	5.80
14歳	3.33	5.70
15歳	3.20	5.50
16歳	3.08	5.30
17歳	2.90	5.10
18歳	2.80	4.90
19歳	2.80	4.80
20歳	2.80	4.70

〔田中敏章, 他：日本小児科学会雑誌, 112：1117-1132, 2008 より〕

総コレステロール

単位　mg/dL

年齢	男女とも	
	下限値	上限値
0カ月	109	218
1カ月	113	225
2カ月	115	227
3カ月	118	230
4カ月	120	232
5カ月	122	235
6カ月	124	238
7カ月	125	240
8カ月	127	241

年齢	男女とも	
	下限値	上限値
9カ月	128	243
10カ月	128	244
11カ月	128	245
1歳	126	247
2歳	125	247
3歳	125	240
4歳	125	235
5〜20歳	125	230

〔田中敏章, 他：日本小児科学会雑誌, 112：1117-1132, 2008 より〕

尿酸

単位 mg/dL

年齢	男		女		年齢	男		女	
	下限値	上限値	下限値	上限値		下限値	上限値	下限値	上限値
0カ月	1.80	5.30	1.80	5.30	5歳	2.60	6.40	2.60	6.15
1カ月	1.98	5.60	1.98	5.60	6歳	2.60	6.45	2.60	6.10
2カ月	2.20	5.80	2.20	5.80	7歳	2.60	6.50	2.60	6.10
3カ月	2.30	5.90	2.30	5.90	8歳	2.60	6.55	2.65	6.10
4カ月	2.40	6.00	2.40	6.00	9歳	2.70	6.60	2.70	6.10
5カ月	2.45	6.10	2.45	6.10	10歳	2.80	6.70	2.75	6.15
6カ月	2.50	6.20	2.50	6.20	11歳	2.90	6.80	2.80	6.20
7カ月	2.51	6.30	2.51	6.30	12歳	3.00	7.00	2.85	6.25
8カ月	2.55	6.35	2.55	6.35	13歳	3.20	7.30	2.87	6.30
9カ月	2.60	6.40	2.60	6.40	14歳	3.40	7.50	2.90	6.32
10カ月	2.65	6.50	2.65	6.50	15歳	3.60	7.60	2.90	6.35
11カ月	2.70	6.60	2.70	6.60	16歳	3.70	7.65	2.90	6.40
1歳	2.60	6.50	2.60	6.40	17歳	3.80	7.70	2.90	6.45
2歳	2.60	6.40	2.55	6.30	18歳	3.90	7.75	2.90	6.50
3歳	2.60	6.40	2.60	6.25	19歳	3.90	7.80	2.90	6.50
4歳	2.60	6.40	2.60	6.20	20歳	3.90	7.80	2.90	6.50

〔田中敏章, 他：日本小児科学会雑誌, 112：1117-1132, 2008 より〕

Cr
▶3カ月以上12歳未満（男女共通）

単位　mg/dL

年齢	2.5パーセンタイル	50パーセンタイル	97.5パーセンタイル	年齢	2.5パーセンタイル	50パーセンタイル	97.5パーセンタイル
3～5カ月	0.14	0.20	0.26	5歳	0.25	0.34	0.45
6～8カ月	0.14	0.22	0.31	6歳	0.25	0.34	0.48
9～11カ月	0.14	0.22	0.34	7歳	0.28	0.37	0.49
1歳	0.16	0.23	0.32	8歳	0.29	0.40	0.53
2歳	0.17	0.24	0.37	9歳	0.34	0.41	0.51
3歳	0.21	0.27	0.37	10歳	0.30	0.41	0.57
4歳	0.20	0.30	0.40	11歳	0.35	0.45	0.58

基準値は，中央値を中心に95％の範囲で下限（2.5％パーセンタイル）から上限（97.5％パーセンタイル）とした。

〔Uemura O, et al：Clin Exp Nephrol, 15：694-699, 2011 より〕

▶12～16歳（男女別）

単位　mg/dL

年齢	2.5パーセンタイル		50パーセンタイル		97.5パーセンタイル	
性別	男児	女児	男児	女児	男児	女児
12歳	0.40	0.40	0.53	0.52	0.61	0.66
13歳	0.42	0.41	0.59	0.53	0.80	0.69
14歳	0.54	0.46	0.65	0.58	0.96	0.71
15歳	0.48	0.47	0.68	0.56	0.93	0.72
16歳	0.62	0.51	0.73	0.59	0.96	0.74

〔Uemura O, et al：Clin Exp Nephrol, 15：694-699, 2011 より〕

シスタチンC
▶3カ月以上12歳未満（男女合計）

単位　mg/L

年齢	n	2.5%	50%	97.5%
3～5カ月	18	0.88	1.06	1.26
6～11カ月	47	0.72	0.98	1.25
12～17カ月	31	0.72	0.91	1.14
18～23カ月	38	0.71	0.85	1.04
2～11歳	704	0.61	0.78	0.95

〔上村　治：医学のあゆみ, 243：753-757, 2012 より〕

▶12歳以上17歳未満（男女別）

単位　mg/L

年齢	男				女			
	n	2.5%	50%	97.5%	n	2.5%	50%	97.5%
12～14歳	61	0.71	0.86	1.04	132	0.61	0.74	0.91
15～16歳	45	0.53	0.75	0.952	49	0.46	0.61	0.85

〔上村　治：医学のあゆみ, 243：753-757, 2012 より〕

CRP

単位　mg/dL

年齢	男	女		年齢	男	女
	上限値				上限値	
1カ月	0.36	0.36		5歳	2.95	1.29
2カ月	0.51	0.51		6歳	3.63	1.20
3カ月	0.72	0.72		7歳	3.47	1.07
4カ月	0.87	0.87		8歳	3.31	0.89
5カ月	1.15	1.15		9歳	2.88	0.87
6カ月	1.41	1.41		10歳	2.57	0.74
7カ月	1.26	1.26		11歳	2.14	0.59
8カ月	1.23	1.23		12歳	1.74	0.47
9カ月	0.98	0.98		13歳	1.41	0.37
10カ月	0.83	0.83		14歳	1.12	0.30
11カ月	0.72	0.72		15歳	0.93	0.25
1歳	0.85	1.20		16歳	0.79	0.20
2歳	1.15	1.12		17歳	0.63	0.17
3歳	1.55	1.12		18歳	0.49	
4歳	2.34	1.12		19歳	0.39	

〔小児基準値研究班・編：日本人小児の臨床検査基準値. 日本公衆衛生協会, 1997 より〕

凝固能

PT-INR	0.9〜1.1

〔九州大学病院で用いられている値より〕

血糖

HbA1c (%)	4.9〜6.0
血糖値 (mg/dL)	73〜109

〔九州大学病院で用いられている値より〕

付録②

患者向け
検査値説明シート

「患者向け検査値説明シート」はダウンロードが可能です

　インターネット上の下記サイトから PDF をダウンロードすることができます（本書ご購入者限定。プリントアウト可）。患者さんへの説明時などにお役立てください。

- ▶ **URL**：https://ser.jiho.co.jp/kensachi/
- ▶ **パスワード**：**yomikata2**
  （すべて半角・小文字で，「ワイ・オー・エム・アイ・ケー・エー・ティー・エー・2」）

※ご利用はご購入者に限ります。
※必ず専用サイトの注意書きをよく読み，ご理解のうえご利用ください。

白血球（WBC）

基準範囲：$3.3 \sim 8.6 \times 10^3/\mu L$

・白血球の検査の目的・

　細菌感染症などの炎症性疾患，悪性腫瘍および造血器疾患の有無の確認や，薬剤の副作用チェックのために行われます。

・白血球の働き・

　白血球は，体内に侵入した細菌やウイルスなどの病原体や異物から身を守る働きをしています。白血球は，好中球，好酸球，好塩基球，単球およびリンパ球などで構成されています。好中球および単球は細菌などを貪食し感染防御に，好酸球はアレルギー反応に，リンパ球は免疫反応に主に関与しています。
　細菌やウイルスなどに感染した場合，異物を除去するために白血球数は増えます。一方，白血球をつくっている骨髄の能力が弱まると白血球数は減少してしまい，免疫力が弱まって病気にかかりやすい状態になってしまいます。

・白血球数に異常があると出やすい症状・

【白血球数の減少】
- 発熱　● さむけ　● のどの痛み　● だるさ　など

・基準範囲から外れていた場合は・

- 白血球数は個人差が大きく，また同じ人でも短時間で変動します。そのため多少の変動はあまり気にする必要はありません。
- 感染症にかかると白血球数は増えますが，症状が治まるとともに白血球数も減っていき，やがて正常値に戻ります。
- 白血球数が慢性的に $10 \times 10^3/\mu L$ 以上の場合は，白血球数の推移を一度確認しましょう。
- 軽度の白血球減少では感染症にかかりやすくなることはありませんが，好中球が $0.5 \times 10^3/\mu L$ 以下ではかかりやすくなります。手洗い・うがいなど感染予防対策を徹底するなど注意が必要です。
- 基準範囲内でも以前の検査値と比べて大きく変動した場合は，詳しい検査などが必要になることもあります。
- 日常生活では，「異常があると出やすい症状」の発現に注意し，これらの症状が現れた場合には医師，薬剤師に相談しましょう。

好中球 (Neut)

基準範囲：40.0〜70.0%

・好中球の検査の目的・

細菌感染症などの炎症性疾患，悪性腫瘍および造血器疾患の有無の確認や，薬剤の副作用チェックのために行われます。

・好中球の働き・

好中球は白血球の構成要素のひとつです。白血球のなかでも最も多く，体内に侵入した細菌などに感染するのを防いだり，異物を除去したりしています。好中球は白血球数と好中球数の割合から算出できます。

一般的に，好中球は感染症にかかると増加しますが，一方で好中球が減少すると感染症への抵抗力が低下して，感染しやすい状態になります。また，喫煙によっても増加することがあります。

・好中球数に異常があると出やすい症状・

【好中球数の減少】
- 突然の高熱（37.5℃以上）　● さむけ　● のどの痛み　● だるさ　など

・基準範囲から外れていた場合は・

- 好中球が$0.5×10^3/\mu L$以下では感染症が起こりやすくなります。手洗い・うがいなど感染予防対策を徹底するなど注意が必要です。
- 基準値内でも以前の検査値と比べて大きく変動した場合は，詳しい検査などが必要になることもあります。
- 日常生活では，「異常があると出やすい症状」の発現に注意し，これらの症状が現れた場合には医師，薬剤師に相談しましょう。

付録② 検査値説明シート

ヘモグロビン（Hb）

基準範囲：男性13.7〜16.8g/dL，女性11.6〜14.8g/dL

・ヘモグロビンの検査の目的・

貧血や多血症（赤血球増多症）の有無および程度の確認のために行われます。

・ヘモグロビンの働き・

ヘモグロビンは，赤血球に含まれる血色素（赤い色素タンパク）です。ヘモグロビンは，酸素と結合し，肺から全身に酸素を運ぶ役割を担っています。

ヘモグロビンが少ないと，酸素が全身の組織に十分供給されないため，赤血球数が正常でも貧血症状を起こすことがあります。

・ヘモグロビン値に異常があると出やすい症状・

【ヘモグロビン値の減少】
- 労作時の息切れや動悸
- 頭痛
- 疲れやすい，だるい
- 顔色が悪い　など

【ヘモグロビン値の上昇】
- 頭痛
- のぼせ
- 集中力の低下
- 赤ら顔　など

・基準範囲から外れていた場合は・

- ヘモグロビン値が基準値以下である状態を貧血と呼びます。
- 以前の検査値と比べて大きく変動した場合は，詳しい検査などが必要になることもあります。
- 日常生活では，「異常があると出やすい症状」の発現に注意し，これらの症状が現れた場合には医師，薬剤師に相談しましょう。

血小板（PLT）

基準範囲：158〜348×10³/μL

・血小板の検査の目的・

血小板の止血能力の確認や出血傾向がある場合に，その原因を探るために行われます。出血傾向とは，血が止まりにくくなった状態のことです。

・血小板の働き・

血小板は，血管に傷ができるとその部分に集まって固まり，出血を止める働きをします。また，血小板に含まれるセロトニンという物質は，出血時に放出されて血管を収縮させて出血を抑えます。さらに血小板は，血液を固める作用（凝固作用）をもつプロトロンビンという物質にも作用し，別のルートからの止血作用にも関わります。

・血小板数に異常があると出やすい症状・

【血小板数の減少】
- 鼻血，歯肉からの出血，あざ（皮下の出血）
- 月経過多　●関節の痛みや腫れ（関節内の出血）

・基準範囲から外れていた場合は・

- 血小板数が基準範囲を超えていても500×10³/μL程度以下であれば，多くの場合，治療の対象にはなりません。逆に基準範囲より低い場合も，100×10³/μL程度ならば出血傾向は示さないことがほとんどです。
- それより高い，または低い値の場合は，詳しい検査などが必要になることもあります。
- 日常生活では，「異常があると出やすい症状」の発現に注意し，これらの症状が現れた場合には医師，薬剤師に相談しましょう。

付録②　検査値説明シート

プロトロンビン時間 —国際標準比（PT-INR）

基準範囲：0.9～1.1

・プロトロンビン時間の検査の目的・

プロトロンビン時間（PT）は，凝固因子（血液を固める働きを持つタンパク質で，肝臓で作られている）の働きを確認し，出血性疾患の評価や肝機能障害の評価のために行われます。また，ワルファリンによる抗凝固療法の評価のために行われます。

・プロトロンビンの働きとプロトロンビン時間とは・

血液の凝固（止血）には，血小板とさまざまな凝固因子が働いています。プロトロンビンは凝固因子のひとつであり，トロンボプラスチンという物質を加えると固まる性質を持っています。プロトロンビン時間（PT）とは，血液検体の血漿にトロンボプラスチンを加えたときに固まるまでの時間を測定したものです。

プロトロンビン時間—国際標準比（PT-INR）は，3種類あるPTの結果表示法のひとつです。PT-INRが高いほどPTの延長，すなわち血液が固まるまでに時間がかかる（凝固時間の延長）ことを意味します。

・プロトロンビン時間に異常があると出やすい症状・

【PT-INRの高値】
- 鼻血，歯肉からの出血，あざ（皮下の出血）
- 月経過多　など

・基準範囲から外れていた場合は・

- ワルファリンによる抗凝固療法では，PTが1.6～3.0（70歳以上の高齢者：1.6～2.6）を目安に目標治療域が設定されます。
- 目標治療域よりも高値になると出血のリスクが高まります。
- 基準値内または治療目標値内でも以前の検査値と比べて大きく変動した場合は，詳しい検査や使用薬剤の確認などが必要になることもあります。
- 日常生活では，「異常があると出やすい症状」の発現に注意し，これらの症状が現れた場合には医師，薬剤師に相談しましょう。

アスパラギン酸アミノトランスフェラーゼ（AST）

基準範囲：13〜30U/L

・アスパラギン酸アミノトランスフェラーゼの検査の目的・

肝臓の細胞障害の有無や程度を確認するために行われます。

・アスパラギン酸アミノトランスフェラーゼの働き・

ASTは，体のタンパク質を構成するアミノ酸を作るのに必要な酵素で，さまざまな臓器に存在しています。なかでも肝臓に多く存在し，測定されるASTは，肝細胞が傷ついたり壊れたりしたために血液中に漏れ出してきたもの（逸脱酵素）です。肝細胞の障害によりASTの数値は上昇します。一般的にアラニンアミノトランスフェラーゼ（ALT）とともに測定され，いずれも高値を示した場合，肝細胞の障害の可能性が高くなります。

また，ASTは肝臓だけでなく心筋，骨格筋および血液などにも存在しており，心筋疾患，溶血性疾患や激しい運動をした後でも数値が上がることがあります。このため，AST値が変動している場合には，他の検査値も確認したうえで原因疾患を判断します。

・アスパラギン酸アミノトランスフェラーゼ値に異常があると出やすい症状・

【ASTの上昇】
- だるさ
- 疲れやすい
- 食欲低下　など

・基準範囲から外れていた場合は・

- 基準値より高い場合，心臓・肝臓の異常が考えられます。ALT値も高い場合は，急性肝炎，慢性肝炎，肝硬変，肝がん，脂肪肝などが疑われます。一方，ALT値が正常に近い場合は，心筋梗塞などの心筋疾患，骨格筋疾患，甲状腺機能異常などが疑われます。
- 以前の検査値と比べて大きく変動した場合は，詳しい検査などが必要になることもあります。
- 日常生活では，「異常があると出やすい症状」の発現に注意し，これらの症状が現れた場合には医師，薬剤師に相談しましょう。

付録② 検査値説明シート

アラニンアミノトランスフェラーゼ（ALT）

基準範囲：男性10〜42U/L，女性7〜23U/L

・アラニンアミノトランスフェラーゼの検査の目的・

肝臓の細胞障害の有無や程度を確認するために行われます。

・アラニンアミノトランスフェラーゼの働き・

アラニンアミノトランスフェラーゼ（ALT）は，体のタンパク質を構成するアミノ酸を作るのに必要な酵素でさまざまな臓器に存在しています。なかでも特に肝臓に多く存在し，測定されるALTは，肝細胞が傷ついたり壊れたりしたために血液中に漏れ出してきたもの（逸脱酵素）です。肝細胞の障害によりALTの数値は上昇します。一般的にアスパラギン酸アミノトランスフェラーゼ（AST）とともに測定され，いずれも高値を示した場合，肝細胞の障害の可能性が高くなります。

ALTは，ASTに比べて肝臓以外の臓器への分布は少なく，ほとんどが肝臓に存在しています。ALTの変動をみた場合には，ASTなど他の検査値も確認したうえで評価します。

・アラニンアミノトランスフェラーゼ値に異常があると出やすい症状・

【ALTの上昇】
- だるさ ●疲れやすい ●食欲低下 など

・基準範囲から外れていた場合は・

- 基準値より高い場合，肝臓の異常が考えられます。ALT値およびAST値がともに高い場合は，急性肝炎，慢性肝炎，肝硬変，肝がん，脂肪肝などが疑われます。
- ALT値が基準上限の2倍以上の増加かつ総ビリルビン（T-Bil）値の上昇を伴う場合，またはALT値が単独で基準上限の3倍以上の増加がみられる場合は，薬剤性肝障害の疑いがありますので，医療機関を受診しましょう。
- 以前の検査値と比べて大きく変動した場合は，詳しい検査などが必要になることもあります。
- 日常生活では，「異常があると出やすい症状」の発現に注意し，これらの症状が現れた場合には医師，薬剤師に相談しましょう。

総ビリルビン (T-Bil)

基準範囲：0.4〜1.5mg/dL

・ビリルビンの検査の目的・

黄疸の原因や種類を調べるために行われます。また，肝機能，肝疾患および胆道系疾患の程度を評価するために行われます。

・ビリルビンの働き・

ビリルビンは，老化した赤血球が脾臓などで壊され，その赤血球由来のヘモグロビンに含まれるヘムが分解されてできた黄色い色素です。生成したビリルビンは，肝細胞に取り込まれたのちに胆汁へ排泄されます。ビリルビンは，胆汁の主成分であり胆汁色素と呼ばれています。

ビリルビンの代謝経路のどこかで障害が発生すると，血液中のビリルビン値が上昇し黄疸が生じます。

・総ビリルビン値に異常があると出やすい症状・

【T-Bilの上昇】
- 皮膚，白目などが黄色くなる ● だるさ ● 疲れやすい ● 皮膚のかゆみ　など

・基準範囲から外れていた場合は・

- 基準値より高い場合，黄疸が生じます。
- 総ビリルビン値とともに肝細胞障害マーカーであるAST・ALT，および胆道系酵素であるALP・γ-GTPなどの検査値に異常高値がある場合は，肝疾患や胆道系疾患が疑われるため，医療機関を受診しましょう。
- 日常生活では，「異常があると出やすい症状」の発現に注意し，これらの症状が現れた場合には医師，薬剤師に相談しましょう。

付録② 検査値説明シート

アルカリホスファターゼ (ALP)

基準範囲：106～322U/L

・アルカリホスファターゼの検査の目的・

肝疾患および胆汁うっ滞（胆汁の分泌が低下した状態）などの胆道系疾患の有無や程度を確認するために行われます。また，骨代謝の状態を判断するために行われます。

・アルカリホスファターゼの働き・

アルカリホスファターゼ（ALP）は，アルカリ性の環境下でリン酸化合物を加水分解する働きを持つ酵素です。肝臓，骨，小腸，胎盤に多く存在しており，何らかの原因でこれら組織が障害を受けると，血液中に漏れ出してくるためにALP値が高値になります。

ALPは胆汁うっ滞を来す疾患や骨形成疾患により肝臓や骨でのALPの合成が亢進して上昇します。また，妊娠により胎盤由来のALPが産生されて上昇します。

・アルカリホスファターゼ値に異常があると出やすい症状・

【ALPの上昇】
- だるさ
- 疲れやすい
- 食欲低下　など

・基準範囲から外れていた場合は・

- 基準値より高い場合には，肝疾患（急性・慢性肝炎，肝硬変，肝がんなど）や胆道疾患（閉塞性黄疸，胆石症，胆道がんなど），さらに骨疾患（骨腫瘍，くる病，骨軟化症など），潰瘍性大腸炎，甲状腺機能亢進症などが疑われます。また，基準値よりも低い場合には亜鉛欠乏，マグネシウム欠乏，甲状腺機能低下症などが疑われます。
- 血液型がB型またはO型の人は小腸由来のALPにより，高脂肪食の摂取でALP値が上昇することがあります。
- ALP値が上昇している場合には，どの臓器に原因があるかを確認するために，詳しい検査などが必要になることもあります。
- 日常生活では，「異常があると出やすい症状」の発現に注意し，これらの症状が現れた場合には医師，薬剤師に相談しましょう。

γ-グルタミルトランスペプチダーゼ（γ-GTP）

基準範囲：男性 13〜64U/L，女性 9〜32U/L

・γ-グルタミルトランスペプチダーゼの検査の目的・

肝疾患および胆汁うっ滞（胆汁の分泌が低下した状態）などの胆道系疾患の有無や程度を確認するために行われます。また，飲酒状況の確認のために行われます。γ-グルタミルトランスフェラーゼ（γ-GT）とも呼ばれます。

・γ-グルタミルトランスペプチダーゼの働き・

γ-GTPは，アミノ酸の代謝に関与している酵素です。腎臓に最も多く存在していますが，ほかに肝臓，膵臓，脾臓，小腸などにも多く存在しています。腎臓由来のγ-GTPは，尿中に排泄されるため，腎臓が障害を受けても血液中のγ-GTPは上昇しません。このため，血液中のγ-GTPは肝臓や胆管由来のものが主であり，何らかの原因でこれら組織が障害を受けると，血液中に漏れ出してくるためにγ-GTP値が高値になります。

γ-GTPは，肝臓では薬物代謝（解毒作用）に関与している酵素です。胆汁うっ滞性疾患，アルコール性肝障害および薬剤性肝障害などにより上昇します。

・γ-グルタミルトランスペプチダーゼ値に異常があると出やすい症状・

【γ-GTPの上昇】
- だるさ
- 疲れやすい
- 食欲低下　など

・基準範囲から外れていた場合は・

- 飲酒の影響により異常値を示すことがあります。ほかの肝機能検査値で異常がなく，γ-GTP値のみが高い場合は，アルコールが原因であると考えられます。また，飲酒歴がなくても肥満による脂肪肝により軽度上昇がみられることがあります。
- 服用薬剤の影響により異常値を示すことがあります。医師，薬剤師に相談しましょう。
- 基準値より高い場合，肝疾患（急性・慢性肝炎，アルコール性肝障害，肝硬変，肝がん）や胆道系疾患などが疑われます。
- 以前の検査値と比べて大きく変動した場合は，詳しい検査などが必要になることもあります。
- 日常生活では，「異常があると出やすい症状」の発現に注意し，これらの症状が現れた場合には医師，薬剤師に相談しましょう。

付録②　検査値説明シート

血清クレアチニン (Cr)

基準範囲:男性0.65〜1.07mg/dL,女性0.46〜0.79mg/dL

・血清クレアチニンの検査の目的・

腎臓の機能を評価するために行われます。

・クレアチニンの働き・

クレアニチンは,主に筋肉に存在し,筋肉が収縮するときに必要なエネルギー源であるクレアチンの最終代謝産物(タンパクの老廃物)です。その大部分が腎臓から体外に排泄されます。クレアチニンが血液中に多くなるということは,腎臓に障害があることを意味します。

血清クレアチニン値は,腎機能が低下すると上昇します。また,クレアチニン産生量は筋肉量に比例して変動するため,筋疾患などでは筋肉量の指標としても使われます。

・血清クレアチニン値に異常があると出やすい症状・

【Crの上昇】
- 尿量が少なくなる　●むくみ　●だるさ　など

・基準範囲から外れていた場合は・

- 基準値より高い場合,腎機能低下が疑われます。また,基準値よりも低い場合は筋疾患が疑われます。
- 脱水や服用薬剤の影響などにより高値を示すことがあります。
- 筋肉量が減少している場合には,腎機能の低下があっても基準値を示すことがあります。
- 以前の検査値と比べて大きく変動した場合は,詳しい検査などが必要になることもあります。
- 日常生活では,「異常があると出やすい症状」の発現に注意し,これらの症状が現れた場合には医師,薬剤師に相談しましょう。

推定糸球体濾過量（eGFR）

基準範囲：90～110mL/分/1.73m²

・推定糸球体濾過量の検査の目的・

腎臓の機能を評価するために行われます。

・推定糸球体濾過量とは・

糸球体濾過量とは1分間に血液が腎臓の糸球体から濾過される量をいいます。推定糸球体濾過量（eGFR）は，血清クレアチニン値（Cr），年齢および性別から推算式により算出された糸球体濾過量のことです。腎臓の障害の程度がわかるため，慢性腎不全の重症度分類に用いられます。eGFRが低値の場合，腎機能が低下していると考えられます。

・推定糸球体濾過量に異常があると出やすい症状・

【eGFRの低下】
- 尿量が少なくなる　●むくみ　●だるさ　など

・基準範囲から外れていた場合は・

- 基準値より低い場合，腎機能が低下しています。
- eGFRは加齢によっても低下します
- 以前の検査値と比べて大きく変動した場合は，詳しい検査などが必要になることもあります。
- 日常生活では，「異常があると出やすい症状」の発現に注意し，これらの症状が現れた場合には医師，薬剤師に相談しましょう。

付録② 検査値説明シート

シスタチンC (Cys-C)

基準範囲：0.5〜0.9mg/L

・シスタチンCの検査の目的・

腎臓の機能を評価するために行われます。

・シスタチンCの働き・

シスタチンC (Cys-C) は，全身の有核細胞で作られる血清タンパク質であり，酵素による細胞質や組織の障害を抑え，細菌・ウイルスの増殖を抑制する働きを持っています。その大部分が腎臓から排泄されます。このため腎機能が低下すると，血液中のシスタチンCの濃度が上昇します。

シスタチンCは，クレアチニン (Cr) と比べて年齢，性別，筋肉量に影響されにくいため，軽度腎機能低下の評価に有用とされています。腎機能低下および甲状腺機能亢進症により高値を，甲状腺機能低下症により低値を示します。

・シスタチンC値に異常があると出やすい症状・

【Cys-Cの上昇】
- 尿量が少なくなる ● むくみ ● だるさ など

・基準範囲から外れていた場合は・

- 基準値より高い場合，腎機能低下が疑われます。
- 以前の検査値と比べて大きく変動した場合は，詳しい検査などが必要になることもあります。
- 日常生活では，「異常があると出やすい症状」の発現に注意し，これらの症状が現れた場合には医師，薬剤師に相談しましょう。

尿素窒素（BUN）

基準範囲：8〜20mg/dL

・尿素窒素の検査の目的・

腎臓の機能および肝臓の機能を評価するために行われます。

・尿素窒素の働き・

尿素窒素（BUN）は，体内のタンパク質が代謝されてできた尿素の窒素成分です。タンパク質の分解により生じたアンモニアが肝臓で代謝されて尿素窒素が生成し，最終的には腎臓から排泄されます。腎臓でのBUN排泄が低下すると，血液中のBUNが上昇します。また，肝臓でのBUN産生能が低下すると血液中のBUNは低下します。

・尿素窒素値に異常があると出やすい症状・

【BUNの上昇】
- 尿量が少なくなる
- むくみ
- だるさ　など

【BUNの低下】
- だるさ
- 疲れやすい
- 食欲低下　など

・基準範囲から外れていた場合は・

- 基準値より高い場合，腎機能低下が疑われます。また，基準値よりも低い場合は肝機能低下が疑われます。
- 脱水，高タンパク質食の摂取，消化管出血などにより高値を示すことがあります。一方，タンパク質摂取不足などにより低値を示すことがあります。
- 以前の検査値と比べて大きく変動した場合は，詳しい検査などが必要になることもあります。
- 日常生活では，「異常があると出やすい症状」の発現に注意し，これらの症状が現れた場合には医師，薬剤師に相談しましょう。

付録②　検査値説明シート

クレアチンキナーゼ（CK）

基準範囲：男性59〜248U/L，女性41〜153U/L

・クレアチンキナーゼの検査の目的・

骨格筋および心筋障害の有無や程度を確認するために行われます。クレアチンフォスフォキナーゼ（CPK）とも呼ばれます。

・クレアチンキナーゼの働き・

クレアチンキナーゼ（CK）は，主に筋肉に存在し，筋肉収縮の際のエネルギーを産生に関与している酵素です。CKは骨格筋，平滑筋，心筋および脳に多く存在しています。これらの筋肉の細胞に異常があると，CKが血液中に漏れ出して高値を示します。

CKは，その存在している臓器の違いによりCK-MM，CK-BB，CK-MBに分類することができます。CK-MMは骨格筋に，CK-BBは脳に，CK-MBは心筋に多く存在していることがわかっているため，それぞれを測定することでどの臓器由来のCKであるかを特定することができます。なお，健康な人の血液中CKのほとんどはCK-MMです。

・クレアチンキナーゼ値に異常があると出やすい症状・

【CKの上昇】
- 筋肉痛　　● 手足のしびれや力の入りにくさ　　● だるさ　　など

・基準範囲から外れていた場合は・

- 基準値より高い場合，心筋疾患（急性心筋梗塞，狭心症，心筋炎など），骨格筋疾患（進行性筋ジストロフィー，多発性筋炎，皮膚筋炎，横紋筋融解症など），甲状腺機能低下症などが疑われます。基準値よりも低い場合は，甲状腺機能亢進症などが疑われます。
- 運動によりCK値が上昇することがあります。軽い運動でも値が数倍に増加し，数日間その影響が残ることがあります。また，筋肉注射により高値を示すことがあります。
- CK値が1,000U/L程度でほかに症状がなければ，すぐに治療が必要な疾患であることはまれです。
- HMG-CoA還元酵素阻害薬などの薬剤の服用により高値を示すことがあります。医師，薬剤師に相談しましょう。
- 日常生活では，「異常があると出やすい症状」の発現に注意し，これらの症状が現れた場合には医師，薬剤師に相談しましょう。

C反応性タンパク（CRP）

基準範囲：0.0〜0.14mg/dL

・C反応性タンパクの検査の目的・

感染症や炎症の有無を確認するために行われます。

・C反応性タンパクの働き・

C反応性タンパク（CRP）は，細菌感染や外傷，組織傷害などによって白血球がその部分を認識して速やかに攻撃することで炎症反応が起こり，このときに肝細胞で作られるタンパク質です。

炎症があると血液中のCRPが上昇しますが，炎症が起こっている場所を特定することはできません。CRPは，一般的に炎症が起こった24時間以内に急増し，2〜3日後にピークとなり回復すると減少します。

・C反応性タンパク値に異常があると出やすい症状・

【CRPの上昇】
- 発熱
- 痛み　など

・基準範囲から外れていた場合は・

- 体のどこかの臓器，部位に炎症が起こっています。
- CRPだけで疾患を特定したり病態を判断したりすることはできません。
- 感染症，膠原病，関節リウマチ，リウマチ熱，心筋梗塞，動脈硬化，悪性腫瘍，熱傷，外傷などがあると上昇します。

付録②　検査値説明シート

カリウム (K)

基準範囲：3.6～4.8mmol/L

・カリウムの検査の目的・

電解質のバランスを確認し，筋肉，心臓，神経などの機能異常を推察するために行われます。

・カリウムの働き・

カリウム (K) は，生体内総量の98％が細胞内に，2％が血清中などの細胞外に存在する電解質（陽イオン）です。細胞内外に一定の濃度が保たれており，細胞内の浸透圧を維持したりや細胞の活性を維持することに働いています。細胞外に存在するKを示している血清K濃度は，その濃度が変化すると心臓，筋肉および神経の働きに大きな影響を与えます。また，細胞内のKは，多くの酵素作用に関与しておりタンパク質合成やグリコーゲン合成などに重要な役割を果たしています。

血清K値は，Kの摂取，細胞内外の分布および腎臓からの排泄などの調節により変動します。Kの摂取量低下，細胞外から細胞内への移行増大，消化管などからのK喪失増大および腎臓からの排泄増加により低下します。一方，Kの投与，細胞内から細胞外への移行増大および腎臓からの排泄低下などにより血清K値は上昇します。

・カリウム値に異常があると出やすい症状・

【Kの上昇】
- 吐き気・嘔吐　● 全身のしびれ・脱力　● 脈が飛ぶ　など

【Kの低下】
- 手足のだるさ　● こわばり　● 筋肉痛　など

・基準範囲から外れていた場合は・

- Kが基準値よりも低値の場合は低K血症，高値の場合は高K血症です。
- ループ利尿薬，副腎皮質ステロイド，甘草を含む漢方薬などの薬剤の服用によって低K血症となることがあります。
- ACE阻害薬，ARB，スピロノラクトン，ジギタリス製剤，β遮断薬などの薬剤の服用によって高K血症となることがあります。
- 日常生活では，「異常があると出やすい症状」の発現に注意し，これらの症状が現れた場合には医師，薬剤師に相談しましょう。

ナトリウム (Na)

基準範囲：138〜145mmol/L

・ナトリウムの検査の目的・

電解質のバランスや血漿浸透圧を確認するために行われます。

・ナトリウムの働き・

ナトリウム (Na) は，生体内総量のほとんどが血清中などの細胞外液に存在する電解質（陽イオン）であり，血清の浸透圧維持に働いています。

体内のNa量は，摂取量と腎臓からの排泄量より厳重にコントロールされています。血清Na濃度異常は，Naの過剰や欠乏ではなく，水とNaの相対的な異常を示しています。水分過剰摂取，水分排泄低下，Na摂取不足，Na排泄増加などにより血清Na値は低下します。また，水分摂取不足，水分排泄増加，Na過剰摂取，Na排泄低下などにより血清Na値は上昇します。

・ナトリウム値に異常があると出やすい症状・

【Naの上昇】
- のどの渇き
- けいれん
- 眠くなる　など

【Naの低下】
- 吐き気
- 食欲低下
- うとうとする　など

・基準範囲から外れていた場合は・

- Naが135mEq/L未満の場合は低Na血症，145mEq/L以上の場合は高Na血症です。
- Naが基準範囲を下回っていても，130mEq/L程度までの軽度の低Na血症で無症状であれば，多くの場合治療の対象にはなりません。
- 利尿薬などの薬剤の服用によって低Na血症となることがあります。
- 日常生活では，「異常があると出やすい症状」の発現に注意し，これらの症状が現れた場合には医師，薬剤師に相談しましょう。

付録② 検査値説明シート

カルシウム (Ca)

基準範囲：8.8〜10.1mg/dL

・カルシウムの検査の目的・

電解質バランスの確認のために行われます。副甲状腺ホルモンなどのCa調節ホルモンの異常や骨疾患などの有無を確認するために行われます。

・カルシウムの働き・

カルシウム (Ca) は，生体内総量のおよそ99%が骨と歯に存在する電解質（陽イオン）であり，骨格を維持したり生体のCa貯蔵庫として働いています。残りのCaは筋肉，神経および血漿などに存在しており，筋肉の収縮，意識の維持，さまざまなホルモンの分泌，細胞の情報伝達，血液凝固などで重要な役割をはたしています。

血清Ca値は，主に小腸，腎，骨および副甲状腺によって調節されています。Caを調節する働きを持つ副甲状腺ホルモンやビタミンDなどの異常やそのほかの原因により，血清中のCa濃度が変動します。

・カルシウム値に異常があると出やすい症状・

【Caの上昇】
- 吐き気・嘔吐
- のどの渇き
- 尿量の増加　など

【Caの低下】
- 手足のしびれ
- 筋力低下　など

・基準範囲から外れていた場合は・

- Caが基準値よりも低値の場合は低Ca血症，高値の場合は高Ca血症です。
- 慢性腎不全，副甲状腺機能低下症，マグネシウム不足，ループ利尿薬，副腎皮質ステロイド，ビスホスホネート製剤などの薬剤の服用によって低Ca血症となることがあります。
- 副甲状腺機能亢進症，甲状腺機能亢進症，悪性腫瘍，カルシウム製剤やビタミンDなどの薬剤の服用によって高Ca血症となることがあります。
- 日常生活では，「異常があると出やすい症状」の発現に注意し，これらの症状が現れた場合には医師，薬剤師に相談しましょう。

リン（P）

基準範囲：2.7 〜 4.6mg/dL

・リンの検査の目的・

電解質バランスの確認のために行われます。骨疾患などの有無や副甲状腺ホルモンなどの各種ホルモンの分泌異常を確認するために行われます。

・リンの働き・

リン（P）は，生体内総量のおよそ80％が骨に存在する電解質（陰イオン）であり，カルシウムとともに骨の重要な構成成分です。また，骨以外にも筋肉や細胞外液などに存在しており，細胞膜や核酸の構成成分，ATPなどエネルギー源としてエネルギー代謝に関与しているなど重要な役割をはたしています。

血清P値は，腎臓からの排泄，細胞内外での分布，小腸での吸収の3要因によって変動します。また，血清カルシウムとの相関で変動します。

・リン値に異常があると出やすい症状・

【Pの低下】
- 食欲低下 ● 筋力低下　など

・基準範囲から外れていた場合は・

- Pが基準値よりも低値の場合は低P血症，高値の場合は高P血症です。
- 副甲状腺機能亢進症，骨軟化症，制酸薬（水酸化アルミニウム）などの薬剤の服用によって低P血症となることがあります。
- 慢性腎不全，副甲状腺機能低下症，ビタミンDなどの薬剤の服用によって高P血症となることがあります。
- 午前中より徐々に上昇し午後に高値となる日内変動や，食事による影響（食後に低下）があります。
- 小児は成人に比べて高値を示し，女性では閉経後にやや上昇する傾向があります。
- P値の異常は症状に現れにくいため，日常生活では，「異常があると出やすい症状」の発現に注意し，これらの症状が現れた場合には医師，薬剤師に相談しましょう。

付録②　検査値説明シート

マグネシウム (Mg)

基準範囲：1.8～2.7mg/dL

・マグネシウムの検査の目的・

電解質バランスの確認のために行われます。

・マグネシウムの働き・

マグネシウム (Mg) は，細胞内に多く存在する電解質（陽イオン）です。50～60%が骨に，約25%が筋肉に，残りは他の軟部組織に存在します。血清中には総量の1%弱が存在します。Mgは，RNAやDNAの合成反応，神経・筋における情報伝達などで重要な役割をはたしています。

血清Mg値は，主に腎臓によって調節されています。摂取量や腎機能の状態により血清中のMg濃度が変動します。

・マグネシウム値に異常があると出やすい症状・

【Mgの上昇】
- 吐き気・嘔吐
- のどの渇き
- だるさ　など

【Mgの低下】
- けいれん
- 脈が飛ぶ　など

・基準範囲から外れていた場合は・

- Mgが基準値よりも低値の場合は低Mg血症，高値の場合は高Mg血症です。
- 食事からの摂取量低下，吸収不全，アルコール中毒，利尿薬の漫然投与など薬剤の服用によって低Mg血症となることがあります。
- 腎機能低下，制酸薬および下剤としてのマグネシウム製剤やスピロノラクトンなどの薬剤の服用によって高Mg血症となることがあります。
- 日常生活では，「異常があると出やすい症状」の発現に注意し，これらの症状が現れた場合には医師，薬剤師に相談しましょう。

グリコヘモグロビン (HbA1c)

基準範囲：4.9〜6.0%

・グリコヘモグロビンの検査の目的・

長期的な血糖コントロールの状態を評価するために行われます。

・グリコヘモグロビンの働き・

グリコヘモグロビン (HbA1c) は，赤血球中のヘモグロビン (Hb) が血液中のグルコースと結合したものを言います。

HbA1c値は，Hbのグルコースが結合しているものの割合 (%) を表しています。血液中のグルコース濃度が高いほど，すなわち血糖コントロールが不良であるほど高値を示します。赤血球の寿命が約120日であることから，測定前1〜2カ月の血糖の平均を反映しています。

・グリコヘモグロビン値に異常があると出やすい症状・

特に自覚症状はありません。

HbA1cが高値の場合は，同様に血糖値 (GLU) も高値である場合があります。GLU値が高いと次のような症状が出ることがあります。

- のどの渇き
- 多飲・多尿
- 体重減少　など

・基準範囲から外れていた場合は・

- 高値である場合，最近1〜2カ月の血糖が高いと考えられます。採血直前に食事制限をしてもすぐに値は改善しません。
- 基準値よりも低い場合，貧血など赤血球の寿命が短くなる病気である疑いがあります。
- 日常生活では，血糖値の推移にも注意しましょう。また，「異常があると出やすい症状」の発現に注意し，これらの症状が現れた場合には医師，薬剤師に相談しましょう。

付録② 検査値説明シート

血糖（GLU）

基準範囲：73〜109mg/dL

・血糖の検査の目的・

糖尿病など糖代謝異常を来す疾患の有無の確認やそのコントロールの状態を評価するために行われます。

・血糖の働き・

血糖（GLU）は，血液中に存在するグルコース（ブドウ糖）のことです。グルコースは生体内のエネルギー源として重要な物質です。

血中グルコース濃度（血糖値）は，食事後の吸収量，肝臓での合成，脳や骨格筋などの臓器での利用，さまざまなホルモンによる調整などにより一定に保たれています。糖代謝に関与しているホルモンにはインスリン，グルカゴン，副腎皮質ホルモンなどがあります。これらのホルモンが異常をきたすと糖代謝異常を起こし，血液中のグルコース濃度が変動します。特に，インスリンは血液中のグルコースをエネルギーに変え，肝臓や筋肉の細胞に糖分を送る働きをしています。このインスリンが不足すると，血液のなかのグルコースが使われないまま血液中にあふれ，高血糖の状態になり，尿に糖があふれてきます。一方，肝臓の異常，グルコースを利用する臓器の異常，腸管からのグルコース吸収の異常などがあっても血液中のグルコース濃度が変動します。

・血糖値に異常があると出やすい症状・

【GLUの低下】
- 冷や汗が出る ● 動悸 ● 急激な強い空腹感 ● 手足のふるえ　など

【GLUの上昇】 軽度であれば無症状なことがあります。
- のどの渇き ● 多飲・多尿 ● 体重減少　など

・基準範囲から外れていた場合は・

- 血糖値は食事の影響を受けるため，採血した時間を確認しましょう。一般的に血糖値は，空腹時血糖（10時間以上の絶食後の血液で測定したときの血糖値）をいいます。健康な人であれば，食後2時間以内は高血糖を示しますが，それ以降は基準範囲内の値を示します。
- 血糖値が基準値より高い場合，糖尿病，慢性膵炎，甲状腺機能亢進症，クッシング症候群などが疑われます。また，低い場合，インスリノーマ，肝硬変，下垂体機能低下症，アジソン病などが疑われます。
- 利尿薬，抗精神病薬，副腎皮質ステロイドなどの服用により血糖値が上昇する可能性があります。医師，薬剤師に相談しましょう。
- 以前の検査値と比べて大きく変動した場合は，詳しい検査などが必要になることもあります。
- 日常生活では，「異常があると出やすい症状」の発現に注意し，これらの症状が現れた場合には医師，薬剤師に相談しましょう。

総コレステロール（TC）

基準範囲：142～248mg/dL

・コレステロールの検査の目的・

脂質代謝異常，虚血性心疾患，動脈硬化性疾患などの有無の確認およびそのコントロールの状態を評価するために行われます。

・コレステロールの働き・

コレステロールは，血液中に存在する脂質のひとつです。脂質は水には溶けないため，血液中ではリポタンパクと呼ばれる複合体を形成していますが，そこに含まれるすべてのコレステロールを総コレステロール（TC）といいます。

コレステロールは主に肝臓でつくられており，生体内では細胞膜の構成成分，副腎皮質ホルモンなどさまざまなホルモンや胆汁酸の原料にもなります。コレステロールの過剰摂取，過剰産生および胆汁への排泄量低下などによりTCは上昇します。また，肝機能低下などによりコレステロール産生能が低下するとTCは低下します。

・総コレステロール値に異常があると出やすい症状・

特に自覚症状はありません。

・基準範囲から外れていた場合は・

- 閉経女性では高値を示すことがあります。
- 基準値より高い場合，脂質異常症や動脈硬化，胆石などが起こりやすくなります。また，甲状腺機能低下症，閉塞性黄疸および妊娠などにより高値を示すことがあります。
- 基準値より低い場合，貧血や脳出血が起こりやすくなります。また，甲状腺機能亢進症，肝硬変，低栄養，アジソン病などにより低値を示すことがあります。
- 特に基準値よりも高値の場合，すぐに命に関わる病気にはなりませんが，そのまま放置しておくと将来，動脈硬化や狭心症など大変な病気を引き起こす可能性が高くなります。異常値が出た場合には，日常生活の見直しや適切な治療が必要になるため，医師や薬剤師に相談しましょう。

LDL-コレステロール (LDL-C)

基準範囲：65〜163mg/dL

・LDL-コレステロールの検査の目的・

脂質代謝異常，虚血性心疾患，動脈硬化性疾患などの有無の確認およびそのコントロールの状態を評価するために行われます。

・LDL-コレステロールの働き・

LDL-コレステロール (LDL-C) は，総コレステロールのうち，低比重リポタンパク (LDL) という分画に含まれているコレステロールのことをいい，コレステロールを末梢細胞に運ぶ役割をしています。一般的に悪玉コレステロールと呼ばれており，動脈硬化性疾患の危険因子です。血液中のLDL-C濃度が高くなった状態が続くと，血管内に動脈硬化プラークができてしまい，虚血性心疾患などの病気を引き起こすことがあります。

・LDL-コレステロール値に異常があると出やすい症状・

特に自覚症状はありません。

・基準範囲から外れていた場合は・

- 肥満のある人や閉経後女性では高値を示すことがあります。
- 基準値より高い場合，甲状腺機能低下症，閉塞性黄疸および糖尿病などが疑われます。
- 基準値より低い場合，甲状腺機能亢進症，肝硬変などが疑われます。
- 基準値よりも高値であっても，すぐに命に関わる病気にはなりませんが，そのまま放置しておくと将来，動脈硬化や狭心症など大変な病気を引き起こす可能性が高くなります。異常値が出た場合には，日常生活の見直しや適切な治療が必要になるため，医師や薬剤師に相談しましょう。

尿酸（UA）

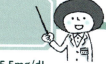

基準範囲：男性 3.7〜7.8mg/dL，女性 2.6〜5.5mg/dL

・尿酸の検査の目的・

痛風などの疾患の有無の確認およびそのコントロールの状態を評価するために行われます。

・尿酸の働き・

尿酸（UA）は，DNAなどの核酸に含まれるプリン体が肝臓で代謝されてできたものです。主に腎臓から排泄されて血液中で一定の濃度を保っています。

プリン体を含む食べ物を摂りすぎたり，体内で作られる尿酸の量が増加したり，腎臓からの排泄量が減少すると血液中の尿酸の量が増加します。尿酸が増えすぎた状態が続くと，結晶化した尿酸が関節や腎臓などに溜まり，痛風や関節炎などの疾患を引き起こすことがあります。

・尿酸値に異常があると出やすい症状・

尿酸値に異常があっても，特に自覚症状はありませんが，尿酸値が高値になり痛風を発症すると次のような症状が出ることがあります。
- 足の親指の付け根の激烈な痛みや腫れ　など

・基準範囲から外れていた場合は・

- 日内変動があり，明け方に高く夕方に低くなる傾向があります。
- 激しい運動後の脱水や飲酒などにより高値を示すことがあります。
- 基準値より高い場合，痛風，腎不全および白血病などが疑われます。また，利尿薬などの薬剤の服用により尿酸値が上昇することがあります。
- 基準値より低い場合，肝硬変などが疑われます。
- 日常生活では，「異常があると出やすい症状」の発現に注意し，これらの症状が現れた場合には医師，薬剤師に相談しましょう。

付録②　検査値説明シート

索 引

英数字

1.5アンヒドログルシトール
(1.5AG) ················ 43
AFP ·························· 53
BD療法 ····················242
CA19-9 ···················· 54
CA125 ···················· 56
CEA ·························· 53
Child-Pugh分類 ········· 23
CKDに伴う骨・ミネラル代
謝異常(CKD-MBD) ···288

Cockcroft&Gaultの式
·····················27, 211
C反応性タンパク(CRP)
·······················33, 74
D-ダイマー ················ 17
DPP-4阻害薬 ···········226
HMG-CoA還元酵素阻害薬
·························257
Jaffe法 ·················25, 70
Payneの式 ···············287

PK-PD理論 ···············208
PSA ························ 55
RANKL阻害薬 ··········282
S-1 ·················85, 157
Schwartzの式 ············ 70
time in therapeutic range
(TTR) ··············· 18
XELOX療法 ············· 92
γ グルタミルトランスペプチ
ダーゼ(γ-GTP) ·····21, 68

和 文

あ

アカルボース ·············327
アキシチニブ ·············251
悪性症候群 ···············100
　(オランザピン) ········314
アザチオプリン ···········218
アスパラギン酸アミノトラン
スフェラーゼ(AST) ····19, 67
アスピリン ···············119
アセトアミノフェン ·····222
アトルバスタチン ····225, 257
アピキサバン ·············163
アビラテロン ·············301
アミオダロン ·············153
アムロジピン ·······171, 307
アラニンアミノトランス
フェラーゼ(ALT) ····20, 67

アルカリフォスファターゼ
(ALP) ···············21, 67
アルファカルシドール ···307
アロプリノール ··········217
アンジオテンシンⅡ受容体
拮抗薬(ARB) ··········338

い

イマチニブ ···············193
医療費助成 ···············109
インスリンデグルデク
·························328

え

エカード® ···············337
エゼチミブ ···············259
エタネルセプト ··········142

エナラプリル ·······149, 273
エプレレノン ·············276
エボカルセト ·············306
エンテカビル ·············195

お

黄疸 ························ 20
横紋筋融解症 ········31, 259
　(オランザピン) ········314
　(ロスバスタチン) ·····340
オキサリプラチン ····92, 95
オメプラゾール ··········· 99
オランザピン ·············313
オルメサルタン ··········321

か

顎骨壊死 ···············234

カペシタビン ……… 91, 245
カリウム（K）……… 36, 75
顆粒球減少症 …………… 13
カルシウム（Ca）
　　………………39, 75, 288
カルベジロール ………263
肝機能障害（または肝障害）
　　…………………………22
　（DPP-4阻害薬）……226
　（アカルボース）……327
　（アムロジピン）……166
　（アセトアミノフェン）…189
　（アトルバスタチン）…257
　（アミオダロン）……154
　（アムロジピン）……315
　（イマチニブ）………195
　（エゼチミブ）………259
　（エプレレノン）……276
　（オメプラゾール）…100
　（オランザピン）……314
　（カルベジロール）…263
　（カンデサルタン）…298
　（グリメピリド）……320
　（シクロスポリン）…297
　（脂質異常症治療薬）…170
　（シベンゾリン）……327
　（セレコキシブ）……280
　（パゾパニブ）………201
　（バルプロ酸ナトリウム）
　　…………………………182
　（ビソプロロール）…268
　（ビルダグリプチン）…320

（フィブラート系薬剤）
　　…………………………169
　（フェニトイン）……184
　（ベンズブロマロン）…175
　（メトトレキサート）
　　…………………………140
　（レゴラフェニブ）…188
　（レトロゾール）……279
　（ロサルタン）………177
　（ロンサーフ®）……113
　（ワルファリン）……147
　アルコール性 —— …… 20
　—— の重症度 ………… 22
　—— の評価 …………191
　薬物性 —— ……24, 68
肝炎
　B型 —— ……………196
　C型 —— ……………105
　急性 —— ……………… 68
感染症
　（エタネルセプト）……142
甘草 ……………………265
カンデサルタン ………298
漢方薬 ……………………22

き

偽アルドステロン症 …… 37
基準範囲 ………………… 2
急性心筋梗塞 …………… 32
急性腎障害（AKI）……… 71
急性膵炎 ………………… 34
共用基準範囲 …………… 3

筋障害
　（脂質異常症治療薬）
　　…………………………171
　（フィブラート系薬剤）
　　…………………………170

く

クエン酸カリウム＋クエン
酸ナトリウム …………178
グリコアルブミン ……… 46
グリコヘモグロビン（HbA1c）
　　………………………43, 79
グリメピリド …………319
クレアチニン（Cr）…25, 70
クレアチニンクリアランス
（Ccr）…………………… 27
クレアチンキナーゼ（CK）
　　………………30, 73, 265
　（オランザピン）……314

け

血算の重症度 …………… 14
血小板数（PLT）……12, 64
血小板減少症 …………… 14
血中濃度
　（イマチニブ）………197
　（抗てんかん薬）……183
　（バルプロ酸ナトリウム）
　　…………………………182
　（フェニトイン）……183
血糖コントロール（または
血糖管理）………45, 313
　高齢者の —— ………311

391

血糖値（GLU）………43, 79

減量

　（DPP-4阻害薬）……226

　（H₂受容体拮抗薬）…212

　（NOAC）………164, 269

　（S-1）………………86

　（アキシチニブ）……252

　（アロプリノール）…217

　（イマチニブ）………195

　（エナラプリル）……149

　（エンテカビル）……195

　（オルメサルタン）…321

　（カペシタビン）…93, 246

　（グリメピリド）……320

　（骨粗鬆症治療薬）…234

　（シタグリプチン）…225

　（ニロチニブ）………118

　（バクタ®）…………241

　（バラシクロビル）…222

　（ビソプロロール）…267

　（ビルダグリプチン）

　　………………………320

　（ファモチジン）……212

　（プレガバリン）……239

　（ボルテゾミブ）……242

　（リシノプリル）……165

　（リバーロキサバン）

　　………………………268

　（リバビリン）………106

　（レゴラフェニブ）…188

　（レボセチリジン）…230

　（レボフロキサシン）…207

　（ロスバスタチン）…340

　（ロンサーフ®）……112

こ

降圧薬………………339

高カリウム（K）血症…36, 75

　（エナラプリル）……273

　（エプレレノン）……276

　（オルメサルタン）…322

　（カンデサルタン）…298

　（クエン酸カリウム＋ク

　エン酸ナトリウム）…178

　（シクロスポリン）…295

　（スピロノラクトン）…297

　（バクタ®）…………241

　（リシノプリル）……166

　（ロサルタン）………177

　── の Grade 分類 …37

高カルシウム（Ca）血症

　………………………40, 77

抗菌薬………………208

高血圧………………338

　（アキシチニブ）……254

　（芍薬甘草湯）………264

　（ソラフェニブ）……344

　（レゴラフェニブ）…189

高血糖………………44

甲状腺刺激ホルモン（TSH）

　………………………49

好中球数（Neut）…11, 64

好中球減少症…………13

高ナトリウム（Na）血症

　………………………39, 76

高尿酸血症………59, 338

高マグネシウム（Mg）血症

　………………………41

　（酸化マグネシウム）

　………………………270

抗利尿ホルモン不適合分泌

症候群（SIADH）………273

高リン（P）血症………78

　── 治療薬…………291

骨髄抑制

　（S-1）………………86

　（カペシタビン）……93

　（テモゾロミド）……125

　（ニロチニブ）………117

　（メトトレキサート）

　　………………………139

　（ロンサーフ®）……112

骨・ミネラル代謝異常

（CKD-MBD）…………306

コレステロール………57

　HDL-──（HDL-C）

　………………………59, 81

　LDL-──（LDL-C）

　………………………58, 81

　総──（TC）…58, 81

さ

酸化マグネシウム……268

し

糸球体濾過量（GFR）…26

　推定──（eGFR）

　………………………26, 70

シクロスポリン………295

脂質異常症治療薬……258

シスタチンC（Cys-C）
　　　　　　　　　　27, 70
シタグリプチン…………225
自動車運転………222, 240
シベンゾリン……………326
芍薬甘草湯………………263
小児慢性腎不全…………72
腎機能障害（または腎障害，
腎機能低下）
　（アピキサバン）……163
　（アセトアミノフェン）
　　　　　　　　　　……222
　（アトルバスタチン）
　　　　　　　　　　……225
　（アロプリノール）…217
　（エナラプリル）……149
　（オルメサルタン）…321
　（クエン酸カリウム＋ク
　エン酸ナトリウム）…178
　（グリメピリド）……320
　（シクロスポリン）…297
　（シタグリプチン）…225
　（シベンゾリン）……326
　（セレコキシブ）……280
　（ソホスブビル）……108
　（デノスマブ）………283
　（デノタス®）………281
　（バクタ®）…………241
　（バラシクロビル）…221
　（ビソプロロール）…267
　（ビルダグリプチン）・312
　（ファモチジン）……212
　（プレガバリン）……239

　（ベンズブロマロン）…176
　（メトトレキサート）…140
　（リシノプリル）……165
　（リセドロン酸）……234
　（リバビリン）………106
　（リバーロキサバン）…268
　（レトロゾール）……280
　（レボセチリジン）…229
　（レボフロキサシン）…207
　（ロサルタン）………177
　（ロスバスタチン）…340
　（ワルファリン）……147
　（SGLT2阻害薬）……134
新規経口抗凝固薬（NOAC）
　　　　　　　　　　……164
診断閾値…………………4

す

推定糸球体濾過量（eGFR）
　　　　　　　　　　26, 70
ステロイド………230, 233
　　——性骨粗鬆症……236
　　——糖尿病…………230
スピロノラクトン………297

せ

制吐療法…………………97
赤血球数（RBC）……11, 64
セベラマー塩酸塩………290
セレコキシブ……………280
全身性エリテマトーデス
（SLE）……………………233

そ

総ビリルビン（T-Bil）
　　　　　　　　　　20, 67
ソホスブビル……………107
ソラフェニブ……………343

た

体表面積
　（S-1）…………85, 157
　（カペシタビン）
　　　　　　　　　　92, 246
　（ロンサーフ®）………111
脱水
　（SGLT2阻害薬）……132
多発性骨髄腫……………239
胆道閉鎖症………………68
タンパク…………………59
　総——（TP）…………59
　尿——…60, 253, 345

ち

治療目標値………………4
沈降炭酸カルシウム……288

て

手足症候群
　（カペシタビン）…95, 246
　（レゴラフェニブ）……189
低アルブミン血症
　（メトトレキサート）…141
低カリウム（K）血症
　　　　　　　　　　37, 76
　（アビラテロン）……302

393

（芍薬甘草湯）………263
（フロセミド）…263, 275
──のGrade分類…38
低カルシウム（Ca）血症
………………………40, 77
（エボカルセト）………307
（デノスマブ）………282
低血糖………44, 46, 320
（DPP-4阻害薬）……320
（SGLT2阻害薬）……134
空腹時──…………47
食後──……………46
誘発性──…………47
低ナトリウム（Na）血症
………………………39, 77
（フロセミド）………275
低マグネシウム（Mg）血症
………………………41, 78
低リン（P）血症………78
デキサメタゾン………242
デノスマブ……………281
デノタス®……………281
テプレノン……………213
テモゾロミド…………123
電解質異常……41, 42, 119

と

糖尿病……………………79
ステロイド──……230
──性腎症………177
──に関連する禁忌
………………………313
トラムセット®………189

な

ナトリウム（Na）……38, 75

に

二次性副甲状腺機能亢進症
………………………51
乳酸アシドーシス
（メトホルミン）……331
乳酸脱水素酵素………21
ニューキノロン系抗菌薬
………………………207
尿酸（UA）…………59, 81
尿素窒素（BUN）…29, 71
ニロチニブ……………117

は

バクタ®………………241
パゾパニブ……………201
白血球数（WBC）……10, 64
抜歯……………………148
発熱性好中球減少症（FN）
………………………11, 95
パニック値………………4
バラシクロビル………221
バルプロ酸ナトリウム…182
汎血球減少症……………12
（ラベプラゾール）……114
（リバビリン）………106

ひ

ビソプロロール………267
ビルダグリプチン……320

貧血

（リバビリン）………106
（ロサルタン）………178
再生不良性──………12
薬剤性──…14, 100
溶血性──……………99

ふ

ファモチジン…………211
フィブリノゲン…………17
フェニトイン…………183
フェノフィブラート…169
副甲状腺ホルモン（PTH）
………………………50
プレガバリン…………239
プレドニゾロン
………………230, 233, 302
プロカルシトニン………35
フロセミド…263, 274, 303
プロトロンビン時間－国際
標準比（PT-INR）…16, 66

へ

ヘモグロビン（Hb）…12, 64
ベンズブロマロン……175

ほ

ボルテゾミブ…………242

ま

マグネシウム（Mg）…40, 75
慢性腎臓病（CKD）……26

む

無顆粒球症 ················ 13
　（オランザピン）········314

め

メトクロプラミド ·······100
メトトレキサート ·······139
メトホルミン ·············331

や

薬剤（または薬物）
　──性肝障害······24, 68
　──性膵炎 ············ 34
　──性貧血 ······14, 100

ゆ

遊離サイロキシン ········ 50

遊離トリヨードサイロニン
　························ 50

ら

ラベプラゾール ·········114

り

リシノプリル ·············165
リセドロン酸 ·············234
リナグリプチン···········333
利尿薬（サイアザイド系）
　························338
リバーロキサバン ·······268
リバビリン ···············105
リン（P）···40, 75, 288, 289
臨床検査 ···················· 2
臨床判断値 ·················· 3

る

ルセオグリフロジン ·····129

れ

レゴラフェニブ ·········187
レトロゾール ·············279
レボセチリジン ·········229
レボフロキサシン ·······207

ろ

ロサルタン ···············177
ロスバスタチン ·········340
ロンサーフ® ·············111

わ

ワルファリン ·············147
　──からの切り替え方法
　························164

395

検査値×処方箋の読み方 第2版
よくあるケースに自信をもって疑義照会する！

定価　本体3,500円（税別）

2016年9月20日　初版発行
2019年8月31日　第2版発行

編　集　　増田 智先　渡邊 裕之　金谷 朗子

発行人　　武田 正一郎

発行所　　株式会社 じ ほ う

　　　　　101-8421　東京都千代田区神田猿楽町1-5-15（猿楽町SSビル）
　　　　　電話 編集 03-3233-6361　販売 03-3233-6333
　　　　　振替 00190-0-900481
　　　　　＜大阪支局＞
　　　　　541-0044　大阪市中央区伏見町2-1-1（三井住友銀行高麗橋ビル）
　　　　　電話 06-6231-7061

©2019　　　　　　　　組版 クニメディア(株)　　印刷 音羽印刷(株)
Printed in Japan

本書の複写にかかる複製，上映，譲渡，公衆送信（送信可能化を含む）の各権利は
株式会社じほうが管理の委託を受けています。

JCOPY ＜出版者著作権管理機構 委託出版物＞
本書の無断複製は著作権法上での例外を除き禁じられています。
複製される場合は，そのつど事前に，出版者著作権管理機構（電話 03-5244-5088，
FAX 03-5244-5089，e-mail：info@jcopy.or.jp）の許諾を得てください。

万一落丁，乱丁の場合は，お取替えいたします。

ISBN 978-4-8407-5216-9